CTとMRI
── その原理と装置技術 ──

保健医療学博士 森　一生
工　学　博　士 山形　仁
工　学　博　士 町田 好男
編　著

コロナ社

【編　者】
　森　　一生（東北大学）
　山形　　仁（東芝メディカルシステムズ株式会社）
　町田　好男（東北大学）

【執筆者】（執筆順）
　森　　一生（東北大学）〔1～10章〕
　山形　　仁（東芝メディカルシステムズ株式会社）〔11～17章，付録〕
　町田　好男（東北大学）〔18～20章，21.1.1項，21.2節，21.4節，21.7節〕
　木村　徳典（東芝メディカルシステムズ株式会社）〔21.1.2項，21.5～21.6節〕
　杉浦　　聡（東芝メディカルシステムズ株式会社）〔21.3節，21.8節〕

(2010年5月現在)

序　　文

　1988年にコロナ社から発刊された『医用画像診断装置―CT，MRIを中心として―』は当時のCTとMRIにおける技術書としてバイブル的存在であった。その後，CTにおいてはヘリカルスキャンからマルチスライスCT，MRIにおいてはエコープラナーイメージングやパラレルイメージングが登場し，それらの技術が日常的に利用され三次元画像，あるいは時系列三次元画像である四次元画像の時代になっている。本書はこのような時代の流れに呼応して，上記の先輩書籍の改訂版というより新版としてCTとMRIのみを対象とし，その基礎から応用までを技術的内容に焦点を当て解説したものである。

　本書の読者層としては保健学科の大学院生，放射線技師，メーカーの技術者を意識し，その読者層が原理を十分に理解すること，システムの適切な運用を図ること，そして，システム開発に役立てることを本書の狙いとしている。したがって，基礎理論に紙面を多く費やし，その技術応用では項目を絞り，文献を多く紹介して読者自身の学習のための材料を提供することを心がけた。

　CT編では，技術的な面について知識よりも理解を深めることを目標とした。難しいことをなるべく平易にと心がけ，過度に細かくあるいは難解になると思われる部分は文献にゆずり，定性的理解のための記述に注力した。ただし，平易に流れて理解がゆがむ可能性があるところは，面倒でも正面から記した。

　参考文献は，類似内容の文献が多数あるときは比較的平易なものを選ぶようにした。しかし，残念ながら十分平易な文献は多くはない。特に再構成や画質の理論関係はそうであり，疎漏を避けるためには難解なものも交えることになった。

　X線機器工学，X線物理，放射線計測，放射線被曝，画質指標などはCTの理解に必要であるが，診療放射線技師の教育背景を持つ読者は習得済みであろう。したがって，これらの基礎については簡単な記述とし，CT固有の内容を中心に記した。もちろん一般理工系の読者も十分理解可能なように配慮したが，必要に応じ別途良書で学ぶのが良いであろう。

　アーチファクトや画質挙動については，かなり詳しく記した。これらについて深く考察することはCTの原理や特質を深く理解することにつながるからであり，実用面でも重要だからである。実際に，CTの開発努力の大きな部分はアーチファクト対策と画質確保に傾注されているのである。

　MRI編では基礎分野であるMR物理から撮像原理，パルスシーケンスまで図と式を多用し，スピンエコー法などMR信号を表す式など式の導出はできるだけ省略を避けて読者の

理解を助けるように心がけた。特にMRIの基本式であるBlochの式の取扱いでは他書にない解法まで記述し，スピンの動きがイメージできるようにしたつもりである。

MRIのハードウェアは静磁場，傾斜磁場，高周波磁場を発生する装置の組合せシステムとして説明した上で，撮像原理の観点でMR信号処理の理解が重要であることからディジタル送受信系を含め，その信号処理の内容理解を優先し，個々の電気・電子回路系の詳細については割愛した。また，高速化・高画質化に伴い上記の静磁場の強度や傾斜磁場・高周波磁場のパワーの向上のためにそれらの磁場系の人体への影響が問題になることから，その作用機序の説明に紙面を割いた。

MRI編の応用分野では，はじめに，基礎と応用の中間に位置する共通技術として画質評価，アーチファクト，パラレルイメージングについて記した。後半がいわゆるアプリケーションで，MRアンギオグラフィ，心臓MRI，ハイドログラフィに引き続き，拡散，灌流，脳機能イメージング，そしてケミカルシフト関連技術について述べた。応用分野の性格上一通りの項目を取り上げて紹介したが，パラレルイメージングに多めのページを割き，アーチファクトでは画像化原理と関連した項目についてより掘り下げるなど，特色を出すように心がけた。MRI分野でも参考文献を多めに記している。原著，入門書，他の参考書などを適宜交えて記している。

CT，MRIの臨床画像とその読影に関しては，かなり多くの書籍がすでに出版されていることから本書ではあえて割愛させていただいた。付録にCT，MRIの撮像原理とボリューム画像の表示に関わる数学，手法としてフーリエ変換とコンボリューション（畳込み積分），および三次元画像表示法についてそれぞれ記載したので，適宜参照されたい。

CT，MRIは高画質化，高速化，広領域撮像化のために今後も多くの技術開発が成されることはいうまでもない。その中にあって本書がその本質を理解する上で助けになれば幸いである。

最後になるが，臨床画像を提供いただいた東北大学病院，群馬大学医学部付属病院放射線部，東京女子医科大学病院，榊原病院，福岡和白病院の諸先生に，また，技術資料の提供に応じていただいた東芝メディカルシステムズ株式会社CT開発部・MR開発部，東芝医用システムエンジニアリング株式会社の技術者の方々に感謝の意を表したい。

2010年5月

編著者一同

本書に関連するカラー画像をコロナ社のWebページ（http://www.coronasha.co.jp）から閲覧することができる（ただし閲覧のみ，転載等その他の使用は不可とする）。コロナ社のWebページから本書の書籍紹介ページを開き，【関連情報】の「関連カラー画像」をクリック。閲覧に必要なパスワードは「07225」。

目　次

~~~~~~~~~~~~~~~~~ 第Ⅰ編　CT ~~~~~~~~~~~~~~~~~

1章　CTの概要

1.1　CTとは …………………………… 1
1.2　CTの歴史 ………………………… 2

2章　CT画像とCT値

2.1　CT値の定義 ……………………… 5
2.2　人体組織のCT値 ………………… 5
2.3　線質とCT値 ……………………… 6
　2.3.1　観測X線の線質と減弱係数 …… 6
　2.3.2　線質硬化と減弱係数 …………… 8

3章　画像再構成の基本原理

3.1　投影データ ……………………… 10
3.2　逐次近似法 ……………………… 12
3.3　単純逆投影法 …………………… 12
3.4　コンボリューション補正逆投影法
　　　……………………………………… 14
3.5　フィルタ補正逆投影法 ………… 16
3.6　フィルタ補正逆投影法の導出 … 18
3.7　ファンビーム再構成 …………… 20
3.8　ハーフスキャン，ハーフ再構成，
　　　対向データ ……………………… 22
3.9　コーンビーム再構成 …………… 23
3.10　補　　間 ………………………… 25
3.11　投影データの実際―キャリブレー
　　　ション補正 ……………………… 27
3.12　画像再構成の線形性 …………… 29

4章　種々の方式

4.1　Translate/Rotate (T/R) 方式，
　　　ペンシルビームX線 …………… 30
4.2　Translate/Rotate (T/R) 方式，
　　　ファンビームX線 ……………… 31

4.3　Rotate/Rotate (R/R) 方式 …… 31
4.4　Stationary/Rotate (S/R) 方式，
　　　Nutate/Rotate (N/R) 方式 … 32
4.5　電子ビームスキャン …………… 34
4.6　高速連続回転方式（高速スリップ
　　　リングCT） ……………………… 35
4.7　ヘリカルスキャン ……………… 36
4.8　マルチスライスCT ……………… 37
4.9　コーンビームCT ………………… 38
4.10　多線源方式 ……………………… 39

5章　CTの装置構成

5.1　高電圧発生装置 ………………… 41
5.2　X　線　管 ………………………… 42
5.3　X線光学系 ……………………… 45
5.4　X線検出器 ……………………… 47
　5.4.1　シンチレータとフォトダイオード
　　　……………………………………… 47
　5.4.2　Xeガス検出器 ………………… 50
5.5　データ収集システム …………… 51
5.6　X線計測系の具体的な数値例 … 53

6章　画質性能の原理，因子と評価

6.1　MTFと空間分解能 ……………… 56
　6.1.1　MTFの挙動と因子 …………… 56
　6.1.2　MTFの計測 …………………… 60
　6.1.3　空間分解能とその計測 ……… 61
　6.1.4　クォータオフセット ………… 62
6.2　画像雑音 ………………………… 63
　6.2.1　投影データの雑音 …………… 63
　6.2.2　画像雑音の測定，標準偏差と
　　　　雑音パワースペクトル ……… 64
　6.2.3　画像雑音の挙動と因子 ……… 66
6.3　低コントラスト検出能 ………… 68
6.4　SSP ……………………………… 70

6.4.1 SSP の測定 …………………70
6.4.2 SSP の因子と挙動 …………71

7章 アーチファクト

7.1 サンプリング問題 …………76
  7.1.1 エイリアスとクォータオフセット …………76
  7.1.2 ビュー数不足 …………77
7.2 体動アーチファクト …………78
7.3 非線形アーチファクト …………79
  7.3.1 非線形部分体積効果 …………80
  7.3.2 線質硬化 …………81
  7.3.3 散乱線 …………83
7.4 金属異物 …………84
7.5 トランケーションアーチファクト …………84
7.6 リングアーチファクト …………85
7.7 フォトン数不足 …………86

8章 ヘリカルスキャンの再構成と画質

8.1 シングルスライス CT のヘリカル再構成 …………88
  8.1.1 ヘリカル補間（z補間）…………88
  8.1.2 スキャンダイアグラムによるヘリカル補間の理解と画質 …………90
8.2 MDCT のヘリカル再構成, 平行ファンビーム近似と z フィルタによる方法 …………93
8.3 MDCT のコーンビームヘリカル再構成 …………95
  8.3.1 三次元逆投影による方法 …………96
  8.3.2 斜断面法 …………97
  8.3.3 コーンビームヘリカル再構成の SSP と雑音 …………99
8.4 MDCT によるヘリカルスキャンの画質の場所依存性 …………100

9章 心臓のCT

9.1 時間分解能とハーフ再構成 …………101
9.2 心電図同期 …………102
9.3 具体的スキャン法 …………103

10章 被曝

10.1 被曝線量の指標と計測 …………106
10.2 被曝低減技術と MDCT の被曝関連因子 …………108

第II編 MRI

11章 MRI の概要

11.1 MRIとは …………110
11.2 MRIの歴史 …………111

12章 磁気共鳴現象

12.1 磁気モーメントと歳差運動 …………113
12.2 磁気共鳴の量子論的記述 …………114
12.3 巨視的磁化 …………115
12.4 回転磁場と磁気共鳴現象 …………116
12.5 緩和時間 …………120
  12.5.1 縦緩和 …………120
  12.5.2 横緩和 …………121
  12.5.3 見かけの横緩和 …………123
12.6 Bloch の式 …………123
12.7 FID とスピンエコー …………125
12.8 ハーンエコーと誘発エコー …………128
12.9 ケミカルシフト …………129
12.10 磁化移動 …………130

13章 MRI の撮像原理

13.1 傾斜磁場 …………132
13.2 周波数エンコードと信号サンプリング …………133
13.3 位相エンコード …………135
13.4 k 空間 …………136
13.5 選択励起法 …………139

14章 基本的なパルスシーケンス

14.1 スピンエコー法 …………143
14.2 インバージョンリカバリ法 …………146
14.3 グラディエントエコー法 …………148

15章　高速スキャンイメージング

- 15.1 高速グラディエントエコー法 ……………………150
  - 15.1.1 Spoiled GRE 法 …………150
  - 15.1.2 Balanced SSFP 法 ………152
- 15.2 高速スピンエコー法 …………154
- 15.3 エコープラナーイメージング法 ……………………156
- 15.4 k 空間トラジェクトリと高速スキャン ……………………157
  - 15.4.1 任意形状の k 空間トラジェクトリ ……………………158
  - 15.4.2 k 空間の部分充てん手法 ……158

16章　MRI の装置構成

- 16.1 システム構成 …………………160
- 16.2 ループコイルによる磁場 ……161
- 16.3 静磁場系 ………………………162
  - 16.3.1 静磁場の指標 ……………163
  - 16.3.2 超電導磁石システム ……163
  - 16.3.3 永久磁石システム ………166
  - 16.3.4 シミング …………………166
- 16.4 傾斜磁場システム ……………167
  - 16.4.1 傾斜磁場コイル …………167
  - 16.4.2 傾斜磁場アンプ …………170
- 16.5 送受信システム ………………171
  - 16.5.1 送信回路系 ………………172
  - 16.5.2 送信アンプ ………………172
  - 16.5.3 送受信切替器 ……………173
  - 16.5.4 受信回路系 ………………173
- 16.6 RF コイル ……………………174
  - 16.6.1 送信コイル ………………175
  - 16.6.2 送信波の人体による影響 …177
  - 16.6.3 受信コイル ………………177
  - 16.6.4 受信信号の SNR …………178
  - 16.6.5 QD コイル ………………179
  - 16.6.6 フェーズドアレイコイル …179
- 16.7 制御・画像処理・コンソール系 ……………………180

17章　MRI 装置の安全性

- 17.1 安全法規格 ……………………181
- 17.2 MRI 装置の生体作用と安全性 ……………………181
  - 17.2.1 時間変動磁場の生体作用機序 ……………………181
  - 17.2.2 静磁場 ……………………183
  - 17.2.3 傾斜磁場 …………………183
  - 17.2.4 高周波磁場 ………………184
- 17.3 MRI 装置の力学作用と安全性 ……………………185

18章　画質性能指標と評価

- 18.1 画質評価の目的と性能指標 …186
- 18.2 信号雑音比 ……………………187
  - 18.2.1 MR 画像の SNR ……………187
  - 18.2.2 画像 SNR の実際の測定方法 ……………………187
- 18.3 画像均一性 ……………………189
  - 18.3.1 MR 画像の不均一性 ……189
  - 18.3.2 MR 画像の均一性の測定方法 ……………………190
- 18.4 空間直線性（画像ひずみ）……190
- 18.5 その他の指標 …………………191
  - 18.5.1 空間分解能（解像特性）…191
  - 18.5.2 スライス厚（スライス特性）……………………191
  - 18.5.3 コントラスト分解能 ……192
  - 18.5.4 臨床画像の評価（SNR と CNR）……………………192

19章　アーチファクト

- 19.1 フーリエイメージングの原理的アーチファクト ……………………193
  - 19.1.1 折返しアーチファクト ……194
  - 19.1.2 打切りアーチファクト ……195
- 19.2 動きのアーチファクト（体動アーチファクト）………………195
  - 19.2.1 周期運動によるアーチファクト ……………………196
  - 19.2.2 動きによるアーチファクトの抑制法 ……………………197
- 19.3 動きによる位置ずれアーチファクト ……………………198
- 19.4 パーシャルボリュームアーチファクト ……………………198
- 19.5 k 空間の分割などによるアーチファクト ……………………199
- 19.6 磁化率に起因するアーチファクト ……………………199

19.7 ケミカルシフトアーチファクト ………………………………200	21.2.3 非造影 MRA の発展 …………220
19.8 その他のアーチファクト ……201	21.2.4 造影 MRA ……………………221
	21.3 心臓 MRI ……………………………222
20 章　パラレルイメージング	21.3.1 ブラックブラッド法 …………222
20.1 実空間手法と k 空間手法 ……203	21.3.2 シネ撮像 ………………………223
20.1.1 感度分布の推定 ………………204	21.3.3 心筋パーフュージョン ………225
20.1.2 実空間法における展開処理 …205	21.3.4 心筋遅延造影 …………………226
20.1.3 実空間法における画像の SNR ………………………………206	21.3.5 冠動脈撮像 ……………………227
20.1.4 k 空間法 ………………………206	21.4 MR ハイドログラフィ ……………228
20.1.5 アーチファクト ………………208	21.4.1 水強調の撮像技術 ……………228
20.1.6 その他の手法 …………………208	21.4.2 臨床応用 ………………………229
20.2 パラレルイメージングの特徴 ………………………………………209	21.5 拡散イメージング …………………230
20.2.1 パラレルイメージングの得失 ………………………………209	21.5.1 拡散強調の原理 ………………230
20.2.2 二つの手法の得失 ……………210	21.5.2 拡散テンソルイメージング …231
20.2.3 臨床応用 ………………………210	21.5.3 拡散のイメージングの特徴 …232
	21.5.4 臨床応用 ………………………233
21 章　MRI の臨床応用機能	21.6 灌流イメージング …………………233
21.1 プリパレーションパルスと造影剤 ………………………………………212	21.6.1 モデル化と測定法 ……………234
21.1.1 プリパレーションパルス ……212	21.6.2 DSC-MRI 法 …………………234
21.1.2 造影剤 …………………………213	21.6.3 ASL 法 ………………………235
21.2 MR アンギオグラフィ ……………215	21.7 脳機能イメージング ………………236
21.2.1 タイムオブフライト効果と位相シフト効果 …………………215	21.7.1 原理と撮像技術 ………………236
21.2.2 タイムオブフライト法と位相コントラスト法 ………………217	21.7.2 臨床応用 ………………………237
	21.8 MR スペクトロスコピーとケミカルシフトイメージング ………………………………238
	21.8.1 MR スペクトロスコピー ……238
	21.8.2 ケミカルシフトイメージング ………………………………239

付　　　　　録

A1. フーリエ変換とコンボリューション ………………………………………242	A2.1 三次元表示法の分類 ……………247
A1.1 フーリエ級数展開 ………………242	A2.2 MPR 法 …………………………247
A1.2 フーリエ係数 ……………………242	A2.3 レイキャスティング法 …………247
A1.3 フーリエ変換 ……………………243	A2.4 MIP 法 …………………………248
A1.4 フーリエ変換の性質 ……………244	A2.5 半透明表示法 ……………………248
A1.5 コンボリューション ……………245	A2.5.1 オパシティ …………………248
A1.6 離散的フーリエ変換 ……………246	A2.5.2 Shading（陰影付け）………249
A2. 三次元表示法 ………………………246	A2.5.3 投影法（平行と透視）………249

引用・参考文献 ……………………………………………………………………………………250
索　　　引 ……………………………………………………………………………………………260

第Ⅰ編 CT

1章 CTの概要

CTは「切らずに正確に断面を見る」技術の嚆矢として登場以来，大きな技術変遷を何度か経ながら最も枢要な画像診断装置としての地位を確立してきた。断面の画像を計算で求めるというCTの方法論の成功は，同様に断層画像モダリティであるMRIやSPECT，PETなどの登場をも促した。本章では，CTの基本的なコンセプトとこれまでの歴史を簡略に述べる。

1.1 CT と は

CTとはcomputed tomographyの略である[†1]。広い意味のCTとは，被写体を外部から観測したデータから断層画像を得る技術または装置全般のことで，情報を得る媒体としてはX線以外にも多々存在する[1][†2]。そのようなCTも興味深いが，十分に成功しているのはまだX線CTのみである。また，工業用のX線CTも存在する。しかし，本書では医療用X線CTに絞って記す。

図1.1が典型的CTの外観例である。架台の中にCTの心臓部であるスキャナ機構が入っている。図1.2はその動作原理概要である。X線管からのX線は薄い板状のビームに切り出され，直進しながら患者の体の中で減弱していく。反対側には減弱したX線の強度分布を測定するX線検出器がある。測定したX線強度分布

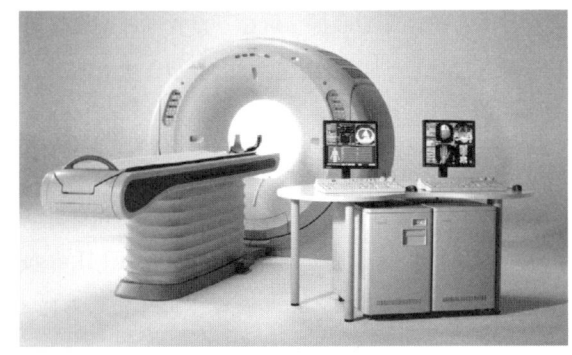

奥はX線管やX線検出器などのスキャン機構の入った架台。右手前は操作卓。左手前は寝台
図1.1 CT装置外観例

から，X線の通しにくさを影絵にしたようなデータができ，これを「投影データ」と呼ぶ。

X線源と検出器のペアは患者の周りを回転して投影データを患者の周囲の多方向から集

[†1] JISにおいては正式には「X線コンピュータ断層撮影装置」という。computedの代わりにcomputerとしてもよい。以前は「CAT」と呼ばれていたが，CATのAはaxialまたはaidedまたはassistedの意味である。
[†2] 肩付き数字は巻末の引用・参考文献を示す。

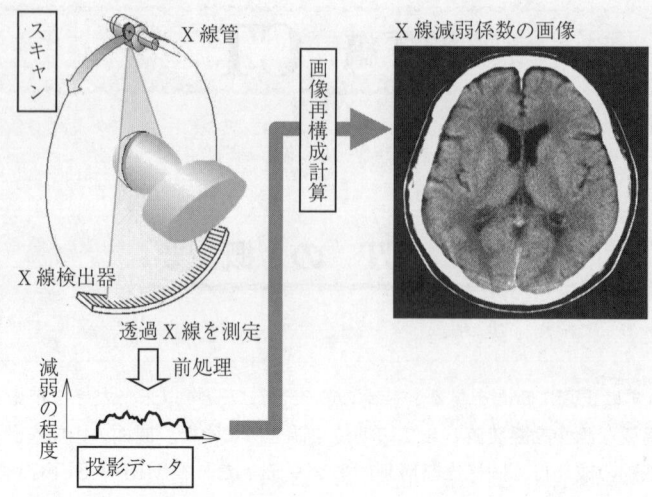

図 1.2 多方向の「投影データ」からアキシャル断層像を「画像再構成」

めるが，これが「スキャン」である．集まった投影データから，断層像（アキシャル断面）を計算で求める，これを「画像再構成計算」という．

計算して得たCT画像はX線減弱係数の分布図であり，X線減弱係数の高い組織は白く，X線減弱係数の低い組織は黒く表示する慣わしである．同じX線を使っていながら，X線画像では軟部組織はほとんど描出できないが，CTでは軟部組織は明瞭に描出できる．その理由は，X線画像では折り重なった骨などが画像陰影を支配しているが，CTでは折り重なりを解きほぐした断層像にしているからである．

1.2 CT の 歴 史

最初のCTが実用に供されたのは1973年であった．英国EMI社により商品化されたものでEMIスキャナと当時は呼んだ．EMIの技術者ハウンスフィールド（Godfrey Hounsfield，1979年ノーベル医学生理学賞）らによる開発であった．彼の実験機はγ線源を用いていたが，線量率が足りずスキャンに9日間を費やしていた．X線源を用いることでスキャン時間は短縮された．単色のγ線からいわば汚い多色X線への移行は理屈のうえではかなり冒険なはずだが，これは成功の要件の一つであった．それでもEMIスキャナは1断面のスキャンに4分を要し，頭部専用機であった[2),3)]．この装置により初めて軟部組織を「切らずに見る」手段を得たわけで，そのインパクトはきわめて大きいものであった．以後しばらくの間CTフィーバーという時代が続き，一時期は参入企業は20社近くに及び激しい開発競争を繰り広げたのであるが，これは急速な性能向上と普及の原動力となった．1980年ごろにはスキャン方式の進歩により数秒のスキャン時間が達成され，胸腹部も対象

とする全身用スキャナの時代になっていた。たかだか7年のうちに，スキャン方式は第1世代から第4世代まで一気に登場し，そしてEMI社を含む大多数は競争に敗れ撤退するに至ったのである[4]。1970年代はCTの揺籃期であるとともに激動期でもあった。

一転して1980年代は沈静の時期であった。このころはMRI（magnetic resonance imaging）の勃興期であり，当時はNMR（nuclear magnetic resonance）といったが，関係者の合い言葉はNo More Radiation（放射線はもういらない）であった。すなわちCTの技術はもはや天井であり，これからはMRIの時代だというのがおおかたの見方で，CTからMRIへ研究者や企業の関心はシフトした結果，この時代のCTは大きな変容も性能向上もほとんど果たしていない。あえてあげれば電子ビームスキャン[5]と1985年の高速スリップリングCT[6,7]であろう。前者は心臓用の超高速CTであり結局隆盛とはなっていないが，後者はヘリカルスキャンをはじめ今日的CTの礎となっている。

1990年に至ってヘリカルスキャンが実用化された[8]〜[10]。連続的な多断面を飛躍的に高速にスキャンできるため，造影検査の診断能の向上や三次元画像の実用化が達成され，CTは再び興隆期を迎えた。

2000年代はMDCT（multi detector-row CT）の時代で，さらに高速多断面の勢いが加速された。1998年から1999年にかけて大手4社が4列のMDCTをほぼ同時に発表し，その後一本道で列数拡大の競争となった。現在は例えば64列のMDCTで高精細な三次元画像はもとより心臓のCT検査も当たり前となっている。世界中で稼働しているCTは2009年時点で50 000台前後と推定されている。日本国内での稼働台数と検査数はそれぞれ13 000台，4 000万件/年を超えているであろう。そして，臨床においてCTは最も枢要な画像診断装置の位置を占めているといって過言ではない。

CT登場から現在までをあえて単純化すれば，世代競争→高速連続回転→ヘリカル→MDCTといういわば高速化一本槍の技術的流れであった。そしてMDCTの列数拡大はすでにくるところまできた。一方，CTに関する今の研究開発は昔よりもはるかに盛んになっている。その多くはMDCTの性能向上などこれまでの枠組みの延長にあるが，質的に新たな形式のCTを目指す研究もかなりある[11]。しかし，今後の大きな新潮流と目されるものはまだ見えない。その意味で現在は技術的には踊り場である。

CTの歴史を概観した文献はいくつもあるが[12]〜[15]，以下にEMIスキャナ以前の先行例の一部を簡単に紹介する。特に重要な画像化の原理については，その嚆矢は一般にラドン（Johan Radon）による1917年のラドンの定理[16]とされる。あらゆる方向から投影データを得れば中身の分布は確定できるということを証明したものだが，実用とは無関係の数学理論であった。ブレースウェル（Ronald Bracewell）は1956年に太陽内のマイクロ波源分布を断層像として画像化しており，さらには現在のフィルタ補正逆投影法とまったく同じ理論

式も得ている[17]。ほかのいくつかの分野でも再構成原理についての成果はあがっていた。しかし，それらはすべてそれぞれの分野の一部の人が知るだけで，埋もれたままであった。コーマック（Allan Cormack）はまさにCTを意識し，実用機には至らなかったがコーマック変換・逆変換という画像再構成理論を発表し，実験的な検証も行った[18],[19]。これも多くの人に知られることはなかったが，1979年にその業績でハウンスフィールドとともにノーベル賞を受賞している。例示した先行成果はすべて，EMIスキャナによりCTに関心をもった多数の理工学者が70年代に今日的画像再構成法を完成する過程で再発見されたものである。ハウンスフィールドもこれら先人たちの仕事を知ることなく，逐次近似法によりEMIスキャナを実現したのである。再構成原理はさておいてCT以前に断層像を得る試みとして，例えば高橋信次[20]，オルデンドルフ（Oldendorf）[21]，クール（Kuhl）ら[22]が先駆者として知られる。しかし，これらは，コンピュータがまだ未成熟であったことと，再構成法としては単純逆投影法に相当するものにとどまっていたため十分な成果には至らなかった。以上のほかにも先行研究例はいくつか再発掘されている。このようなCTの歴史は，時と状況に恵まれない先駆的な仕事が簡単に埋没することを示している。

2章　CT画像とCT値

　CT画像はX線減弱係数の画像である。そしてX線減弱係数は観測条件で変わりうるものである。この事情についての理解は，CT画像とはなにを見ているものなのか，見たいものをより明瞭に画像化するにはどうすべきか，などを考えるうえでの基本となる。

2.1　CT値の定義

　CT画像の画素の値は**図2.1**のように組織のX線減弱係数 μ と対応づけられていて，CT値という。単位はHU（Hounsfield unit）である。

$$\text{CT値〔HU〕} = 1\,000 \times \frac{\mu - \mu_w}{\mu_w} \quad (2.1)$$

ここで，μ_w は水のX線減弱係数である。つまり，組織の μ が水と同じならCT値はゼロであり，空気や体内ガスのようにほぼゼロと見なせる μ ならCT値はほぼ $-1\,000$ である。なお，CTの典型的X線条件（管電圧 120 kV，通常の被写体）では μ_w はおおむね $0.019\sim0.02$/mm である。

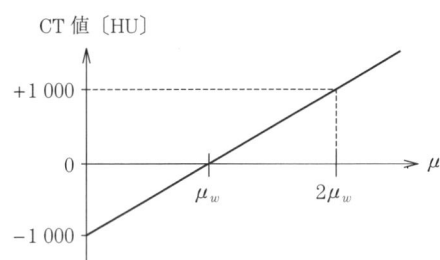

図2.1　X線減弱係数 μ とCT値。μ_w は水のX線減弱係数

　CT画像はこのように画素値を定めているので，定量性のある画像といえる。この点は他の画像診断装置に対比して独特である。しかし，μ も μ_w もX線質に依存する値であり，CTは多色X線を使っているからCT値は完全な定量値ではない。μ_w で正規化するのはCT値の線質依存の問題を緩和することに役立っているが，それでもある程度の定量性しか確保できない。線質を，すなわちCT値を左右するのはおもにつぎの三つである。

① X線管電圧（120 kV が標準的だが，80〜140 kV 程度の範囲で選択可）。
② 線質を制御するX線フィルタの設計が異なることによる装置依存。
③ 線質硬化現象により被写体の大小に多少依存。

2.2　人体組織のCT値

　人体組織のCT値の目安として**図2.2**を示す。骨をはじめどの値にも幅があるのは，測定条件の違い，個体差，複数組織の混成による部分体積効果を含む測定となる，などの事情からである。

6   2章 CT画像とCT値

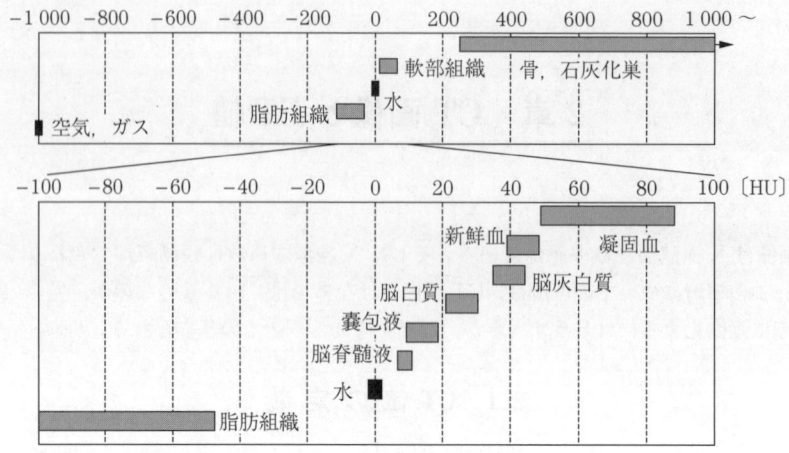

図2.2 人体組織のCT値

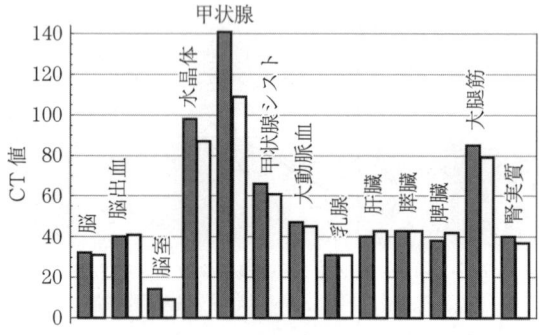

図2.3 軟部組織のCT値〔HU〕。グレーは管電圧80 kV、白は135 kVの値。新鮮遺体のAi（autopsy imaging）によるデータ〔群馬大学医学部付属病院提供〕

軟部組織については臓器ごとのCT値分布が関心をもたれるところである。軟部組織のCT値の詳細は初期には種々調査され、主として摘出標本とその元素組成分析による詳細解析をもってしてもかなりばらついた結論となっている[1],[2]。あらためて最近の装置と臨床条件でのCT値実態のデータが望まれるが、十分な報告は見あたらない。かわりに、生体のデータではないが図2.3を参考に示す。

2.3 線質とCT値

2.3.1 観測X線の線質と減弱係数

CTでは被写体内を直進したX線による直接線のみがX線検出器で計測されることを原理的な前提にしている。実際にも、現在の普通のCTは適切なコリメータにより散乱線は十分カットされている。すなわち、X線の消滅だけでなく、X線が直進路からそれたらそれはX線減弱として観測される。したがって、CTが画像化しているのはX線吸収係数ではなくX線減弱係数である。

CTのX線のエネルギー範囲でのX線減弱のメカニズムは、光電効果、コンプトン散乱、コヒーレント散乱（レイリー散乱）の3種がある。CTが画像化するのはこれらすべての作

用の総和により定まる減弱係数 μ であり，μ は X 線フォトンのエネルギー E の関数である[3]。このうちコヒーレント散乱の寄与は低原子番号組成の生体組織では十分に小さいので，われわれは光電効果とコンプトン散乱のみを考えればよい。

公表されているデータベース例[4),5)]に基づき一部の物質について $\mu(E)$ を図 2.4 に例示する。ただし，生体組織（血液，脂肪，骨）の $\mu(E)$ は特定の元素組成モデルによるものであって，実際はこの図とは少し異なるであろう。一般に μ はエネルギー E が高いほど低減傾向である。図 2.4 では特に左端部で μ が顕著に高い。これは光電効果によるもので，光電効果の発生確率は E の -2.8 乗に比例する[6)†]。一方，コンプトン散乱断面積は E にはそれほど強く依存しない。したがって，高エネルギーになるにつれ，特に低原子番号組織では相対的にコンプトン散乱の寄与が増大し $\mu(E)$ の勾配は緩くなる。

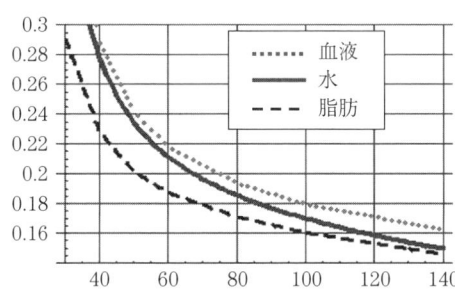
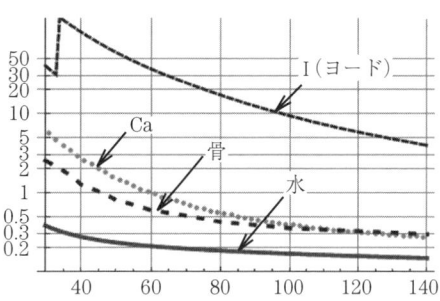

図 2.4 組織の減弱係数 $\mu(E)$。縦軸単位は $[\mathrm{cm}^{-1}]$，横軸はフォトンエネルギー $E[\mathrm{keV}]$

光電効果は原子番号 Z の 4～5 乗に比例し，コンプトン散乱は Z に比例であるにすぎない。したがって，CT 画像においてコンプトン散乱と光電効果とどちらが支配的かは対象物の原子番号組成しだいである。図 2.5 は水の場合であるが，軟部組織一般もこれと類似で，40 keV 程度以上では光電効果は微々たるものである。そして，後出の図 2.6 のように，被写体を通過して CT の検出器に届く X 線はおおむね 40 keV 以上である。したがって，軟部組織については CT 画像はコンプトン散乱による X 線減弱係数の画像といって過言ではない。さらに，コンプトン散乱は原子番号比例すなわち電子密度比例であり，そして組織密度はおおむね組織の実効原子番号に比例であるから，軟部組織の CT 画像は大

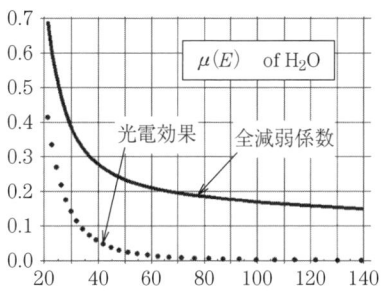

図 2.5 水の全減弱係数と光電効果による減弱係数。横軸は $E[\mathrm{keV}]$，縦軸単位は $[\mathrm{cm}^{-1}]$

---

† 一般的には光電効果断面積は E の -3.5 乗に比例するとされているが，ここでは CT の X 線フォトンエネルギーの範囲に集中して調べられた値を採用した。

雑把には電子密度画像または組織密度画像といってもよい。しかし，骨や希釈造影剤は高原子番号組成であるから光電効果の寄与は大きく，同程度の組織密度であっても実効原子番号に多少の差があればCT値には大きな差が生じる。

照射する多色X線の線質とCT値との関係を概略見ておこう。照射X線フォトンのスペクトル分布を $\Phi(E)$ とする。簡単のため線質硬化は無視すると，これで観測される減弱係数 μ は次式のようになる。積分の中で E が乗じられているのは，CTのX線検出器が計測するのは到来フォトン数ではなく，検出素子内での吸収線量だからである。

$$\mu \approx \frac{\int E \cdot \Phi(E) \mu(E) dE}{\int E \cdot \Phi(E) dE} \tag{2.2}$$

水の μ_w も同様の式で与えられる。$\mu(E) \div \mu_w(E)$ が E に依存しない一定値であれば $\mu \div \mu_w$ は $\Phi(E)$ に依存せず，したがってCT値は線質に依存しない。しかし，$\mu(E) \div \mu_w(E)$ は図2.4から判断できるように一般に E に依存するから，CT値は線質依存である。

一般に，X線撮影においては低管電圧でコントラストが増強されるといわれている。CTにおいても，骨やヨード造影剤などの高原子番号組成についてならば同じことがいえる。すなわち，高原子番号組成は低管電圧において光電効果が顕著となってCT値が顕著に上昇し，背景（軟部組織）に対し高いコントラストを呈する。希釈造影剤を画像化するCTA (CT angiography) において低管電圧での運用が推奨されるゆえんである。一方，CTの主要な関心対象である軟部組織も同様に低管電圧でコントラストが増大すると思われがちなのは固定観念にすぎない。CTのX線は一般のX線診断装置よりもやや高エネルギーとなっていることもあり，低原子番号組成ではコンプトン散乱が支配的で，管電圧を多少変えてもCT値はあまり変わらない。多少変わるとしても，管電圧と多種多様な軟部組織のCT値の関係は一概にいえない。このようなことは図2.3からもうかがわれよう。甲状腺のみは管電圧依存性が顕著であるが，これはヨードに富むという特徴からくる例外である。

2.3.2 線質硬化と減弱係数

線質硬化（beam hardening）現象のために，CT値は被写体の寸法にも依存する。

X線はランベルト-ベール（Lambert-Beer）の法則に従い被写体内で指数関数的に減弱していく。長さ L の被写体（簡単のため均質とする）への入射X線スペクトルを $\Phi_0(E)$ とすれば，通過後に検出器で観測されるスペクトルは次式である。

$$\Phi_d(E) = \Phi_0(E) \exp[-\mu(E) L] \tag{2.3}$$

$\mu(E)$ は前項で述べたように低エネルギー側で高いため上式より低エネルギーフォトンほど減弱する。よって，$\Phi_d(E)$ は高エネルギー側にシフトする。これを線質硬化という（図2.6）。

この被写体の減弱係数は全体としてつぎのように観測されることになる。I_0 は入射X線

の総エネルギー，I_d は検出器でとらえる X 線の総エネルギーである。

$$I_0 = \int E \cdot \Phi_0(E) \, dE \tag{2.4}$$

$$I_d = \int E \cdot \Phi_d(E) \, dE = \int E \cdot \Phi_0(E) \cdot \exp(-\mu(E) L) \, dE \tag{2.5}$$

$$\mu = -\frac{1}{L} \ln\left(\frac{I_d}{I_0}\right) \tag{2.6}$$

$\mu(E)$ がエネルギー依存性をもつ限り上の μ の式から L は消えない。したがって，観測される μ は（すなわち CT 値は）L に依存する。なお，前項の式 (2.2) は式 (2.6) において $L \to 0$ とした極限値である。

線質硬化の結果，被写体が大きければ（小さければ）観測線質は硬く（軟らかく）なり，同じ組織でも CT 値は線質硬化の程度に左右される。もっとも，軟部組織の CT 値について線質の影響はさほど大きくないということは先述のとおりである。線質硬化は CT 値よりはむしろアーチファクトの一因としてしばしば問題となる。

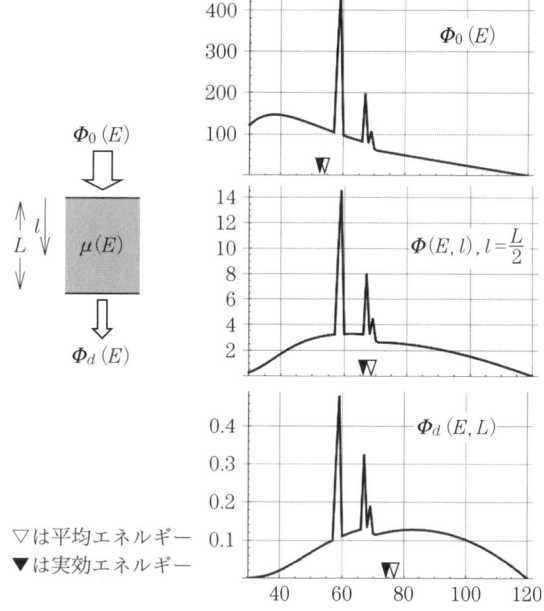

図 2.6 水（$L=32$ cm）の線質硬化。横軸 E [keV]，縦軸フォトン数（任意スケール）

なお，図 2.6 で実効エネルギーはアルミ半価層による値であるが，平均エネルギーはつぎの式に基づくものである。

$$\overline{E} = \frac{\int E \cdot \Phi(E) \, dE}{\int \Phi(E) \, dE} \tag{2.7}$$

実効エネルギーはスペクトルの詳細を問わずに線質を計測するには都合がよい。しかし，スペクトルがわかっている場合や理論計算にとっては平均エネルギーのほうが使いやすい。両者は違う値であるが時に混同されがちなので，図 2.6 には両方記した。

3章　画像再構成の基本原理

まず投影データ，コンボリューション逆投影法およびフィルタ補正逆投影法の概念的理解をすることが必要である。その他についての本章の記述は，その後必要に応じ参照されたい。

なお，本章前半はいくつか説明の簡略化のために，実際の装置とは異なる仮定をつぎのようにおいて話を進める。後半で現実の装置に近づくようにする。

- 実際の装置ではファンビーム状のX線であるが，理論説明は線源が無限遠にある平行ビームとする。
- 投影データの計測は有限離散であるが，数式上は無限連続として扱う。
- 普通は1回転のスキャンであるが，平行ビームの半回転スキャンから始める。

3.1 投影データ

投影データは，画像化したい対象量の線積分値である。CTにおいては対象量は減弱係数分布 $\mu(x,y)$ であり，線積分とはX線パス s に沿って $\mu(x,y)$ の値を積算するという意味である（図3.1）。すなわち，角度 θ において原点からの距離 t に位置する投影データはつぎのような値と定義される。

$$p(t,\theta) = \int \mu(x,y)\,ds \qquad (3.1)$$
$$t = x\cos\theta + y\sin\theta \qquad (3.2)$$

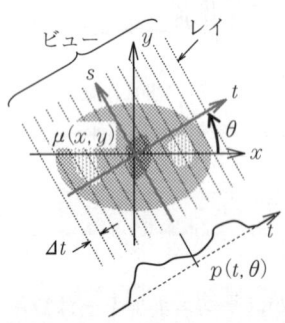

図3.1　投影データと座標系

各 θ と t で規定される投影データの1本1本をレイ (ray) という。一つの角度方向のレイの1セットをビュー (view) という。理論はとりあえず連続関数で扱うが，現実のCTはレイの位置 t もビューの角度 θ も離散的であり，レイ数とは1ビュー当りのレイの数，ビュー数とは画像再構成に用いるビューの数である[†1]。

図3.2のように，投影データの値は入射線量 I_0 と検出器で受ける線量 I_d とから求められる[†2]。X線は指数関数的に減弱していくので，投影データを求めるには対数変換を伴うことになる。

[†1] 現在の典型的なCTではレイ数は600〜900，ビュー数はレイ数よりやや多い程度である（7.1.2項）。

[†2] 一般に入射線量分布 $I_0(t,\theta)$ は直接計測しないが，この値はキャリブレーション補正（3.11節）により計測しなくてもすむ仕組みになっている。

$$I_d(t,\theta) = I_0(t,\theta) \exp\left[-\int \mu(x,y)\,ds\right]$$
$$= I_0(t,\theta) \exp[-p(t,\theta)] \qquad (3.3)$$
$$\therefore p(t,\theta) = -\ln\left[\frac{I_d(t,\theta)}{I_0(t,\theta)}\right] \qquad (3.4)$$

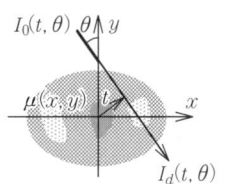

図3.2 投影データの計測

投影データを縦軸 θ, 横軸 t として並べた図をサイノグラム (sinogram) といい, 図3.3 に示す。これは, 各角度でのビューを積み上げていったもので, 投影データの集合である。被写体構造の1点はサイノグラム上で正弦波を描く。被写体構造は無数の点の集まりであるから, サイノグラムは無数の正弦波の集合である。画像再構成とはこのサイノグラムから原画を逆算する行為である。

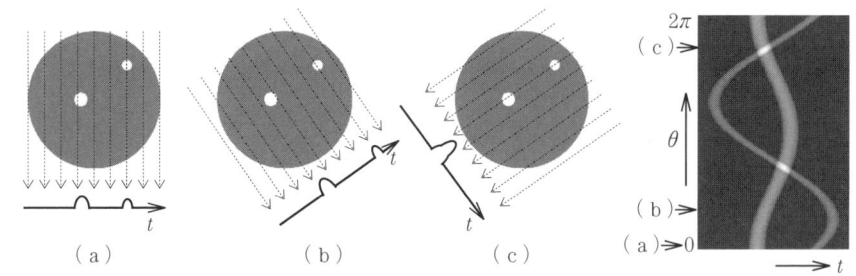

図3.3 サイノグラム（右端の図）は投影データを各 θ ごとに積み上げたもの

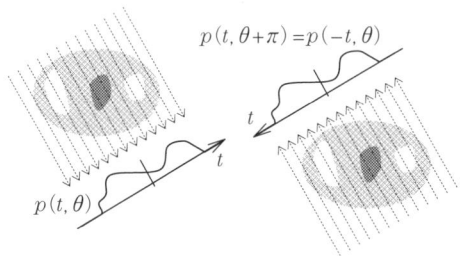

図3.4 対向関係にある投影データは同じ値

ある方向の投影データの値は対向側からの投影データの値と同じである（図3.4）。なお, 次式で座標 t に負号がつくのは t は回転する測定系で規定されている座標だからである。

$$p(t,\theta+\pi) = p(-t,\theta) \qquad (3.5)$$

したがって, 1回転分の投影データは冗長であり, 平行ビーム（線源位置が無限遠相当）であれば半回転で投影データの情報は完備している。つまり, 半回転のスキャンで画像再構成は可能である。半回転ないし半回転強のスキャンをハーフスキャンといい, その再構成をハーフ再構成という。ハーフスキャンとハーフ再構成は実際に用いられる。画質の安定化のためには1回転のフルスキャンが基本だが, 理論の説明は半回転のほうがしばしば都合がよい。

3.2 逐次近似法

CTの画像再構成は，しばしば連立方程式で説明されることがある。すなわち，画像の各画素の値を未知数とし，投影データ計測値により作り上げた多元連立方程式を解くというものである。これはたとえ話で，いくつかの点で無理である。例えば，512×512マトリクスの画像なら独立な262 144元の連立方程式が成立すれば計算量の問題は別として解は得られる。しかし，投影データの総数（レイ数×ビュー数）は画素数とは異なり，一般には制約過剰で解なしである。

逐次近似法と総称される方法は，CTでは現在実用されていないので簡略に記すが，解けない連立方程式をなるべく満たす解を探索するという感じに近い。まず，ある初期画像を仮に定める。仮画像から投影データを計算できるが，それを実際に得られた投影データと比較し，相違が小さくなるように画像値を修正する。これを逐次繰り返して近似度をよくしていくので逐次近似法という[1),2)]。相違の評価方法や画像値の修正の手順などの点で，種々の方法がある。初期のCTには，このうちの一方法が用いられた。

解析的な画像再構成法の理論が確立していなくても，逐次近似法であれば画像は求められる。また，ビュー数が極端に不足しているとか投影データの品質が雑音などで著しく劣悪であるなどの悪条件では，解析的な再構成法よりも妥当な画質を得ることが可能である。この意味で強力な方法である。しかし反復計算なので再構成計算の時間がかかり，高速の画像再構成が求められるCTには向いていない。現在は逐次近似法の技術も種々発展し高速化されているものの[3)]，後出の解析的再構成法の数倍の時間は最低限かかる。また，反復を続けても最善の結果に収束する保証はない[4)]。PET（positron emission tomography）やSPECT（single photon emission tomography）では十分実用されているが，それはビュー数，レイ数，画像マトリクスサイズのどれも小さく計算量が巨大ではないこと，CTよりも悪条件の再構成であり逐次近似法の意義があることなどの背景の違いからである。

しかし，CTでも，悪条件の投影データとなってしまう局面において良好な画質を得るなどの補助的な手段として逐次近似法を用いる意味はある。特に最近では画像雑音抑制のために実用化の動向が見受けられる。

3.3 単純逆投影法

単純逆投影法（simple backprojection：SBP）とは得た投影データをそのまま画像へ逆投影するものである。妥当な画像は得られないが，まずこの理解がコンボリューション逆投影法などの理解に必要となる。

以下しばらく，平行ビームの投影データが半回転にわたってあるとする。単純逆投影法で

作られる画像を $\mu_{\text{SBP}}(x,y)$ とすると，つぎの積分式が単純逆投影法による画像再構成法の式である。

$$\mu_{\text{SBP}}(x,y) = \int_0^\pi p(t,\theta)\,d\theta \tag{3.6}$$

この積分の意味は，点 (x,y) の画像値はそこを通る全ビューのレイの値を足したものとするというものである。この足し算を効率的に実行するのが逆投影（back projection）で，投影データを得たプロセスとは逆に，投影データの値を投影方向に沿って画像に足し込んでいく。これを全ビューについて行えば，式(3.6)をすべての (x,y) について実行したことになる。

図 3.5 のような X 線ビームに対して垂直に置かれた円柱状の被写体を例にとる。まずコンピュータ上に初期値ゼロの平坦な画像を用意し，その画像に順次投影データを戻し込む（図 3.6）。結果は，円柱が存在しない部分の再構成結果はゼロ付近の値を示すべきで

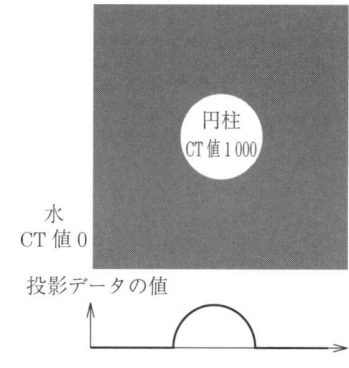

図 3.5 円柱の被写体例。投影データはすべての θ について同じかまぼこ状

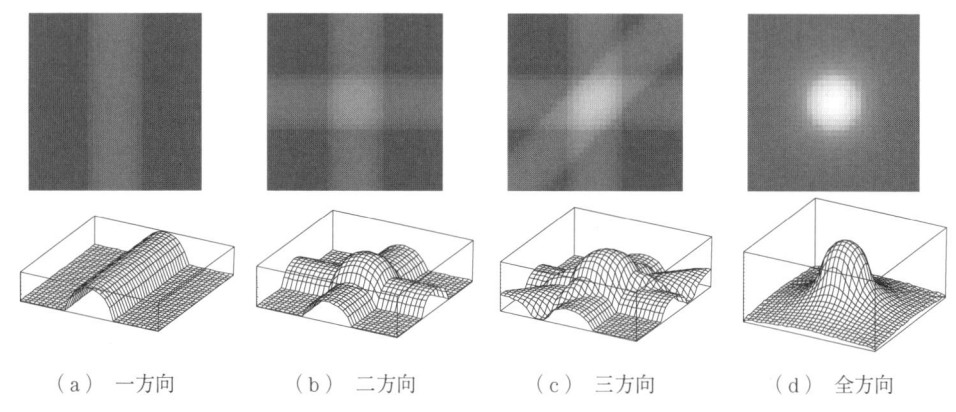

(a) 一方向　　(b) 二方向　　(c) 三方向　　(d) 全方向

図 3.6 円柱の投影データの単純逆投影

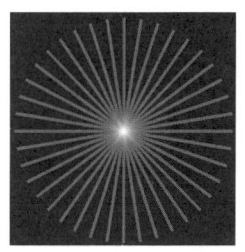

図 3.7 点の投影データの単純逆投影

あるのに，非ゼロの正の値を示す。要するに巨大なボケがある。

さかのぼって，被写体が点である場合の画像すなわち PSF（点像応答関数，point spread function）を考えてみる。この場合，投影データはデルタ関数的であり，その逆投影はビューごとに 1 本のスポークを画像上に描くことになる（図 3.7）。そのスポークの密度を考えれば，PSF は点を中心に点からの距離に

反比例した形状で遠くまで延びた裾野をもつことが推察できよう。これは逆投影が作るボケであり，そのような数学的挙動がはっきりしているボケであればそれを解消することは可能である。それが，以下に記す再構成法である。

3.4 コンボリューション補正逆投影法

投影データからもとの被写体構造への逆変換式が数学的に求められており，それに基づき再構成計算をするものを解析的再構成法と総称する。1章で少し触れたラドンやコーマックによる方法も解析的再構成であるが，実用には向いていない。実用されているものはコンボリューション補正逆投影法[5]かフィルタ補正逆投影法に限られる。両者は実質的に同じであり，実行の手順が違うにすぎない。まず，コンボリューション補正逆投影法について概説する。単にコンボリューション逆投影法（convolution backprojection：CBP）ともいう。

この方法は，逆投影が作るボケの補正に相当することを前もって投影データに対して施しておくものと考えればよい。すなわち，ある定められた補正関数 h と投影データとをコンボリューション（畳込み，重畳積分，付録 A1.5節参照）して，図3.8のように補正ずみ投影データ $\hat{p}$ を得る。ここで * はコンボリューション演算の記号である。

$$\hat{p}(t,\theta) = p(t,\theta) * h(t) = \int_{-\infty}^{\infty} h(t'-t) p(t',\theta) dt' \tag{3.7}$$

そして，$\hat{p}$ を逆投影して画像 $\mu_{\mathrm{CBP}}(x,y)$ を得る。

$$\mu_{\mathrm{CBP}}(x,y) = \int_0^{\pi} \hat{p}(t,\theta) d\theta \tag{3.8}$$

関数 h のことを，コンボリューション関数，再構成関数，カーネルなどと呼ぶ。その基本形状は，中央がデルタ関数的な正値，左右が負の値で遠方でゼロに漸近し，波形積分値はゼロ（すなわち直流応答はゼロ）というものである。これは，遠くまで伸びたボケを補正するようなデコンボリューション†の関数形である。

単純逆投影法のときと同様に円柱をスキャンしたとする。かまぼこ状であった投影データは，コンボリューションの結果，図3.9のように円柱の左右に負のエグレができることに注目してほしい。これを逆投影すると，図3.10のように再構成途中の画像には直線状のエグレができる。しかし，すべてのビューを逆投影したときに逆投影によるボケとコンボリューションによるエグレとはたがいに相殺される。そうなるように，関数 h の基本形状が定められているのである。この結果，図3.10の最終画像は理論上完璧なものとなる。

ここで，最後にエグレが全部消えるのは投影データどうしに矛盾がない場合である。実際

---

† 画像などのデータにボケが加わるとは，データがボケ関数でコンボリューションされるということである。逆に，元のデータを再生するためにぼけたデータに施す処理全般をデコンボリューション（deconvolution）という。一例としては，エッジ強調形（高域強調形）の関数でコンボリューションする。

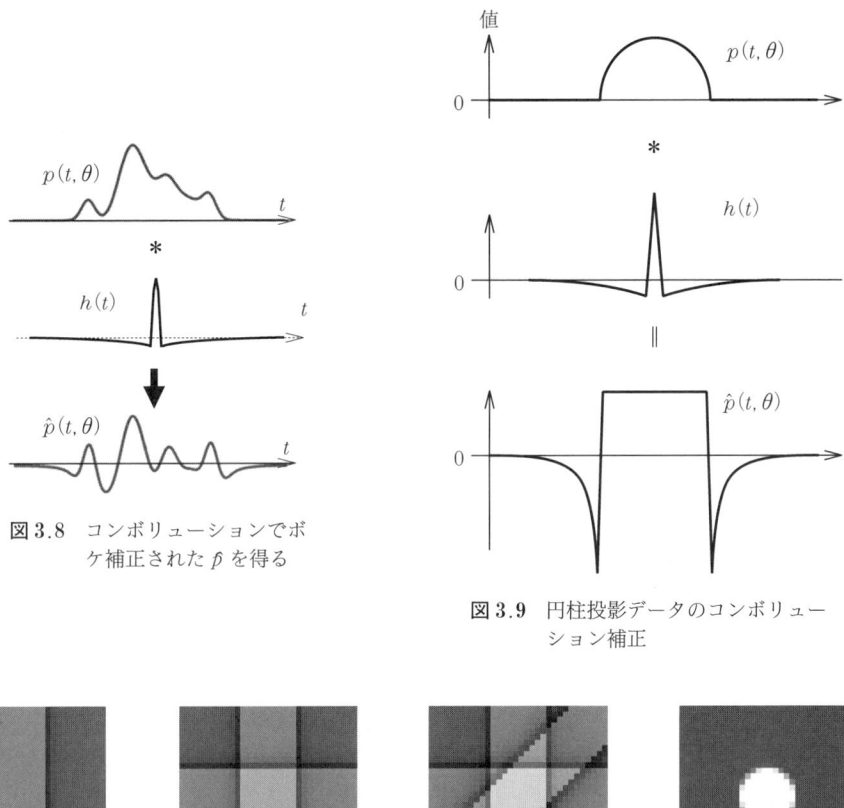

図3.8 コンボリューションでボケ補正された $\hat{p}$ を得る

図3.9 円柱投影データのコンボリューション補正

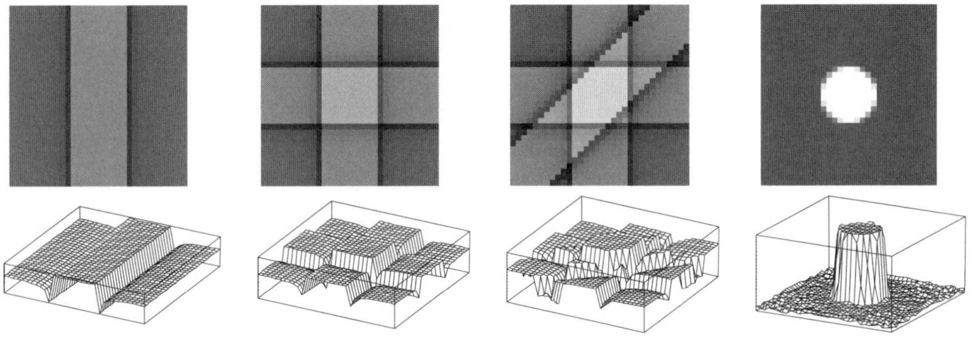

(a) 一方向　　(b) 二方向　　(c) 三方向　　(d) 全方向

図3.10 円柱の投影データをコンボリューション補正して逆投影

の投影データは種々の誤差要因でなにがしかの矛盾をはらんでいるから，帳尻は完全には合わない。それがひどければ，再構成途上のエグレは目に見える形で最終画像に残り，なんらかのアーチファクトを形成する。

コンボリューション関数 h の具体例として，Shepp および Logan によるもの[6] は図3.11および式(3.9)のとおりである[†]。ここで Δt は，投影データ（離散データ）のレイのピッチである。

---

† ほかによく知られた具体例としては Ramachandran あるいは Lakshminarayanan 形と呼ばれるものがある。そのフーリエ変換は式(3.12)の $H(f)$ で，周波数応答形状からランプ（ramp）関数ともいわれる。

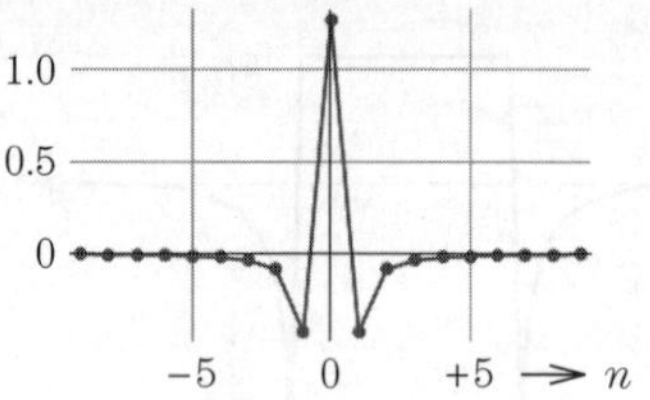

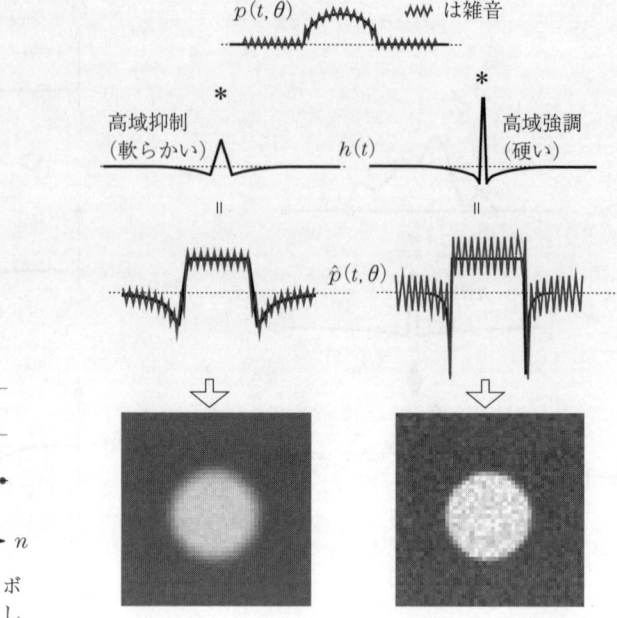

図3.11 Shepp-Logan形コンボリューション関数。$\Delta t=1$として

図3.12 コンボリューション関数の選択

$$h(t)=h(n\cdot\Delta t)=-\frac{4}{\pi}\cdot\frac{1}{\Delta t^2}\cdot\frac{1}{4n^2-1} \tag{3.9}$$

先述の基本形状の約束を守る限り h の形には任意性がある。図3.12のように，エッジが少しぼけるが画像雑音は減るようにもできるし，画像雑音の増大は許容してエッジをシャープに強調するようにもできる。前者を高域抑制形とか「軟らかい」といい，後者を高域強調形とか「硬い」という。一つの装置にも硬軟さまざまの h が実装されている。

3.5 フィルタ補正逆投影法

フィルタ補正逆投影法（filtered backprojection：FBP）とは，コンボリューション補正に相当することをフーリエ面で行うものである。数式詳細は3.6節にゆだね，概略を記す。

中央断面定理[†]はつぎのようなことをいっている[1),2),7)]。$\mu(x,y)$ の二次元フーリエ変換を $M(u,v)$ とする。角度 θ での投影データ $p(t,\theta)$ を t について一次元フーリエ変換したものを $P(f,\theta)$ とすると，$P(f,\theta)$ は $M(u,v)$ の面において原点を通り傾き θ の直線上の値である（図3.13）。

なお，f と u,v とはつぎの関係にある。

$$u=f\cos\theta, \quad v=f\sin\theta, \quad f=\sqrt{u^2+v^2} \tag{3.10}$$

[†] 中央断面定理の証明や意味は難しくないが割愛した。CTに限らず重要な定理である。中心断面定理，投影切断面定理，central slice theorem, projection slice theorem, Fourier slice theorem など多数の異名がある。

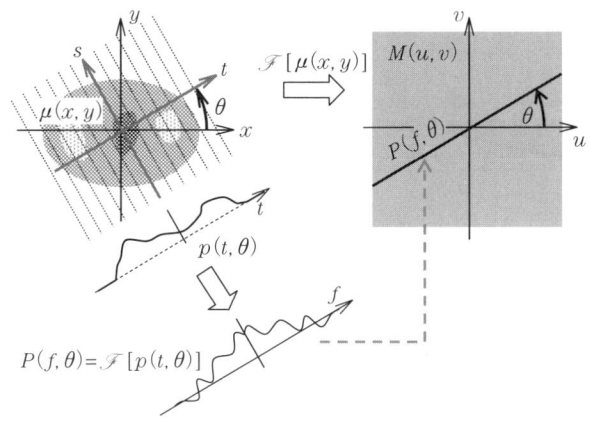
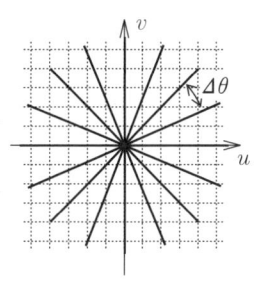

図 3.13 中央断面定理

図 3.14 $p(t,\theta)$ のフーリエ変換 $P(f,\theta)$ の分布

多数の θ で $P(f,\theta)$ を得て二次元フーリエ面に配置すると，$P(f,\theta)$ は投影角度ピッチ $\Delta\theta$ ごとに車輪のスポーク状に $M(u,v)$ の面を埋めることになる（図 3.14）。ちなみに，このデータから補間を用いて正方格子上の $M(u,v)$ の値を求め，二次元フーリエ逆変換して $\mu(x,y)$ を得ることも原理的には可能である。この直接的で美しい方法を二次元フーリエ変換法と呼ぶ[1],[2]。しかし，CT の場合は精密な補間を要する事情があり，この方法はあまりうまくいかない[8]。

フィルタ補正逆投影法の定性的な理解には，スポークの密度がフーリエ面のデータ密度分布であり，原点からの距離 $|f|$ に反比例している点に着目する。すなわち，低周波ほど大量のデータがあり高周波ほど不足である。じつは単純逆投影法による画像をフーリエ変換するとまさにこれと同じことになっている。したがって，高周波成分不足の問題を補償することが必要である。

図 3.15 のように $P(f,\theta)$ に対して $|f|$ の重み係数をかけてやれば，低周波成分と高周波成分のバランスがとれる。

$$\hat{P}(f,\theta) = P(f,\theta) \times H(f) \tag{3.11}$$

$$H(f) = |f| \tag{3.12}$$

このように補正された $\hat{P}(f,\theta)$ をフーリエ逆変換して，高周波強調された補正ずみ投影データ $\hat{p}(t,\theta)$ を得る。これを逆投影する。結局フィルタ補正逆投影法で得られる画像 $\mu_{\mathrm{FBP}}(x,y)$ はつぎのとおりである。

$$\hat{p}(t,\theta) = \mathscr{F}^{-1}[\hat{P}(f,\theta)] = \mathscr{F}^{-1}[\mathscr{F}[p(t,\theta)] \times H(f)] \tag{3.13}$$

$$\mu_{\mathrm{FBP}}(x,y) = \int_0^\pi \hat{p}(t,\theta)\,d\theta \tag{3.14}$$

重み係数 $H(f)$ をフィルタ関数，再構成関数などと呼ぶ。$H(f)$ は $|f|$ でなければならな

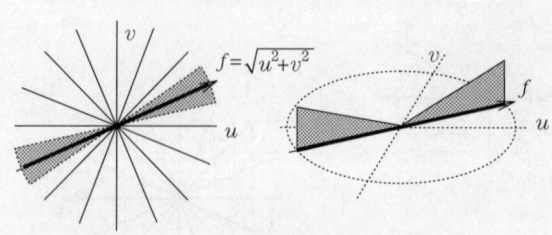

図 3.15 フィルタ補正逆投影の概念。高周波域不足を補償する重み付け

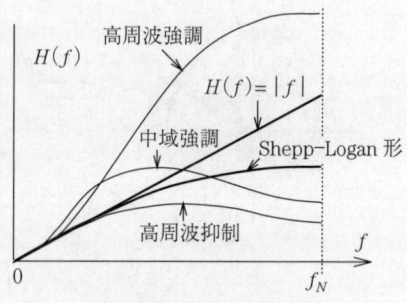

図 3.16 フィルタ関数の例

いわけではない。低周波域で $|f|$ に比例という制限は逆投影の巨大なボケを補償するために必要であるが，中高周波域にはかなり自由度があり，一般に $|f|$ に対して修飾項を乗じた関数形となる。**図 3.16** のように，高周波域をより強調してシャープな画像とすることもできるし，高周波域をより抑制して低雑音の画像とすることもできる。

一例として Shepp-Logan 形と呼ばれるフィルタ関数はつぎのとおりである。ここで，$f_N = 1/2\Delta t$ はレイのピッチ Δt で決まるナイキスト周波数である。

$$H(f) = \begin{cases} |f| \dfrac{\sin(\pi f \Delta t)}{\pi f \Delta t} & (-f_N < f \leq f_N \text{ のとき}) \\ 0 & (f \leq -f_N, f_N < f) \end{cases} \tag{3.15}$$

じつは，式(3.15)の $H(f)$ は，式(3.9)の $h(t)$ をフーリエ変換したものとなっている[†]。このようにコンボリューション関数 $h(t)$ とフィルタ関数 $H(f)$ とをたがいにフーリエ変換・逆変換の関係にあるものとして対応させれば，コンボリューション補正逆投影法とフィルタ補正逆投影法とは同じであることがわかる。このことはコンボリューション定理（実空間のコンボリューションはフーリエ面の乗算，付録の式（A1.26）参照）からも明らかである。

3.6 フィルタ補正逆投影法の導出

3.5 節でコンボリューション逆投影法およびフィルタ補正逆投影法の直感的な理解を試み，同等性も確認した。本節では補足の意味で数式ベースでフィルタ補正逆投影法を求める。

画像 $\mu(x,y)$ の二次元フーリエ変換データ $M(u,v)$ があるとすれば，画像はフーリエ逆変換で再生できることは疑いないので次式が書ける。

$$\mu(x,y) = \mathscr{F}^{-1}[M(u,v)] = \int_{-\infty}^{\infty}\int_{-\infty}^{\infty} M(u,v)\exp(i\,2\pi(ux+vy))\,du\,dv \tag{3.16}$$

[†] $p(t)$ が離散で有限長であることから $h(t)$ も離散有限長であり，$h(t)$ の離散フーリエ変換である $H(f)$ も正しくは離散有限長の関数であるが，簡単のためそのような詳細は省略している。

3.6 フィルタ補正逆投影法の導出

この式を変形していくことで,投影データから $\mu(x,y)$ を求める式,すなわちフィルタ補正逆投影法に至ることができる。

まず,uv 平面での面積分を,極座標で実行する形に直す。図 3.17 より $dudv = fdfd\theta$ と書いてよいので[†],式 (3.10) も利用して

$$\mu(x,y) = \int_0^{2\pi}\int_0^{\infty} M(f\cos\theta, f\sin\theta)\exp(i2\pi(fx\cos\theta + fy\sin\theta))\cdot f\cdot df d\theta \quad (3.17)$$

中央断面定理により,$P(f,\theta) = M(f\cos\theta, f\sin\theta)$ だから,$P(f,\theta)$ で書くと

$$\mu(x,y) = \int_0^{2\pi}\left[\int_0^{\infty} P(f,\theta)\exp(i2\pi f(x\cos\theta + y\sin\theta))\cdot f\cdot df\right]d\theta \quad (3.18)$$

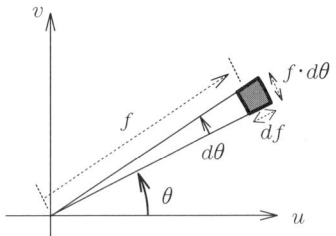

図 3.17 積分を極座標 (f,θ) で実行

これを積分範囲 $0 \sim \pi$ だけの式にまとめ直すために,いったん積分範囲を二つに分ける。

$$\left.\begin{aligned}\mu(x,y) &= A + B \\ A &= \int_0^{\pi}\left[\int_0^{\infty} P(f,\theta)\exp(i2\pi f(x\cos\theta + y\sin\theta))\cdot f\cdot df\right]d\theta \\ B &= \int_{\pi}^{2\pi}\left[\int_0^{\infty} P(f,\theta)\exp[i2\pi f(x\cos\theta + y\sin\theta)]\cdot f\cdot df\right]d\theta\end{aligned}\right\} \quad (3.19)$$

式 (3.2) により変数 t で書くと

$$A = \int_0^{\pi}\left[\int_0^{\infty} P(f,\theta)\exp(i2\pi ft)\cdot f\cdot df\right]d\theta \quad (3.20)$$

これで半分答が見えかかっているが,B のほうは少し変形を続けなければならない。

$$\begin{aligned}B &= \int_0^{\pi}\left[\int_0^{\infty} P(f,\theta+\pi)\exp\left[i2\pi f(x\cos(\theta+\pi) + y\sin(\theta+\pi))\right]\cdot f\cdot df\right]d\theta \\ &= \int_0^{\pi}\left[\int_0^{\infty} P(f,\theta+\pi)\exp(-i2\pi f(x\cos\theta + y\sin\theta))\cdot f\cdot df\right]d\theta \\ &= \int_0^{\pi}\left[\int_0^{\infty} P(f,\theta+\pi)\exp(-i2\pi ft)\cdot f\cdot df\right]d\theta\end{aligned} \quad (3.21)$$

ここで,対向する投影データは実質的に同じという式 (3.5) を利用すると

$$\mathscr{F}[p(t,\theta+\pi)] = \mathscr{F}[p(-t,\theta)] \Rightarrow P(f,\theta+\pi) = P(-f,\theta) \quad (3.22)$$

$$\therefore B = \int_0^{\pi}\left[\int_0^{\infty} P(-f,\theta)\exp(-i2\pi ft)\cdot f\cdot df\right]d\theta \quad (3.23)$$

変数 f を $-f$ で置換し,さらに f の積分範囲をひっくり返すと

$$B = \int_0^{\pi}\left[\int_0^{-\infty} P(-(-f),\theta)\exp(-i2\pi(-f)t)\cdot(-f)\cdot(-df)\right]d\theta$$

[†] 数学用語でいえば,この場合の積分変数の変換に伴うヤコビアンが f となる,ということである。

$$= \int_0^\pi \left[\int_{-\infty}^0 P(f,\theta) \exp(i2\pi ft) \cdot (-f) \cdot df \right] d\theta \tag{3.24}$$

したがって，式(3.18)はつぎのようにまとめられる．

$$\mu(x,y) = \int_0^\pi \left[\int_{-\infty}^\infty \{P(f,\theta) \cdot |f|\} \exp(i2\pi ft) \cdot df \right] d\theta \tag{3.25}$$

内側の積分は，$P(f,\theta) \cdot |f|$ という関数のフーリエ逆変換となっている．この式(3.25)がフィルタ補正逆投影法であり，式(3.12)〜(3.14)と同じものである．

3.7 ファンビーム再構成

以上は平行ビームで説明を進めたが，現代のCTはファンビームでスキャンをするものがほとんどである．この場合の再構成のやりかたとしてわかりやすいのは，集めたファンビームの投影データを平行ビームの組に再編集するいわゆる平行ビーム法である（図3.18）．ただし，いくつか芳しくないこともあって，用いられることは少ない．例えば，ファンビームデータが全部そろってからでないと再構成計算に入れない．また再編集にあたっては，離散データ収集なので所望の t，θ どおりのレイは一般には存在せず，それに近いレイを複数探して補間する必要が生じる．

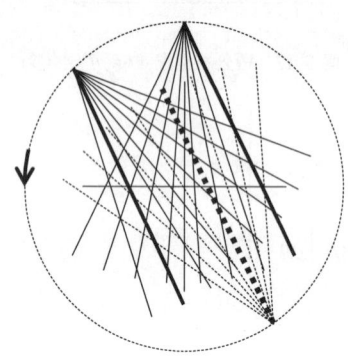

図3.18 平行ビーム法

より一般的に用いられているのはファンビーム直接法である．導出は基本的に平行ビームのときに求めた再構成の式の変形であり省略するが，つぎが直接法の式である[9),10)]．ここでは1回転分の投影データを用いるものとして記している．

$$\mu(x,y) = \frac{1}{2} \int_0^{2\pi} \frac{1}{L^2} \hat{p}(\gamma',\theta_S) \, d\theta_S \tag{3.26}$$

$$\hat{p}(\gamma',\theta_S) = \int_{-\gamma_m}^{\gamma_m} p(\gamma,\theta_S) \, g(\gamma'-\gamma) \, R_F \cos\gamma \, d\gamma \tag{3.27}$$

$$g(\gamma) = \left(\frac{\gamma}{\sin\gamma}\right)^2 h(\gamma) \tag{3.28}$$

θ_S は線源の回動角度，$p(\gamma,\theta_S)$ は θ_S でとられたファンビーム投影データ，R_F は線源から回転中心の距離，γ はファンビーム内のレイのファン角度，γ_m は γ の最大値（視野範囲決定），L は線源から点 (x,y) への距離，γ' は点 (x,y) を通るレイのファン角度である（図3.19）．そして $h(\gamma)$ は平行ビームのときのコンボリューション関数 $h(t)$ の変数 t を γ に書き換えたものである．

直接法といっても，平行ビームの画像再構成法とそう違わない．コンボリューションは，

3.7 ファンビーム再構成

平行ビームでは t 方向にコンボリューションして $\hat{p}(t, \theta)$ を得たが、こちらは γ 方向にコンボリューションして $\hat{p}(\gamma', \theta_S)$ を得るというだけで処理のしかたは基本的に同じである。$\sin \gamma$ や $\cos \gamma$ などの重み付けの項があるので式は少し複雑に見えても、コンボリューションも逆投影も個々のファンビーム

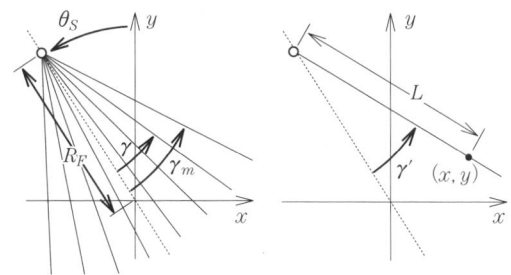

図 3.19 直接法の座標系とコンボリューション方向

（個々のビュー）単位で完結している点は簡明である。実用のうえでも、スキャンしながら一つのビューが得られるごとに再構成計算を進められるなどの利点につながる。

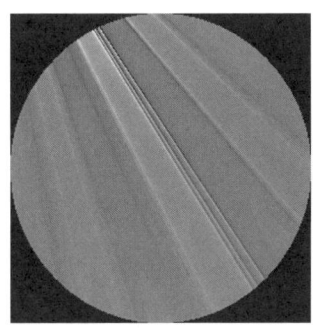

図 3.20 ファンビーム直接法での単一ビューの逆投影

γ 方向にコンボリューションすること、および逆投影には線源と画素間の距離 L の -2 乗で重み付けがある、という 2 点の特徴は画質挙動にかかわってくる面があり、少し考察しておく。図 3.20 は単一のビューだけの画像である。線源側が強い振幅となっているが、これは L の -2 乗によるものである。よく見ると線の鋭さも線源からの距離で異なり、線源側はシャープだが線源から離れるにつれ少しぼけている。これはコンボリューションの方向が平行ビームの場合と異なりファン角度 γ 方向であることが関係している。

すなわち、ファンビーム内のレイの間隔は線源から離れるに従い広がっていくので、ナイキスト周波数は線源から離れるほど低くなっている。同じコンボリューション関数で処理していても、線源側は高周波まで伸びた硬いコンボリューション関数で処理され、逆に線源から遠くは軟らかいコンボリューション関数で処理されるということに等しい。これらによって画像再構成処理の周波数応答に場所依存が生じる。1 回転の全ビューを集めればこのような明確な場所依存はなくなり、気になることは通常起こらない。視野辺縁部は視野中央付近に比べてやや鮮鋭かつやや高雑音の傾向を帯びるという程度である[11]。

しかし、ハーフ再構成の場合は画質には線源軌道側と検出器軌道側の違いが生じる。線源軌道側では鮮鋭高雑音、検出器側ではぼけて低雑音という画質の場所依存性を呈し、アキシャル画像を一見しただけでは気づかなくても画質測定をすると明確に違いが現れる。また、MIP（付録 A 2.4 節参照）などの非線形処理画像にはこの影響が顕在化しやすい[12],[13]。

3.8 ハーフスキャン，ハーフ再構成，対向データ

平行ビームによるスキャンの場合は，再構成に必要な投影データは半回転で充足される。しかし，画像のどの1点についても180°の投影角範囲が最小限必要なので，ファンビームの場合ハーフ再構成のためには半回転 $+α$ の範囲で投影データが必要である[†]。再構成領域をカバーするファン角度が $\pm\gamma_m$ であれば，$α$ は $2\gamma_m$ である（図3.21）。

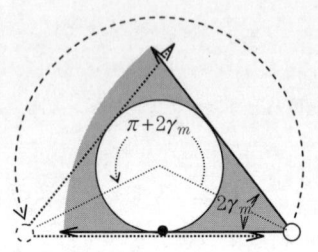

図3.21 ファンビームのハーフスキャン

ファンビームのハーフ再構成の理解にはサイノグラムから説き起こさなければならない。図3.22 より

$$\theta = \theta_S + \gamma \tag{3.29}$$

$$t = R_F \sin \gamma \approx R_F \gamma \tag{3.30}$$

すなわち，ある θ_S において得られるファンビームの1ビューは平行ビームにおける t, θ のサイノグラムを「斜めに」埋める。θ が0〜180°までサイノグラムが埋まれば画像再構成可能だが，図3.23のように180°スキャンでは☆印で示す三角形の領域は欠落する。図3.23のハッチングの三角形領域は重複データである。式(3.5)の関係にあるデータはX線の向きが反対なだけで投影データとしては同じものであり，これをたがいに対向データの関係にあるという。三角形領域は対向データがペアでそろっている領域である。参考に対応する位置を○や□のシンボルで記した。ファンビームの180°スキャンは重複したデータを収集してしまい，その代わりに欠落データが発生するのである。この欠落データを埋めるためには，θ_S の範囲をさらに $\pm\gamma_m$（あるいは片側に $2\gamma_m$）だけ広げてスキャンしなければならない。

ここで，式(3.5)に代えてファンビームの場合の対向データの式を θ_S と γ で示す。次式は図3.24からも理解できるであろう。

$$p(\gamma, \theta_S) = p(-\gamma, \theta_S + \pi + 2\gamma) \tag{3.31}$$

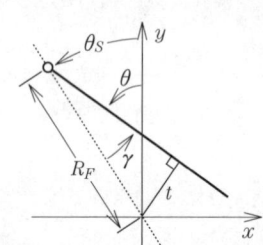

図3.22 ファンビームの γ, θ_S と平行ビームの t, θ

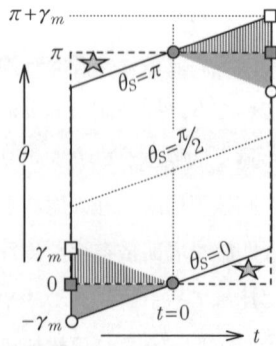

図3.23 ファンビーム180°スキャンのデータ欠落領域（☆）と重複領域（▨▨）

[†] 180°の投影角範囲が最小限必要というのは自明ではない。半回転未満の投影データからでも数学理論としては画像再構成は可能で，これを制限角再構成という[14]。しかし制限角再構成は誤差にきわめてもろく，現実の投影データには必ず雑音などの誤差があるため実用できない。

じつはファンビームのサイノグラムは θ と t ではなく θ_S と γ で描くことが簡便で普通である。その場合はこの式のほうが使いやすい。ファンビームで $\theta_S = 0 \sim \pi + 2\gamma_m$ の範囲でスキャンして欠落のないサイノグラムを描くと**図3.25**(a)である。縦軸は線源角度 θ_S，横軸はレイのファン角度 γ である。グレーの三角形領域が対向データを両方とも収集した重複領域である。

ファンビームのハーフ再構成のポイントは，この重複デ

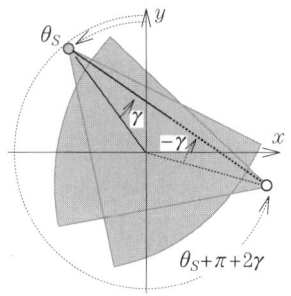

図3.24 ファンビームの対向データ

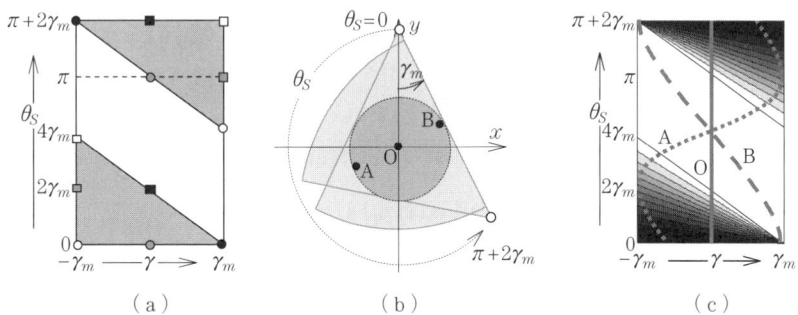

図3.25 ファンビームのハーフスキャン。(a)はサイノグラム（グレー部は重複データ），対向する重複データを同じシンボルで示した。(b)はハーフスキャン軌道。(c)はハーフ再構成時の重み付け（白は1，黒は0）の等高線表示。(b)の点A，B，Oはサイノグラム上で(c)の軌跡をとる。B点は重複データがないので常時重み1

ータの扱いである。重複データの片方を不要なものとして切り捨てる（例えば，0の値にする）のはよくない。投影データの階段的なエッジはコンボリューションにより極端な値を生じ，強いストリーク（線または帯状アーチファクト）が画像に発生しうるし，とったデータは無駄被曝を最小にするために有効に使わなければならないからである。さらには冗長なデータの利用が一般に画質を安定化する。そこで重複データに重み付けをして用いる。直感的に推量されるように，重複するデータに対する重みは足して1になるようにしなければならない。さらに，重みはサイノグラム上でなるべく連続的でゆるやかな変化となるようにする[15]（図3.25(c)）。この例に限らず，投影データの扱いには急変を避けるのがCTの画像再構成の常套である。

3.9 コーンビーム再構成

本節はMDCTを学ぶまで必要ではないが，再構成技術なのでここに記しておく。

コーンビーム再構成とは，線源から z（体軸）方向に広がったコーンビーム（cone

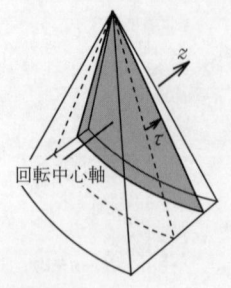

図 3.26 コーン角 τ

beam）X 線を用い，面検出器（検出器の列が z 方向に多数並んでいる）で得た二次元的な投影データから画像再構成するものである。各検出器列の受ける X 線ビームは回転中心面から傾いており，これをコーン角という（**図 3.26**）。

最も簡単な画像再構成は，コーン角を無視し，平行なファンビームとして扱うことである。これを平行ファンビーム近似という（**図 3.27**）。回転中心軸および回転中心面から離れるほど実際のデータ取得パスとの乖離は激しくなり，アーチファクトや SSP の劣化（6.4.2 項）というコーン角問題が顕在化する。4 列程度の MDCT の場合にはコーン角問題も重大ではないのでこの方法が主流である。取扱いが楽なので 4 列を超えてもしばしば利用される。

コーン角をもつ投影データの場合のもっとしっかりした再構成法としてよく知られているものは，フェルドカンプ法あるいは FDK (Feldkamp-Davis-Kress) 法である[16),17)]。数式は略すが骨子はつぎのとおりである。まず，検出器列ごとに γ 方

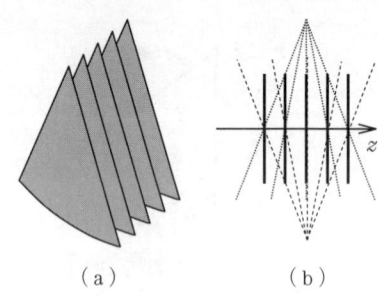

図 3.27 （a）は平行ファンビーム近似。（b）は平行ファンビーム（実線）と実際のデータ取得パス（点線と破線）の乖離

向に一次元的にコンボリューション（またはフィルタ補正）をする。この点はファンビーム直接法の場合と同じであり，コンボリューション処理は検出器列単位で完結する。全検出器列についてこれを行えば，コンボリューション補正ずみの二次元的な投影データを得る。あとは，コーン角による重み補正を伴うものの，投影データの取得パスどおりにコーン角をもった逆投影を行うというだけである（**図 3.28**）。これを三次元逆投影という。投影データの取得パスどおりに逆投影する三次元逆投影はごく自然なことだが，xy 座標に加え z 座標も計算に入れて投影データを扱うので逆投影の計算量は増える。もともと逆投影計算は通常のファンビームの二次元逆投影であっても再構成処理の中で最も計算量が大きい部分である。三次元逆投影の計算量は二次元逆投影の少なくとも数倍になるといわれており，これが多少の難点である。

フェルドカンプ法は妥当性の高い方法であるが，近似法であるため依然として画像にはコーン角問題をある程度含む。この問題が顕在化するのは，例えば脊椎のように高コントラスト構造が z 方向に急変するような被写体である[18)]。回転中心面の画像は完全であるが，高コントラスト急変部からのコーン角アーチファクトは回転中心面から離れるほど（コーン角が大きくなるほど）激しくなり，近傍の低コントラスト組織にとって障害陰影となる（**図**

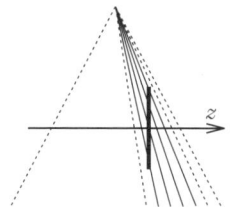

図 3.28 三次元逆投影。太線は画像再構成面。実線はその画像に寄与する投影データ

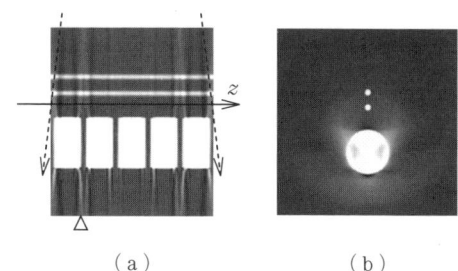

図 3.29 コーン角アーチファクト（FDK 法）。（a）は MPR（断面変換）によるサジタル面。（b）は△位置のアキシャル像。点線のコーン角は±7°。サジタル画像範囲 $z=-75$ mm ～ +75 mm。脊椎模擬のディスク構造 CT 値 1 000 HU。造影血管模擬の棒 CT 値 200 HU。ウィンドウ幅 240

3.29）。したがって，あまり大きなコーン角はとれない。軟部組織を扱う正統的なコーンビーム CT としては現在のところ ±8°程度のものが実用化されている。高コントラスト構造の描出自体はコーン角によってさほど損なわれないので[18]，軟部組織を関心対象としないような CT ではより大きなコーン角でもフェルドカンプ法は実用されている。

コーン角についてもっと優れた方法が望まれるが，理論的に解決可能なのはコーン角の中に被写体がすっぽり入る場合だけである。人体のようにコーンビームをはみ出す長い被写体では，完全な再構成のためには回転面以外の他の方向からの投影データがいることが明らかになっている。しかしそのような要請を満たすスキャン軌道をとるのは現実性が乏しい。CT に限らず PET その他の分野でも三次元的な画像再構成の理論は精力的に研究されてきており，種々の方法も発表されているが[19),20)]，CT においてはいまのところ実用性においてフェルドカンプ法が第一選択となっている。

3.10 補　　　　　間

再構成の理論は連続関数で示されても実際のデータは離散的である。再構成計算は基本的には $\int$ を Σ で代替して実行するが，それだけでは理論（連続関数）と現実（離散データ）とのギャップを埋めることはできず，補間が必要である。補間は一般の教科書類には記されておらずやや細かい話であるが，CT の画質の挙動を理解するときなどには省略できない事項となる。

ある画素位置に逆投影しようとしてもその画素位置をぴったり通るレイは一般に存在しないので（図 3.30），逆投影には補間が必ず発生する。最も単純な補間は，最近傍のレイの値

で代替することである(最近傍補間,0次補間)。つぎに単純な補間は,両隣のレイの値を距離比で加重平均して用いることである。隣接データ値を直線でつなぎ,その直線上の値を用いるのと同じで,直線補間(あるいは一次補間)という。複雑な補間法も多々あるが,凝っても得るところは少ないのでCTでは多くの場合直線補間が用いられる。

ピッチ Δt のデータ列に直線補間を行うということは,デルタ関数列で表現されるデータを底辺 $2\Delta t$ の三角形の関数 $\Lambda(t/\Delta t)$ でコンボリューションして連続関数にすることに等しい(図3.31)。したがって,実際のCTでは,離散的なコンボリューション関数 $h(n\Delta t)$ にさらに $\Lambda(t/\Delta t)$ をコンボリューションしたつぎの式による $g(t)$ が実質的なコンボリューション関数である(図3.33(a))。

$$g(t) = h(n\Delta t) * \Lambda\left(\frac{t}{\Delta t}\right) \tag{3.32}$$

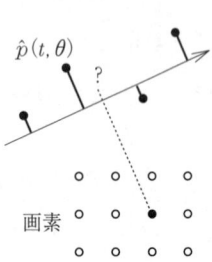
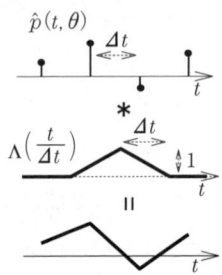
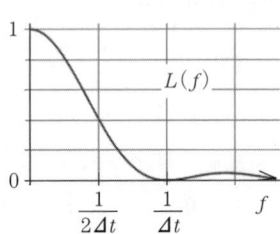

図3.30 逆投影時の補間の必要性　　図3.31 直線補間　　図3.32 直線補間の周波数応答

そして,$g(t)$ をフーリエ変換した $G(f)$ がフィルタ補正逆投影法の実質的フィルタ関数である。$G(f)$ は,コンボリューション定理によりフィルタ関数 $H(f)$ に補間の周波数応答を乗じたものとして求めることができる。直線補間であればその周波数応答 $L(f)$ は次式のように sinc 関数の2乗であることはよく知られている(図3.32)。

$$L(f) = \mathscr{F}\left[\Lambda\left(\frac{t}{\Delta t}\right)\right] = \left(\frac{\sin(\pi f \Delta t)}{\pi f \Delta t}\right)^2 \tag{3.33}$$

したがって,基本的には $H(f)$ と $L(f)$ の積が実質的なフィルタ関数 $G(f)$ であるが,あとで画質の理論を検討するときのためにもう少し面倒なことまで考えておく。すなわち,$L(f)$ はナイキスト周波数 $\pm f_N = \pm 1/2\Delta t$ 以上でも0ではなく,一方 $h(n\Delta t)$ は離散関数であるから $H(f)$ はナイキスト周波数の外側にも複製(レプリカ)$H(f \pm 2nf_N)$ を伴っている(図3.33(b)の上)。したがって,$G(f)$ は正確にはつぎの式(3.34)であり,画像再構成処理はナイキスト周波数の外側にも周波数応答をもつのである(図3.33(b)の下)。

$$G(f) = \sum_{n=-\infty}^{\infty} H(f - 2nf_N) L(f) \tag{3.34}$$

(a) コンボリューション　　　(b) フィルタ関数

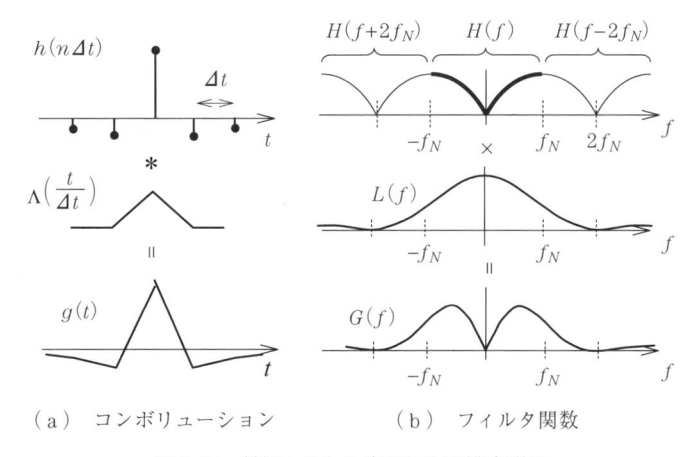

図 3.33　補間も入れた実質的な再構成関数

$G(f)$ は無限の項からできているが，実際問題としては直線補間に限らず補間処理の周波数応答は高周波で 0 に漸近するので，ナイキスト周波数の一つ外側（$n=\pm 1$）の複製まで入れるだけで足りる．

$$G(f) \approx \{H(f+2f_N)+H(f)+H(f-2f_N)\}L(f) \tag{3.35}$$

結局，上式が実質的なフィルタ関数である．フィルタ関数 $H(f)$ が画質を大きく左右すると同様に，補間も画質上重要な影響因子となっていることが明らかである．

補間は逆投影の場合に限らず，例えば対向データを求めるとき（8.2 節）などしばしば隠れた場面で発生しており，その都度画質になんらかの影響を及ぼしている．ほとんどの場合直線補間であるが，一般に直線補間は周波数特性から明らかなように高周波分を低減させるので，画像をややぼかすとともに画像雑音を減らすことにもなる．

3.11　投影データの実際―キャリブレーション補正

投影データの基本式は式(3.4)であるが，実際にはこの式のとおりに投影データを求めることはしない．スキャン時の入射線量分布 $I_0(t,\theta)$ は直接測定できないからである．また，X 線測定系は検出素子ごとの感度ばらつきなどシステム的な癖（誤差）をもっている．これらの問題を解決するためにキャリブレーションが必須となる．均一なキャリブレーション用被写体（通常は水か空気）をスキャンすることで X 線測定系の癖を補正データとして収集するのがキャリブレーションスキャンであり，得た補正データがキャリブレーションデータである．キャリブレーションデータが適切に更新されていない場合は CT 値のシフトや R/R 形（4.3 節）ではリングアーチファクトが顕在化する．

R/R 形のファンビームによるスキャン方式で説明する．ファン角度 γ に対応して多数の X 線検出素子があり，素子番号（すなわちレイ番号）を i とする．線源角度 θ_S も離散化し

ビュー番号を j とする。キャリブレーションスキャンにおいて，キャリブレーション被写体への入射線量の分布を I_{c0ij} とする。I_{c0ij} はウェッジフィルタ（5.3節）などの影響で不均一でありレイ方向 i に強く依存する。線源角度 j には基本的には依存しないが，なんらかのシステム的な癖がないとも限らず，ここでは j にも依存しうるものとしておこう。検出器への入射線量分布を I_{cdij}，k_i を各検出素子の感度定数とすると，キャリブレーション被写体の投影データが仮に q_{ij} であれば，検出器出力 x_{cij} は

$$x_{cij} = k_i I_{cdij} = k_i I_{c0ij} \exp[-q_{ij}] \tag{3.36}$$

システムはつぎの値をキャリブレーションデータとして記録する。

$$p_{cij} = -\ln(x_{cij}) = q_{ij} - \ln[k_i I_{c0ij}] \tag{3.37}$$

画像化対象の被写体をスキャンすると，検出器への入射線量分布が I_{dij}，真の投影データが仮に p_{ij} であれば，検出器出力 x_{ij} は次式である。なお，このとき簡単のため入射線量分布はキャリブレーションスキャンのときと同じ I_{c0ij} であるとする[†]。

$$x_{ij} = k_i I_{dij} = k_i I_{c0ij} \exp[-p_{ij}] \tag{3.38}$$

$$-\ln(x_{ij}) = p_{ij} - \ln(k_i I_{c0ij}) \tag{3.39}$$

システムはつぎのようにキャリブレーションデータを差し引いた値 p'_{ij} を最終的な投影データとして採用する。これがキャリブレーション補正である。

$$p'_{ij} = -\ln(x_{ij}) - p_{cij} \tag{3.40}$$

これをひもとけば，つぎのように p'_{ij} からは検出素子感度や入射線量分布のような再現性のあるファクタ，要するに癖は消え去る。

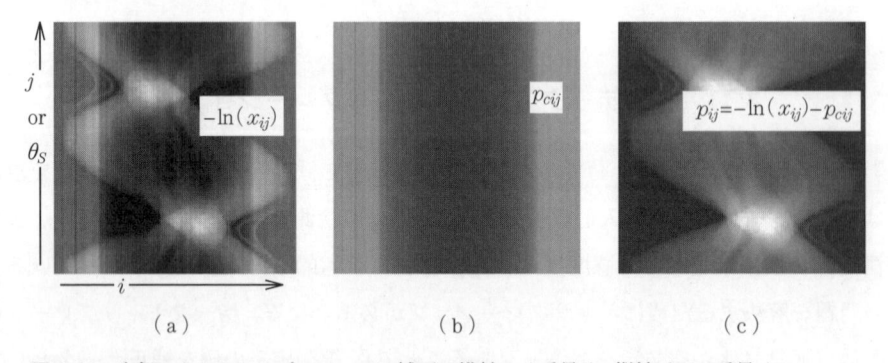

図3.34 空気によるキャリブレーション補正。横軸レイ番号 i，縦軸ビュー番号 j。
（a）は被写体をスキャンしたデータの対数変換。（b）はキャリブレーションデータ（細い縦縞は検出素子感度が支配，巨視的変化はウェッジフィルタが支配）。（c）はキャリブレーション補正の結果

[†] 実際にはX線出力レベルは変動するが，システムはX線管からのX線出力の経時変動をモニタする較正検出器をもっている。これで変動は補正される（5.1節）。

$$p'_{ij} = p_{ij} - \ln(k_i I_{c0ij}) - q_{ij} + \ln[k_i I_{c0ij}] = p_{ij} - q_{ij} \tag{3.41}$$

キャリブレーションスキャンで用いる被写体が水ファントムであれば，p'_{ij} は水と被写体との違いを投影データとしたものとなる[†]．図 3.34 に，空気のキャリブレーションデータの場合を示す．

3.12 画像再構成の線形性

画像再構成は線形であるということを知っておくと有用である．線形とは，重ね合わせの理が成り立つとか，入力と出力の間に比例関係が成り立つとかいうことである．

すべての画像再構成計算処理をまとめて $\mathcal{R}$ と書き，投影データの集まり p から再構成される画像を次式で表現することにする．

$$\text{image} = \mathcal{R}[p] \tag{3.42}$$

コンボリューション逆投影法などの解析的再構成法であれば，フーリエ変換もコンボリューションも線形処理であり，逆投影は単なる足し算なのでこれも線形であり，したがって $\mathcal{R}$ も線形処理である．非線形処理が含まれている場合もありうるが，それは例外である．

再構成の線形性からつぎのことがいえる．

$$p' = a \cdot p \Rightarrow \text{image}' = \mathcal{R}[a \cdot p] = a \cdot \mathcal{R}[p] = a \cdot \text{image} \tag{3.43}$$

これは，投影データの値が軒並み a 倍になったら，画像の形に変化はないが，画像値は a 倍になるということである．

つぎのこともいえる．これは，投影データを分解して考えてよいということである．

$$p = p_1 + p_2 \Rightarrow \text{image} = \text{image}_1 + \text{image}_2, \quad \text{image}_1 = \mathcal{R}[p_1], \quad \text{image}_2 = \mathcal{R}[p_2] \tag{3.44}$$

分解のしかたは任意である．例えば，1 回転の投影データを前半と後半の半回転ずつに分けてそれぞれ画像再構成して画像 image_1，image_2 を作る．ファンビームだと投影データ不足でそれぞれ異常画像だが，両画像を合算すれば 1 回転の正常な画像となる．いくつに分けてもよく，これはある種の再構成アルゴリズムの理解に役に立つ．

画像雑音やアーチファクトについて考えるときは，$p = p_t + \varepsilon$ のように成分に分けて，p_t は誤差のない真の投影データ，ε はそれに重畳した雑音その他の計測誤差量とする．画像は，p_t を再構成した完全な画像と ε を再構成した雑音やアーチファクトだけの画像との和である．このような分け方は，画質の検討を楽にする．

[†] 多くの CT ではシステム調整時点で水ファントム（線質硬化が人体と大差ない）で基本的なキャリブレーションデータを得る．その後も検出系の感度ドリフトが生じうるが，これは空気のキャリブレーションスキャンを頻回に行うことで対処する．

4章　種々の方式

CTの方式には種々ある（**図4.1**）。スキャン機構は登場順に世代番号がついているが必ずしも優劣と対応はしない。現在はR/R方式が最も一般的であり，その他は消滅あるいは衰退状況である。全回転方式というのは，回転運動だけでスキャンできる形態である。不連続回転方式はすたれ，現在は連続回転方式が普通である。連続回転方式ではヘリカルスキャンでの運用がおもである。マルチスライスCT（MDCT）は現在急速に普及中である。

これらのほかにも，興味深い形式のCTが種々構想されてきた[1]。それらがなぜ実用になっていないかなど考察することは有意義であるが割愛する。

スキャン機構分類
- 第1世代　T/R方式でペンシルビームX線
- 第2世代　T/R方式でファンビームX線
- 第3世代　R/R方式 ┐
- 第4世代　S/R方式 ├ 全回転方式
- 第4世代　N/R方式 ┘
- 第5世代　電子ビームスキャン

連続回転か否か
- 不連続回転方式
- 連続回転方式（＝スリップリング方式）

ヘリカルか否か
- コンベンショナル（従来型）スキャン
- ヘリカルスキャン（スパイラルスキャン）

データ収集列数
- 1列→シングルスライスCT
- 2列以上→マルチスライスCT（MDCT）
- 256列以上→コーンビームCT

図4.1　CTの多様な方式

4.1 Translate/Rotate（T/R）方式，ペンシルビームX線

EMIスキャナがこの代表であり，第1世代ともいう。過去のものだが，最も理解しやす

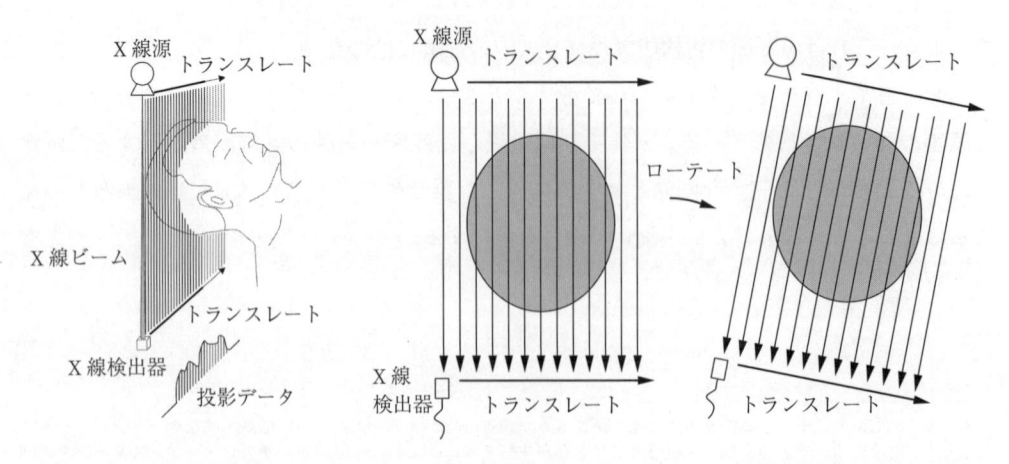

図4.2　第1世代型の動作。ペンシルビームが並進（トランスレート）して各θで投影データを取得

く歴史的な意義もある．図 4.2 のように，トランスレート（translate）動作（横方向への移動）で 1 方向の投影データを収集し，つぎにローテート（rotate）動作（回動）で角度を少し変えてまたトランスレート動作をする．この動作から T/R 方式という．スキャン時間が 5 分程度と遅く，頭部専用であった．X 線検出器は 1 素子[†]であり，焦点と検出器を結ぶ X 線は鉛筆状なのでペンシルビームという．

4.2 Translate/Rotate（T/R）方式，ファンビーム X 線

第 2 世代ともいう．これ以後すべてファンビーム X 線を使用することになった．ただし，この段階ではファンビームの角度はまだ狭い．T/R 動作は第 1 世代と同じだが，X 線検出素子はファンビーム広がり方向に多数あり，その結果，1 回のトランスレート動作で複数方向からの投影データを収集できる（図 4.3）．そのぶん，角度方向のステップは大きくとれ，T/R 動作の回数を少なくしてスキャン時間を短縮するという方式である．これでスキャン時間は 10 〜 20 秒となり，腹部の撮影も一応可能になった．しかし，これもすでに過去のものである．

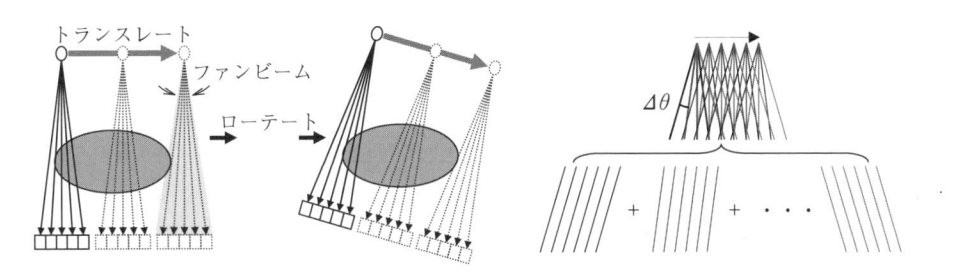

図 4.3 第 2 世代型．ファンビーム．1 回のトランスレート動作で複数の投影角度の投影データを得る．検出素子の数だけ，回動角度ステップを大きくできる

4.3 Rotate/Rotate（R/R）方式

X 線源とそれに対向した X 線検出器が被写体の周りを回る．X 線源もローテート（rotate）し検出器もローテートするので R/R 方式，第 3 世代ともいう（図 4.4）．X 線検出素子の数（チャネル数）は，現在は 700 〜 900 程度になっている．

回転のみのいわゆる全回転方式なので，スキャンの高速化が可能になった．1 回転のスキャン時間は，スリップリング（4.6 節）のない不連続回転方式では 2 秒程度が限界であったが，その後の高速連続回転方式の適用で現在は 0.3 秒前後に達している．

[†] 正確にいえば，最初の頭部用 CT（モデル名 EMI-1010）では二つの X 線検出器を用い 2 スライス同時平行スキャンをしていた．この意味ではすでにマルチスライス CT（MDCT）であった．

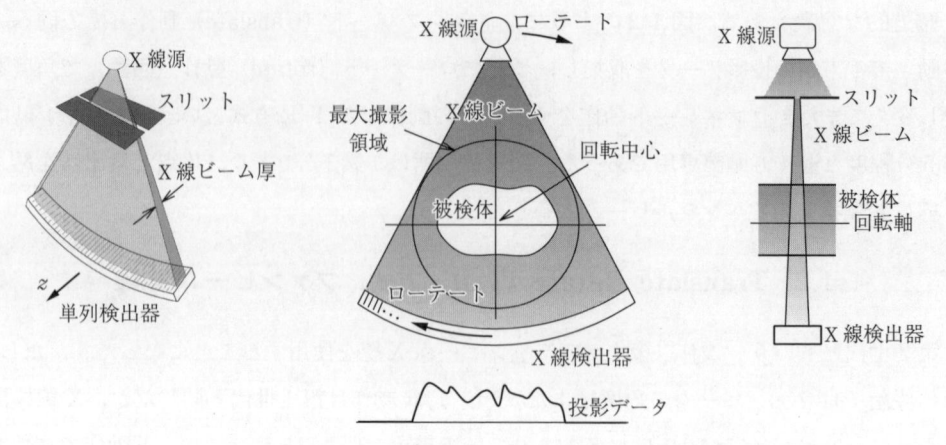

図4.4 第3世代型，R/R方式。多数検出素子でファンビーム状投影データ収集

多チャネルのX線検出器やデータ収集部の特性を極度に安定化しないとリング状アーチファクトを産みやすいという重大な技術的難点があり（7.6節），産業側としては非常に苦労する方式である。それでも今日これが主流となっているのは，もう一つの全回転方式である第4世代に比べ，システムの経済性が有利なことがおもな理由である。また，検出器とX線源との位置関係は固定しているから検出器の前面に散乱線カット用のコリメータ（図5.7）を設置でき，散乱線の点でも第4世代より優位である。

4.4 Stationary/Rotate（S/R）方式，Nutate/Rotate（N/R）方式

どちらも第4世代という。

S/R方式では，図4.5のようにX線検出器は被写体の周りに円周上に固定（stationary）配置され，X線源は検出器リングの内側の軌道で被写体の周りを回る（rotate）。スキャン時間はR/R方式と同程度である。

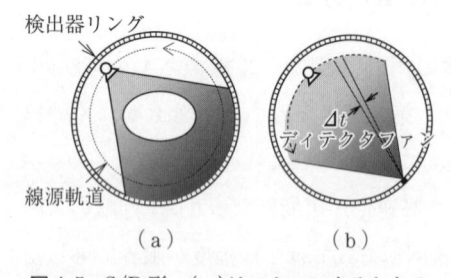

図4.5 S/R形。(a)はスキャンするときのX線ビーム。(b)は画像再構成時のディテクタファンとサンプリングピッチ Δt。検出素子は斜め方向のX線を受け入れなければならない

データ収集後，検出器をかなめとするファンビーム（ディテクタファン，detector fan）となるように投影データを再編集してから画像再構成をすることが特徴的である（図4.5(b)）。こうする理由は，投影データ収集の角度ピッチを小さくしさえすればディテクタファンに再編成したレイのピッチは検出素子配列とは無関係に細かくできる，という点にある。サンプリングピッチを任意に細かくできるからエイリアスアーチファクト

4.4 Stationary/Rotate (S/R) 方式, Nutate/Rotate (N/R) 方式

(7.1節) はほとんど発生することはないし，MTF (6.1節) も向上させやすい。

R/R方式と異なり，検出器やデータ収集部の特性変動があっても画質が安定なことも特長であるが，その理由は，検出器の癖は画像全体にまんべんなく配分され特徴的なパターンは形成しないからである。これをディテクタファンの観点で理解することもできる。すなわち検出器誤差はディテクタファン内のレイ方向について直流成分の誤差にすぎず，直流誤差はコンボリューション補正でほとんど残らない。そのかわりX線管電圧リップルなどX線源の変動によるモワレ（干渉縞）アーチファクトが出やすいが，X線源を十分安定化することはさほど難しくはない。

ただし難点が二つある[2]。第一は散乱線の問題で，検出器は斜め方向からのX線をも受容する必要がある。したがって，散乱線をカットするコリメータは設置困難であり，データには散乱線成分がかなり含まれてしまう。これは，大きな被写体のときにアーチファクトやCT値信頼度において問題を招く。第二は経済性の問題である。例えば，スキャン中の一瞬を見ると稼働している検出器は1/3程度であり，残りは遊んでいる。また，ディテクタファン（検出素子数がビュー数）であることが関係して，画像再構成計算などのデータ処理能力はR/R方式の数倍を要する。

N/R方式では，X線源の軌道は検出器リングの外側である（図4.6）。X線源の回転（rotate）とともに，検出器リングがX線ビームを遮らないようnutate（ニューテート，章動）動作をする。章動とは一般にみそすり運動あるいは歳差運動のことであるが，この場合は図4.6のように検出器リングの軸の傾きがX線源の角度と同期して変化することをいう。

X線源の軌道が検出器リングの外側という配置からnutate動作が不可避になるわけだが，検出素子の数や焦点寸法が同じでもS/R方式よりも空間分解能を上げられるという利点をねらったものである（図4.7）。その他の特徴はS/R方式と類似である。現代的な高速スリ

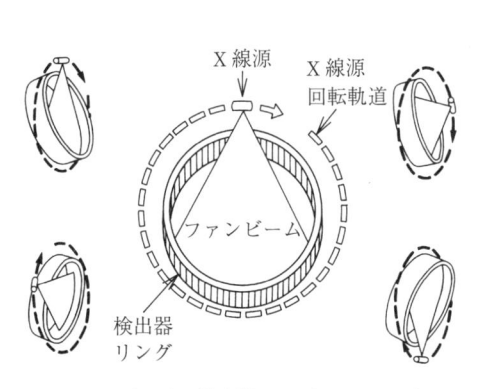

図4.6　N/R形。検出器リングはnutateする

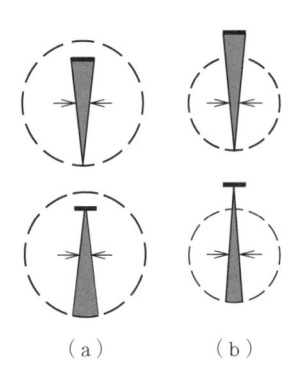

図4.7　(a)はS/R, (b)はN/R。上は焦点寸法によるレイの広がり，下は検出器開口によるレイの広がり

ップリング CT やヘリカルスキャンはこの N/R 形で実現されたものであるが[2)~4)]，N/R 形も S/R 形も第 4 世代は現在は生産されていない。

4.5 電子ビームスキャン

電子ビームスキャンによる CT を EBCT あるいは ECT（electron-beam CT）ともいう。Imatron 社で実用化されたため，単にイマトロンともいう。X 線管を回転させるというものではなく，電子を発生する陰極と X 線を発生する陽極の間の距離を長くとり，その間で電子ビームの加速，偏向，集束をあたかもブラウン管のように行う。図 4.8，図 4.9 のように，円弧状の固定陽極上を電子ビームが高速に掃引していき，発生する X 線をファンビーム状に切り出す。円弧状陽極に対向して円弧状に X 線検出器が配列されている[†]。電子ビーム掃引時間がスキャン時間であり心臓の静止画像が容易に撮れるほどに短く（50～100 ms），心循環系用である。

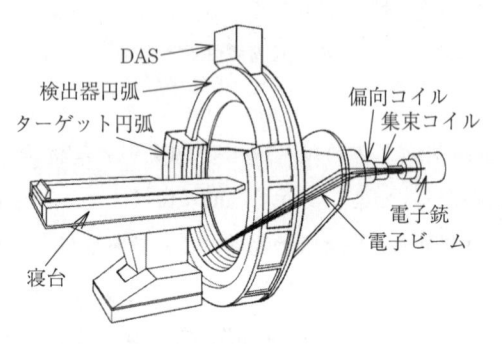

図 4.8 電子ビームスキャン形 CT 外観

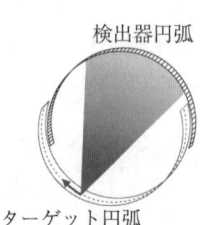

図 4.9 両円弧は同一平面に配置できないので X 線ビームの面は湾曲

ただし，いくつかの画質上の問題がある。検出器と X 線源とは同じ面に位置できないためスライス面は多少傾き，かつやや湾曲する（図 4.9）。これは CT の画像再構成原理を乱しており，しかもハーフスキャンなので特有のアーチファクトが出がちである。また，本質的に固定陽極であるから，電子ビームが高速掃引するといえども小焦点化はターゲット溶融を招くので限度がある。したがって，高精細画像のスキャンにも向かない。検出器固定で線源移動であるから，第 4 世代同様に散乱線に対し適切なコリメーションができない。これらの画質制約から心循環系以外では活躍しにくく，最近は MDCT が心臓に対して成果をあげていることもあり，この方式はほぼ停滞している。

[†] 1980 年代の登場のときすでにターゲット円弧は 4 列，検出器円弧は 2 列（同時 2 スライス）あり，計 8 スライスを寝台移動なしに撮れるようになっていた。これもある意味で MDCT であった。

4.6 高速連続回転方式（高速スリップリング CT）

　CTの回転部と非回転部の間にはX線管へのパワー供給や種々の信号授受のために電気的接続が必要である。ケーブルで接続すると，1回ごとに回転方向を反転してケーブルを巻き戻さなければならない。スキャンとつぎのスキャンの間には数秒の休止時間が発生するし，加減速の制約から1回転の時間も数秒が限界である。これを解決するのがスリップリングである（図 4.10）。

　スリップリング（slip ring）とは回転体と非回転体との間の電気接続のために昔から多様な場面で使われている技術で，ブラシ電極と金属リング間の滑り接触で電気伝導を確保する機構である。ただし，CTに使うには大径化と高速化に伴い，高製作精度，電気接触安定度，ブラシの摩耗対策などで固有の技術開発が必要である。

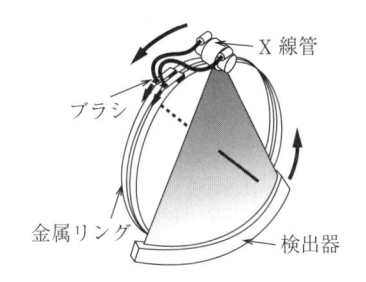

図 4.10 スリップリング機構。高圧スリップリングでX線管に高電圧給電の例

　全回転方式のCTにスリップリングを用いることで，スキャン間休止時間をなくした連続スキャンが可能となり，加減速の衝撃もないことから1回転の時間は1秒以下の高速回転が実現された。このようなCTが高速連続回転CTあるいは高速スリップリングCTであり，ヘリカルCTのプラットフォームである[†]。

　当初は図のように金属リングは固定側で，ブラシは回転側であったが，現在はその逆が一般的である。X線管への電力も，高電圧を高耐圧のスリップリングで供給していたが，現在は低圧大電流をスリップリングで供給し，回転側に高圧発生器を搭載するのが主流である。回転部にあるその他の電気回路への電力供給もスリップリング経由である。

　電気信号もスリップリング経由で伝送可能であるが，すべての電気信号がスリップリング経由というわけではない。R/R方式の場合は，回転側に搭載するDAS（データ収集部）の大量のデータ出力を固定側へ送り出さなければならない。しかし，詳細は略すが原理的に大径のスリップリング経由で広帯域（すなわち高速）通信はできない。特にMDCTの場合データ量は膨大であり高速伝送を要するので，スリップリングではなく光や電波などの非接触手段でデータ伝送を行う。

[†] 日本で開発され，実用化は1985年。それ以前にもスリップリングCTの先例が二つあるが，小径スリップリングであったため盲管状（ベル状）の架台となり，かつ低速であったために開花しなかった。

4.7 ヘリカルスキャン

高速連続回転方式が実現されれば，ヘリカルスキャン（helical scan）は自明である。すなわち，連続回転のスキャンを継続しながら寝台を体軸方向に定速移動させれば，短時間に広範囲をスキャンできる。患者を基点に見れば線源や検出器は螺旋（helical）軌道を描く（図4.11）。スパイラルスキャン，螺旋スキャンともいい，これを行うCTはヘリカルCT，スパイラルCTなどと呼ばれる。特長はつぎの2点に集約される。

- 短時間に広範囲多断面を撮影できるため，造影CTの診断能向上などにつながる。
- 投影データには切れ目がなく，どこを取り出して画像再構成に使うかは任意である。任意に細かいピッチでアキシャル画像を得られるので，体軸方向の空間分解能が向上し三次元画像やMPR（付録A 2.2参照）による診断が実用的になる。

CTは基本としては，スキャン中は被写体を動かさず，スキャン間休止時間のうちに被写体を移動させるものである。この従来形のスキャン法についてヘリカルスキャンと区別して呼ぶ必要が生じている。その場合，従来形のスキャンは，コンベンショナルスキャン（conventional scan），ステップ&シュート（step and shoot）スキャン，あるいは単に非ヘリカルという。

ヘリカルスキャンはCTの基本原理に違反している面があり，そのまま画像再構成したのではアーチファクトが顕著で実用にならない。妥当な画質を得るには特有の工夫がなされているが，それについては8章に記す。

運用上の重要なパラメータがヘリカルピッチ（helical pitch）hp である。シングルスライスCTにおいては

$$hp = \frac{\Delta}{T} \tag{4.1}$$

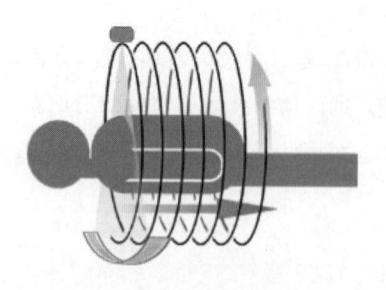

図4.11　ヘリカルスキャン

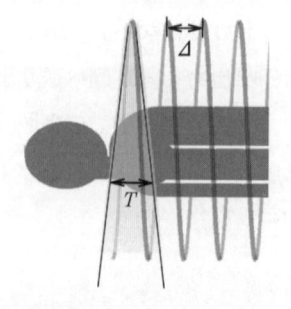

図4.12　ヘリカルピッチ。Δ は1回転当りの寝台送り量。T はコリメーション幅

ここで，図4.12のように，T は回転中心軸での公称の X 線ビーム厚であり，最近ではコリメーション幅と呼ばれる。Δ は1回転当りの寝台送り量である。Δ を大きくすれば短時間に広範囲をスキャンできるが，画質（後出の SSP やアーチファクト）は悪化するので通例は T と同程度，すなわち hp は1前後に選ぶことが多い。

4.8 マルチスライス CT

同時に複数断面をスキャンする方式をマルチスライス CT (multi-slice CT：MSCT) といい[5]，急速に普及中である。図4.13のように検出器がチャネル方向だけでなく z 方向にも多数刻まれ多列化されているという構造上の特徴から，マルチディテクタロー CT (multi detector-row CT：MDCT) ともいう。これに対し，検出器列が z 方向に刻まれていない従来型 CT をシングルスライス CT という。

N 列の MDCT というとき，N は DAS（5.5節，データ収集部）が処理しうる検出器列の数であり，検出器自身の列の刻みの数は N より大きいのが普通である。検出器最小刻みより厚いコリメーション幅でスキャンする場合，DAS は検出器の複数列を束ねてデータ収集するようになっている（図4.14）。

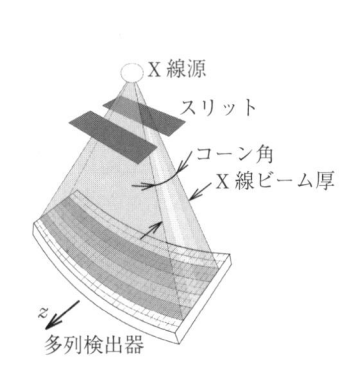

図4.13 MDCT では一つのコーンビームが複数列に仕切られる。4列の MDCT の例

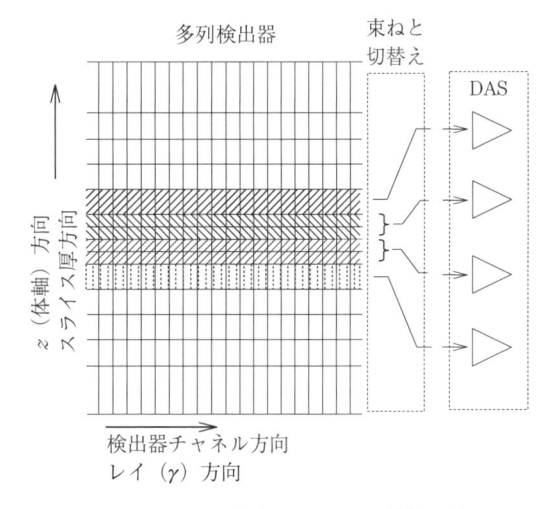

図4.14 MDCT での検出器と DAS の接続。厚いコリメーション幅は複数列束ねてデータ収集

MDCT のねらいは，シングルスライス CT のヘリカルスキャンにおいて Δ を大きくすれば画質が低下する，という高速性と画質とのトレードオフを緩和することにある（図4.15）。列数に比例してこの効果が上がるため，現在では64列を超えた MDCT もある。

ヘリカルピッチの定義は MDCT では2種類になる。

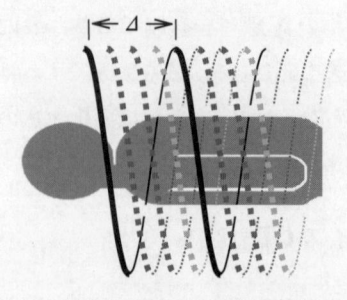

図 4.15 MDCT。1回転の寝台送り量 $\varDelta$ が大きくても体軸方向サンプリングピッチは細かい

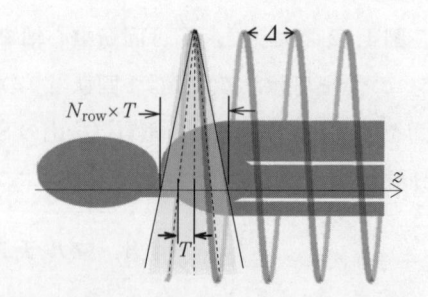

図 4.16 MDCT のヘリカルピッチ。4列の図。T はコリメーション幅。N_{row} はデータ収集の列数

$$\text{ディテクタピッチ} \quad hp = \frac{\varDelta}{T} \tag{4.2}$$

$$\text{ビームピッチ（ピッチファクタ）} \quad hp = \frac{\varDelta}{N_{\mathrm{row}} T} \tag{4.3}$$

T はコリメーション幅（1列当りの公称X線ビーム厚），N_{row} は収集列数，$N_{\mathrm{row}} T$ は X 線ビーム全体の公称の厚さである（図 4.16）。両定義それぞれに利点はあるが，被曝の程度と直感的にリンクするビームピッチが多用される傾向である。すなわち，1より小さい低ビームピッチはオーバーラップした X 線照射を意味し，大きければ間引き気味である。心臓などの特殊なスキャンではごく低ピッチとなるが，一般には1前後のビームピッチで運用される。なお，近年ではビームピッチをピッチファクタと呼ぶ流れにある。

4.9 コーンビーム CT

広義にはコーンビーム X 線を用いた CT の総称であり MDCT もその一つであるが，狭義には検出器列数が極端に多くヘリカルスキャンよりもコンベンショナルスキャンをおもに意図する CT のことをいう。ここでは狭義のコーンビーム CT（cone-beam CT）とする[6],[7]（図 4.17）。このような CT は 2008 年に実用化され，ADCT（area detector CT）とも呼ばれている。

ヘリカルスキャンでは同じ部位を時間的に継続して観察しにくい。コーンビーム CT のおもなねらいは多回転にわたりコンベンショナルスキャンを続けることにより関心体積全体の経時的な変化（例えば，血流動態や心臓）を追跡することである。三次元に加え時間軸ということで四次元 CT と呼ぶ向きもある。

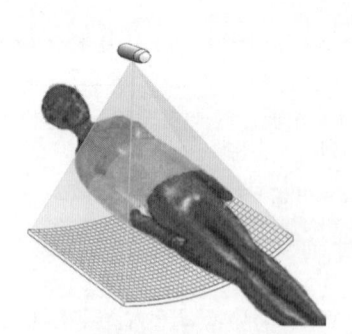

図 4.17 コーンビーム CT

採用される画像再構成法は現在のところフェルドカンプ法であるが，どういう再構成法をとろうともコーン角問題は完全に解消されないため，回転中心面から離れるほどコーン角アーチファクトにより画質は低下する．肺野全体をカバーするほどに大きなコーン角で実用することは困難で，いまのところ z 軸方向の視野範囲は 10 数 cm である．多少のコーン角アーチファクトを覚悟することにはなるが，脳や心臓をカバーするには十分であり，臨床効果が期待されている．

散乱線カット用のコリメータ（5.4.1 項）が通常の R/R 方式と同様の一次元配列だと，投影データに混入する散乱線成分は，検出器列数に比例的に近い割合で増える．散乱線成分の割合が増えれば，アーチファクトおよび画像雑音の両面で影響が顕在化する[2]．これについては，コーンビーム CT でも問題ないレベルとする報告[8],[9]と，問題であるとする報告[10],[11]と両論ある．それと対応して，あるコーンビーム CT は一次元コリメータで実現され，別のコーンビーム CT は列方向の散乱線もカットする二次元コリメータを採用している．

検出器として CT 用検出器ではなく，II（image intensifier）や FPD（flat panel detector）を用いたコーンビーム CT は以前から実用化されている．C アーム形 X 線透視撮影装置の応用として，C アームを半周以上回転してフェルドカンプ法を用いて画像再構成する機能をもつ装置もある．しかし，これらの装置は，一般的 CT の基準からすると問題がいくつかある．それらは主として X 線検出器からくるもので，X 線検出効率が低い，動作速度が遅く毎秒 60 フレーム（60 方向）程度にとどまりスキャン時間は長くなる，散乱線成分が大きい，ダイナミックレンジが狭くオーバーフローによるアーチファクトが発生しやすい，などである．したがって，軟部組織の診断には十分な画質ではなく，一般の CT とは別枠として扱われる．

4.10 多線源方式

図 4.18 のように X 線源を複数もつ CT は，半回転未満でも画像再構成に十分な角度範囲の投影データを得ることができる．例えば，3 線源方式は 1/3 回転で 1 回転分の投影データを取得でき，高速化のコンセプトとして昔から周知であった[1]．しかし，X 線源を複数もつ CT が実用されるようになったのは，ようやく最近のことである．それは 2 線源方式（dual source CT：DSCT）の MDCT であり[12]，二つの線源-検出器ペアはたがいに直

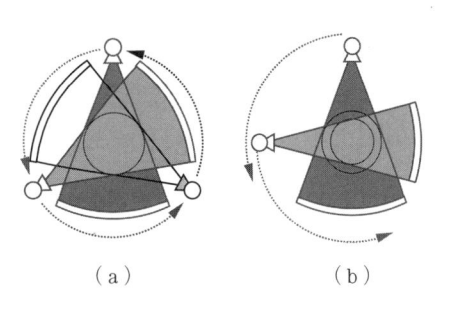

図 4.18 （a）は 3 線源方式（未実現）．（b）は DSCT のハーフスキャン

交配置されている。2線源でも1/3回転近くのスキャンを行えばハーフ再構成に足りるので，3線源方式に対しスピード劣るということはない。列数の多いMDCTはもともと散乱線に対しあまり余裕はなく，2線源同時曝射となると散乱線（cross scatter）がアーチファクトや画像雑音を悪化させる[13]。しかし，MDCTの列数が倍増した程度の影響にとどまるので重大ではないとされている[10]。実装スペースの困難から，現在のDSCTでは一方の視野範囲は50 cm径だが他方は26 cmにとどめられている。

DSCTの背景には，MDCTによる心臓のイメージングが発展してきたことがある。現在は1回転0.3秒程度に達したものの，心臓で高画質を安定的に得るにはさらに高速化が望まれる。しかし，X線管の技術制約などで高速回転には限界が見えており，DSCTはそれに代わる高速化手段である。DSCTで回転中心については1/4回転相当のスキャン時間の画像が得られる（9.1節と9.3節）。

DSCTは二つのX線管を140 kVと80 kVなど異なる管電圧で用いることによりデュアルエネルギースキャン[14]~[17]† も容易である。現在のところ，デュアルエネルギースキャンは類似CT値をもつ組織（例えば，骨と造影血管）の鑑別に利用されようとしている[12]。元来はデュアルエネルギースキャンは定量画像を目標にしていたもので，1970年代には種々試みられた末にあまり成果は上がらなかった。定量画像は画像雑音の問題を解決しないと難しいようであるが[16]，デュアルエネルギースキャンは最近では単一X線源のシステムでも管電圧の高速切り替えなどで実現されており，この先発展していくかどうか興味深い。

---

† 複数種類のX線スペクトルの投影データを得ることで，線質硬化問題を解決したり電子密度の画像や実効原子番号の画像など物理的意味のはっきりした画像（定量画像という）を得ることが原理的には可能となる。

5章　CTの装置構成

　図 5.1 は R/R 方式のシステム構成例である。心臓部である走査機構は回転体上に搭載され，走査機構を含むユニットを架台（gantry）と呼ぶ。ここでは，走査機構の中で重要なものについて概説する。主として現在の R/R 方式を想定し，技術詳細よりも，求められる機能や仕様についてを中心とする。

　なお，各構成部分についての要求仕様や性能指標はシステム設計や補正技術などの詳細によりかなり変わりうるものであり，ここで示す数値は例にすぎない。

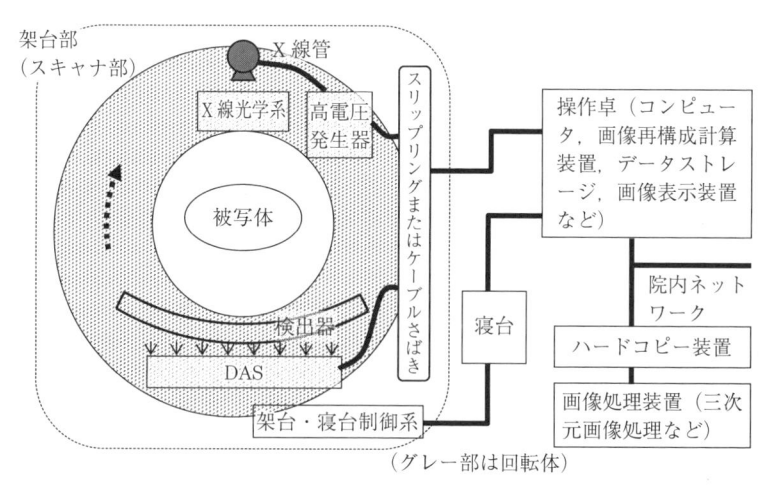

図 5.1　CT のシステム構成の例

5.1　高電圧発生装置

　原理や技術は一般の X 線装置と同様だが，安定化の点で整流形高電圧装置は用いられず，普通は高周波インバータ方式である。高電圧発生装置は従来は架台の外に置かれていたが，最近は小型化して架台の回転部に搭載している場合が多く，これを実現するには見えざる高技術が注ぎ込まれている。

　管電流は数 100 mA-DC で用いるのが普通である。特に低線量スキャンを意図するときには数 10 mA-DC である。管電圧は 120 kV-DC 付近で使用することが普通であり，多くの装置では 80〜140 kV の範囲で数種類の管電圧を選択できるようになっている。このように，一般の X 線撮影装置に比べ，やや高電圧大電力の出力ができるようになっている。管

電圧については，最適値が十分に検討されているわけではないが，この程度の範囲が人体用のCTとして被曝および画像のコントラストと雑音のバランスとして適当であろうということで落ち着いているものである。一方，管電流は，最近の高速スキャンおよび薄いコリメーション幅のトレンドに照らせば，大型患者の場合でも所定の画質を確保するために本来はさらに大電流が望まれる。最近の装置でようやく1000 mAを少し超えた例もあるという程度であり，これは高電圧発生装置の技術制約というよりも，X線管側の能力限界からくるものである。

　出力電流（管電流）は特に安定でなくてもよい。管電流の変動によるX線出力の変動は較正検出器（あるいはリファレンス検出器，図5.5を参照）でモニタされている。管電流が変動してもX線量が変化するだけであり，線質は変化しないので較正検出器出力と被写体を通過したX線を計測する検出器（主検出器）の出力とは比例関係にある。したがって，主検出器出力を較正検出器出力で正規化すれば，管電流変動のない投影データに補正することができる。

　出力電圧（管電圧）は普通のX線装置に比べてより安定となっている。一つには管電圧の変動による線質の変動はCT値変動をきたすからであり，もう一つには管電圧リップルは特有のアーチファクト（縞模様が干渉してできたモアレ状パターン）を産むからである。R/R方式は管電圧リップルに対し寛容であるが，再構成条件によってはこのアーチファクトが現れる。管電圧の変動は較正検出器でも十分に補正はできない。較正検出器の受けるX線の線質は被写体により硬化して主検出器に届くX線の線質とは異なり，較正検出器出力と主検出器出力の正確な比例関係は成立しないからである。これらのことから，R/R方式であっても管電圧のリップルやドリフトは1～2%にとどめる必要がある。

　スキャン中の管電流はほぼ一定に維持するのがCTの基本であるが，最近は管電流を急速に変化させることが普通に行われ，これをdose modulationという（9.2節および10.2節）。特にECGに同期したdose modulationでは心拍の数分の1以下の時間で管電流を急変させる必要がある。CT用のX線管は安定性確保のためにグリッド電極制御はあまり用いられず，フィラメント電流変更によるフィラメント温度（すなわち熱電子放出量）の制御で管電流を定める。フィラメント温度は瞬時に変わらないため，管電流はフィラメント電流の制御に対して応答が遅れる。したがって高速かつ正確な管電流制御には予測制御が必要であり，高電圧発生装置は多少ともインテリジェント化されている。

5.2　X　線　管

　原理的には一般のX線管と同様である。初期のCTは固定陽極のX線管であったが，スキャン時間短縮とともに管電流の増大が要求され，現在では回転陽極形X線管しか使用さ

れていない。その基本技術はX線診断装置用の回転陽極形X線管と同じであるが[1]，陽極熱容量がきわめて大きい，大型かつ高額，などの特徴がある。

表5.1は一部は架空の数値としたがそのような大容量X線管の仕様例であり，主要項目について以下に概説する。

表5.1 CT用X線管仕様の一例

X線形状	扇状，ファン角度50°
曝射方式	連続X線
最大定格	60 kW（大焦点時）
管電圧	80，100，120，140 kV
管電流	10～500 mA
陽極熱容量	7.5 MHU（5.3 MJ）
陽極冷却率	最大1 400 kHU/min（17 kW），実用1 000 kHU/min（12 kW）
陽極直径	7インチ（18 cm）
ターゲット角	7°
陽極回転速度	大焦点時3 000 rpm，小焦点時9 000 rpm
焦点サイズ	小焦点0.9×0.8 mm，大焦点1.6×1.4 mm（公称値）
焦点移動量	前後（z方向）0.3 mm以下，左右0.1 mm以下
耐遠心力	15 G
固有ろ過	1 mmAl当量以上

曝射方式は今日ではほぼすべて連続照射である。R/R方式は当初はパルスX線照射であったが，スキャン時間短縮の過程で当時数msであったパルス間休止時間は無駄時間としてカットされたものである。

管電圧については5.1節を参照されたい。管電流および最大定格（管電圧×管電流）については5.1節で記したようにもう少しほしいところであるが，これらは主として焦点寸法との兼ね合いで制約されるものである。

陽極熱容量は数10秒のヘリカルスキャンの繰返しに耐えるために，陽極冷却率は冷却待ち時間解消のために，それぞれ大きな値となっている†。大容量が必要なのは，元を正せばCTは出力X線錐のごく一部しか利用しないことと，画像雑音抑制のために大量のX線を要するモダリティであることが根源にある。

通常のX線管の回転陽極の冷却率は熱輻射のみに依存しており大幅な向上は難しいが，陽極を直接液冷する特異な構造のCT用回転陽極形X線管も実用化されており，4.8 MHU/minまで達成されている[2],[3]。

陽極直径は一般X線撮影装置用のX線管に比べ格段に大きい。輻射面積を大きくして陽極冷却率を上げる，熱容量確保，焦点軌道半径を大きくして焦点溶融を回避，などのためである。

---

† ここでのHUはHounsfield UnitではなくHeat Unit（X線管への入力の単位）。1 HUは0.71 Jのエネルギー量に相当する。

一般X線撮影装置に比べターゲット角は小さいが、これは焦点溶融回避のためにそうせざるをえない。そして、狭いコーン角範囲のX線錐しか利用しないから小さなターゲット角でも許される。しかし、本格的なコーンビームCTのためにはもう少し大きなターゲット角が適当であろう。

陽極回転速度は大電流化あるいは小焦点化のためにはさらに高速化が望まれるが、回転陽極を支えるベアリング部の耐久性はX線管の一大弱点であり、あまり高速な陽極回転にもしにくい。ベアリングに替えて液体金属による軸受も実用化されているが、問題を十分解決するには至っていない。

単一焦点の場合もあるが、本例では大小2種類の焦点をもっており、高空間分解能や薄いスライスを追求するときは小焦点、そうでなければ大焦点で線量確保、という使い分けをする。小焦点でも一般X線撮影装置に比べずっと大きく、もっと小焦点でありたいが焦点溶融の危険がある。なお、数値は実効焦点の公称寸法であり、個別ばらつきは大きく、実測すれば一般にこれより大きい値となる。

焦点移動はCTではしばしば問題となる。焦点移動は、陽極シャフトをはじめとする機構部品の熱膨張に由来する。焦点移動の結果、例えば検出器面に入るX線ビームの位置がz方向に動くことになる（図5.2）。シングルスライスCTだとすると、検出器の感度はz方向についてまったく均質ではないから、リングアーチファクトを招く。また、MDCTでは検出器の全列に本影を確保するためには焦点移動を見越して上部コリメータの開口を広げることになり、無駄被曝を招く（10.2節）。

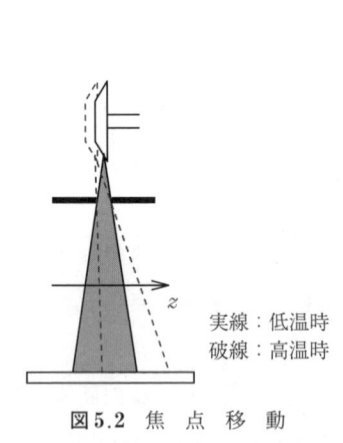

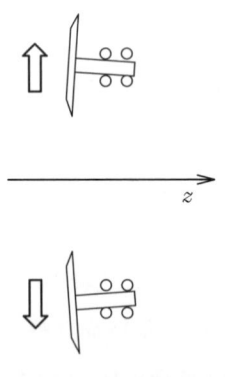

図5.2 焦点移動
実線：低温時
破線：高温時

図5.3 架台回転の遠心力で陽極支持機構に加わる負荷

X線管には架台回転により大きな遠心力がかかる。重たい陽極を支えるベアリング機構には強いこじり力が働き耐久性を損なうことが、架台回転のさらなる高速化を阻む最大要因である（図5.3）。1回転0.4秒のときおよそ15Gであるが、遠心力は回転速度の2乗に比

例するので仮に1回転0.2秒なら60Gとなり，架台回転を短時間化しながら所定線量を確保するためには管電流を上げることを迫られ，そのためには陽極回転を格段に上げなければならない。これもまた機構に対する負荷を大幅に増すことになる。主としてこのようなX線管の技術制約により0.3秒前後の架台回転時間で頭打ちとなっているのが現状である。遠心力問題に対応するために回転陽極の支持を片持ちではなく両持ちとする例もあるが，抜本的問題解決には至っていない。

以上のほかにも，画質確保のために問題を一定レベル以下にしなければいけないファクタがいくつかある。例えば，焦点外X線や焦点の揺れ（wobbling）であるが，割愛する。

以上の基本的に求められる特性に加え，最近は新たな機能をX線管に盛り込む場合がある。その代表が**図5.4**のフライングフォーカス（flying focus）である。カソードからの電子線を電磁的に偏向することにより迅速に焦点位置を交互に切り替えるものである。左右位置を交互に替えればレイの間隔を密にでき，QQ（6.1.4項）の代替もしくは補強となり，アキシャル面内のエイリアスアーチファクトとMTFの改善に寄与する。より意味のあるのは焦点位置をz軸方向に振ることで，MDCTのヘリカルスキャンにおいて体軸（z）方向のサンプリングを一段細かくでき，ヘリカルアーチファクトやSSPなどの画質改善に寄与する[2),4),5)]。フライングフォーカス形のX線管は多くに採用されているわけではないが，採用を検討しているメーカも多いように見受けられる。

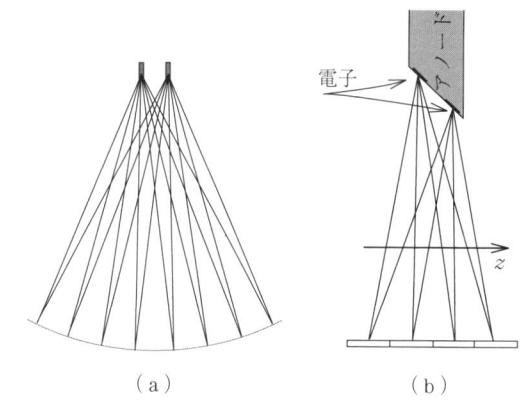

図5.4 フライングフォーカス
（a）レイ間隔を密にする。（b）体軸方向サンプリングを密にする

X線管については少し長めに述べたが，X線管の能力限界がCTの能力はもとよりありかたまで左右している側面が大きいからである。X線の発生方法に一大革新があればCTは飛躍的に進歩できる。例えば，単色X線のCTや，減弱係数ではなくX線の屈折率の画像を得る位相コントラスト[6)]によるCTなどの実現性は線源しだいである。

5.3 X線光学系

X線ビームの形状や線質や線量分布を制御するさまざまな器具の集まりをX線光学系と総称する（図5.5）。

上部コリメータ（上部スリットもしくはprepatient collimator）は，所定の厚さのX線

図5.5 X線光学系

図5.6 ウェッジフィルタの役割

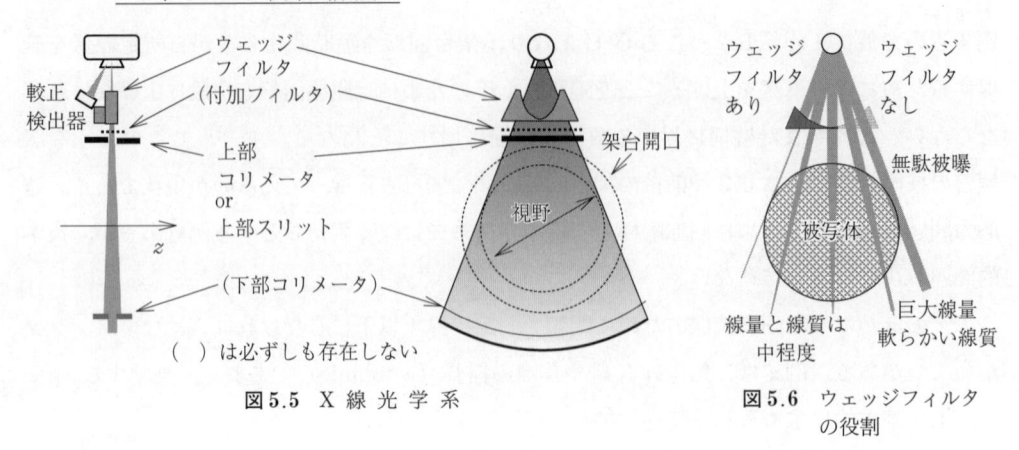

ビームを切り出す。切れのよいX線ビーム形状のためには焦点との距離を極力長くとる。

視野周辺部は一般に被写体による減弱は小さく，これを補償するべく凹レンズ状のウェッジフィルタをもつ。蝶ネクタイを連想させる形状からボウタイ（bow-tie）フィルタともいう。大視野用と小視野用と複数のウェッジフィルタをもつ装置も，単一のウェッジフィルタを全視野共通に使う装置もある。ウェッジフィルタの役割はつぎの三つである（図5.6）。

① 検出器への到達線質を視野内でなるべくそろえることで，線質由来のCT値問題やアーチファクトの緩和をする。

② 無駄な表面被曝を低減する。被写体表面を通過するレイだけが大線量で高品質であっても画質にあまり寄与しないため。

③ 検出系の所要ダイナミックレンジを抑制する。すなわち，被写体によるX線減弱がないときの検出器・DASのオーバーフローを回避する。

ウェッジフィルタの材料は生体組織に比較的近い原子番号であることが線質特性上好ましいと思われるが，実装スペースからは高い減弱係数が求められ，折衷として通例はアルミニウムなどの軽金属が用いられる。

線質を調整するために，金属薄板による付加フィルタがウェッジフィルタのほかに設けられる場合もある[†]。多くの場合，軟X線をカットして被曝を抑制することが目的である。

患者を通過したX線をコリメーションするものが下部コリメータ（post patient collimator）であり，CTでは基本的に（検出器前面の散乱線カット用コリメータ以外には）用いない。しかし，装置によっては，焦点寸法で決まる実力以上に薄いスライスを得るためのコリメータを用いる場合がある。被写体を通過したX線ビームのz方向端部をあえて削り取るものである（図5.5）。

[†] 多くのCTでは被写体への照射X線の実効エネルギーは50 keV程度，少し高めのもので60 keV近いという報告例がある（管電圧120 kVのとき）。前者の場合は付加フィルタはほとんど入っていないと考えられる。

図5.5には，これはX線光学系の一部とはいえないが較正検出器の場所の例も示した。X線管のX線出力変動をモニタできる位置であればどこでも可であるが，通例はウェッジフィルタのごく近傍に配置される。

5.4 X線検出器

X線計測技術はきわめて多様な方法が発展してきている。しかし，CT用としては限られた方法となる。例えば，X線計測器の動作モードには電流モード（検出器出力電流レベルを計測）とフォトンカウントモード（X線フォトンを個々に計数）と2種に大別できる。本来はフォトンカウントモードのほうがフォトンノイズによる信号雑音比の物理限界を多少改善でき，好ましい[7]。さらにはエネルギー弁別形のフォトンカウントができれば多色X線にまつわる画質問題は解消され，CT値の枠を超えた定量画像も視野に入る。しかし現状のCTの画質とスピードを得るには，検出器 $1 mm^2$ 当り毎秒10億フォトンに達する光子フルエンス率（単位面積単位時間当りのフォトン数）に追いつかなければならず，PET・SPECTなどとは何けたも違う計数能力が求められる。フォトンカウント形CTも追求されているが[8),9)]，現状はCTの検出器としては電流モードしかない。

一般のX線計測技術と対比してCT用のX線検出器として特に要求される事項を，二つだけあげればつぎのとおりである。第一に，X線検出効率がきわめて重要である。検出したフォトン数が画像雑音レベルを決定するが，CTは被曝の大きなモダリティであることから，患者を通過したフォトンを漏れなく捕そくすることが求められる。第二に，R/R方式にとってはリングアーチファクト回避のために徹底した安定性と直線性が必要である。これらを満たす技術は多くない。初期のCTはシンチレータでX線-光変換を行い，光電子増倍管で光電変換をしていたが，この方式は安定性，直線性および稠密実装などの理由でもはや現在のCTには用いられない。現在実用されている技術は事実上2種類に限られている。

5.4.1 シンチレータとフォトダイオード

シンチレータでX線→光の変換を行った後，フォトダイオードで光電変換を行う。ほとんどあらゆる方式のCTに適用可能であり，現在のCTの主流である。

図5.7のように，検出器は数10チャネルのブロック単位で作成し，それを円弧状に配列する。R/R方式においては検出器関連のあらゆる誤差がリングアーチファクトを招きうるので，加工には細心の精度が要求される。

適切な厚みによりシンチレータ自体のX線検出効率はほぼ100%にできるが，光クロストークを避けるためにチャネル間に遮光板や反射材などのなんらかの仕切が必要で，この部分は不感帯（デッドスペース）となる。全面積のうち不感帯を除いた有感部面積の割合を幾何効率というが，総合的な検出効率は幾何効率が支配し，シングルスライスCTの場合で

80〜90％である．MDCTにおいてはz方向にも仕切を入れるため，もう少し幾何効率が低下する．

R/R方式の場合，検出器前面に散乱線カット用のコリメータが配備される．高さ20〜30mmの重金属の薄板でできている．検出器上のデッドスペースの真上にまっすぐ焦点に向けて，すなわちコリメータの影が有感部に落ちないように配列される．多列のMDCTでも散乱線を十分にカットするためにはコリメータも検出器同様に二次元アレイとするのが望ましいが，製作精度などの問題で，いまのところは一次元のコリメータである．コーンビームCTの一例では二次元コリメータが採用されている．

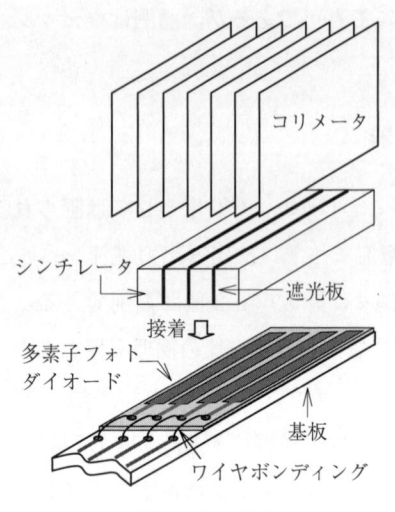

図5.7 検出器構造（R/R方式，シングルスライスCT）

フォトダイオードは，シリコンフォトダイオードが用いられる．その感度（光量当りの電気出力）は，光フォトンの入射電力$1\mu W$当り出力電流は$0.3\mu A$程度と光電子増倍管に比べて何けたも劣り，これはDASを低雑音化することでカバーすることになる．しかし，高密度実装，安定度，ダイナミックレンジ，直線性などの点で決定的に優れている．

一般的なフォトダイオードに比べ，CT用としてはPN接合の空乏層容量による寄生容量C_{sh}が小さく漏えい抵抗R_{sh}が大きくなるように留意して設計製造される．C_{sh}が小さくあるべきなのは，雑音低減の要求からくるものである．**図5.8**は，DASの初段回路とフォトダイオードを合わせた雑音の等価回路図である．理想電流増幅回路に流入する雑音電流i_xは，R_{sh}による熱雑音電流は一般に小さいので無視すると，図からつぎのようになる[†]．

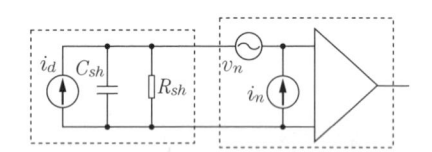

i_d：光起電流，C_{sh}：PN接合の空乏層容量，R_{sh}：漏えい抵抗，v_n：初段の電圧性雑音，i_n：初段の電流性雑音

図5.8 フォトダイオードとDASの初段回路

$$i_x^2 \approx \left(\frac{v_n}{|Z_{sh}|}\right)^2 + i_n^2, \quad Z_{sh}=\frac{R_{sh}}{1+j\omega C_{sh}R_{sh}} \tag{5.1}$$

$$\therefore i_x^2 \approx v_n^2 \omega^2 C_{sh}^2 + i_n^2 \quad \text{at} \quad \omega \gg \frac{1}{C_{sh}R_{sh}} \tag{5.2}$$

実際のところ，検出器・DAS系の回路雑音はi_nよりもC_{sh}とv_nの項が支配的であり，した

[†] ωはv_nの角周波数である．雑音の総量はDASの応答周波数領域でi_x^2を積分して求められる．なお，本書の虚数単位はiで統一しているが，この部分だけ電気工学の記法に従いiは電流記号にあて，jが虚数単位である．

がってほぼ C_{sh} に比例して増える。初段増幅素子として v_n の小さいものを選んでも限度があり C_{sh} はできるだけ小さくする。一方，C_{sh} を極小とするようなフォトダイオードの構造をとると高速応答性が損なわれる面があり，通常の設計としては1素子当りの C_{sh} は数100 pF を許容している。これは回路雑音の一因であり，問題は ω にほぼ比例するので高速スキャンでかつビュー数の多いシステム（毎秒数千ビューなど）では無視できない。

R_{sh} として高抵抗値が望まれるのは，雑音よりもオフセット（暗電流）の安定性からの要求である。DAS 初段回路には有限のオフセット電圧 v_{offset} があるが，これは v_{offset}/R_{sh} の暗電流が流れることを意味する。v_{offset} も R_{sh} も温度依存性が大きく，温度による暗電流ドリフトを小さくするためには R_{sh} を大きくして暗電流自体を抑制しておかなければならない。v_{offset} の程度とシステム設計しだいだが，R_{sh} は少なくとも 100 MΩ 以上とするのが普通であろう。

最近の列数が非常に多い MDCT ではフォトダイオードについて新しいチャレンジがある。基本的な構造としては，各素子からの電気信号は有感部（PN 接合部）の間を通って検出器端部へ取り出される（**図 5.9**）。半導体加工における拡散・蒸着・エッチングなどは片面から行われるものであるから，これらの線もフォトダイオード前面（光の入射側）を通ることになる。列数が増えて信号取出し線の領域確保のため有感面積を削れば，光に対する感度を低下させることになる。この信号取出し線の問題に対する取組みは現在進行中であるが，一例として背面入射形のフォトダイオードがある[10]。

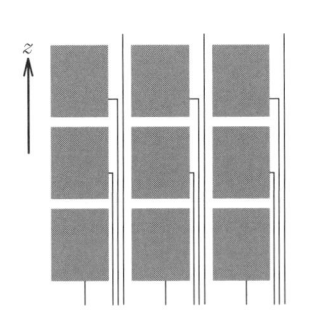

図 5.9 MDCT のフォトダイオード有感面積と信号取出し線

シンチレータは，X 線阻止能が高いこと，光出力が大きいことなどは当然必要である。フォトダイオードの感度スペクトルとの整合性のために，光電子増倍管用のシンチレータに比べ長波長側の発光スペクトルであることも求められる。これらに見合うものとしておもに $CdWO_4$（タングステン酸カドミウム）が使われてきた。

最近は，$CdWO_4$ などの単結晶のシンチレータでなく微粉体を高温高圧下で焼結して作ったセラミックシンチレータがごく普通となっている。セラミックといっても半透明に作られフォトダイオードへ光は十分届く。主として発光量を上げる目的で，CT メーカ各社が独自に開発したものである。基本素材としては現在はガドリニウム系の化合物が主流である。そのようなシンチレータの性能諸元概略を，測定基準の一貫しない断片情報を寄せ集めたものであるが，**表 5.2** に示す。なお，数値データの公表例が乏しいので表に記していないが，感度の温度係数と履歴現象も重要であることを付記しておく。検出器部分の恒温化はできない

表5.2 CT用のシンチレータ

シンチレータ	ρZ^4 $\times 10^6$	出力光量 (a)	出力光量 (b)	ピーク波長[nm]	減衰時間 [μs]	アフタグロー 3 ms後[%]
$CdWO_4$	134	1	1	495	5	<0.1
$Y_{1.34}Gd_{0.6}O_3:(Eu,Pr)_{0.06}$	44	1.5	2.2	610	1 000	5
$Gd_2O_2S:Pr$	103		2.5	510	3	0.02
$Gd_2O_2S:Pr,Ce,F$	103	1.8	1.75	520	2〜4	<0.1
$Gd_2O_2S:Tb(Ce)$	103	1.8		550	600	0.6

$CdWO_4$以外はセラミックシンチレータ。出力光量は$CdWO_4$を1とする相対値。(a)はフォトダイオード出力で評価，(b)はシンチレータ出力フォトン数で評価。

ので，シンチレータの感度の温度係数はリングアーチファクト（7.6節）を招く。履歴現象とは，大量長時間のX線照射のあとではシンチレータ感度が低下する現象である。ひどければアーチファクトを招くため，十分エージングしたものを用いるなどで回避されている。

シンチレータのX線阻止能は実効原子番号Zの4乗と密度ρに比例し，したがってρZ^4が検出効率の指標である。管電圧120 kVで水25 cm通過後の線質として試算すると，Gd_2O_2S系では2 mmの厚さで総フォトン数の97%を捕そくする。表5.2の出力光量は出力フォトン数よりもフォトダイオード出力で見るのが妥当であるが，実際の検出器寸法に作り上げた場合，光の減衰などによりセラミックシンチレータの感度は表の値よりはやや低くなるかもしれない。

シンチレーション光は，X線入力変化に対し時間遅れをもって追従するが，その時定数が表5.2の減衰時間である。これが長いと画像には回転方向に尾を引いた形のボケが発生する。アフタグローはシンチレーション光とは別の微弱なリン光が長時間継続する現象であり，画像においてはボケというよりもアーチファクトにつながる。CT用のセラミックシンチレータとして最初に実用化されたYGdOの場合は表のように減衰時間とアフタグロー特性は芳しくないが，補正は可能である[11]。しかし，交互のビューで異種のデータを収集するスキャン方式（例えば，フライングフォーカスや管電圧を高速にスイッチングするタイプのデュアルエネルギースキャン）への展開はできない。したがって，YGdOは新素材で置き換えられ始めている。

セラミックシンチレータが主流になっている背景としてMDCTも大きな要因である。MDCTではシンチレータを細かく刻んで二次元的に配列しなければならない。単結晶では一般にへき開による加工性の問題があり，$CdWO_4$のへき開性は顕著である。セラミックシンチレータにはへき開の問題はないので，ワイヤソーなどで比較的容易に切削できる。

5.4.2 Xeガス検出器

Xeガス検出器とは多チャネルの電離箱である[12]。構造上ほぼR/R方式専用といってよく，R/R方式は登場時期にはすべてこれを用いていた。現在でも普及機クラスのCTには

用いられている。

図 5.10 のように，高圧ガス容器内に信号用と高電圧印加用と2種の電極板を交互に並べ，高電圧電極板には数 100 V の電圧をかける。二つの高電圧電極板に挟まれた部屋が一つの検出素子（チャネル）に相当する。耐圧容器には希ガスの中でも比較的 X 線減弱係数の高い Xe ガスが高圧（数十気圧）で封入されており，容器の深さは数 cm である。X 線フォトンが衝突することにより，Xe ガスはイオンと電子に電離する。イオンおよび電子は電界により両電極板に集められ，信号電極板から信号電流を取り出せる。

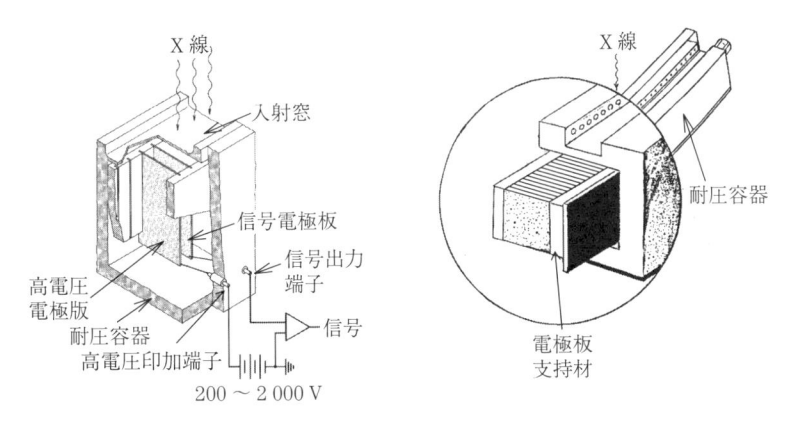

図 5.10 Xe ガス検出器

感度（単位放射線入力に対する電気出力量）は，$CdWO_4$ ＋フォトダイオードの場合に比べ 5 倍前後とかなり高い。Xe ガスは全素子に共通に行き渡っていることもあり素子間の特性ばらつきは小さいこと，および電極板構造がそれ自身で散乱線カットのコリメータとして機能していること，などは R/R 方式に特に向いた利点である。

しかし X 線検出効率はつぎのような要因でシンチレータに比べて劣る。耐圧容器であるから入射窓はあまり薄くできず，入射窓による若干の X 線減弱がある。かなりの X 線フォトンは Xe ガスと干渉しないまま素通りしてしまう。また，電極板をあまり薄くすると振動による雑音（マイクロフォニック雑音）を生じるので，電極板によるデッドスペースも十分小さくはできない。これらを総合して，公表はされないが通常運用の線質で検出効率は 60% 前後と推定される。ほかにも，イオンの移動速度による応答速度限界[12]は現在の高速スキャンにはぎりぎりのレベルと思われること，MDCT の二次元検出器には構造上向かないこと，などがあり，Xe 検出器を使用する装置が減少している。

5.5 データ収集システム

検出器出力をディジタル化してコンピュータシステムに送り込むユニットを，データ収集システムあるいは DAS（data acquisition system）という。X 線検出素子の出力電流を必要

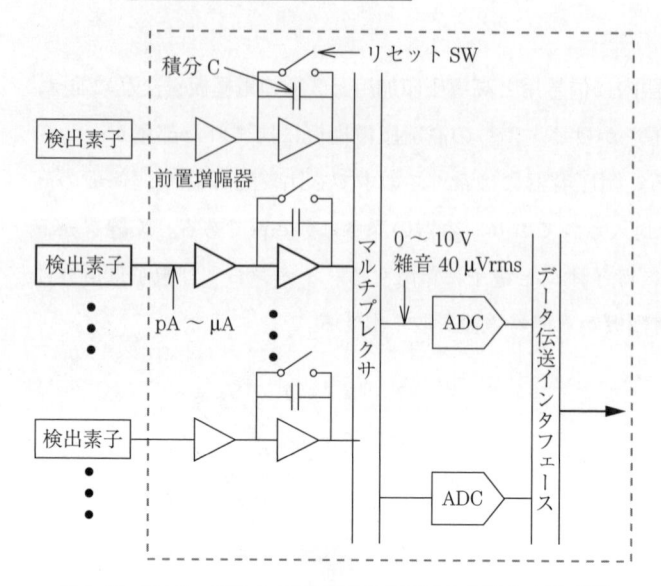

図5.11 DAS。少数のADCで全検出素子を分担する構成例

に応じて増幅し，サンプリング期間（1ビューの時間）について積分し，たまった電荷量をA-D変換しディジタルデータとして送り出すものである。DASに実用されている回路形式はさまざまで，**図5.11**の構成は一例にすぎない。具体回路よりも求められる性能のほうが重要であろう。それはおもにつぎのとおりである。

① サンプリング期間内に全検出素子の出力をA-D変換する高速性。サンプリング期間は最近のR/R方式では0.2～1 ms，検出素子数はシングルスライスで1 000チャネル近く，MDCTはその列数倍。

② 検出器・DAS系の回路雑音と量子化誤差[†1]はフォトンノイズより十分低いレベルでなければならない（6.2.1項）。

③ 被写体による減弱がない場合でも簡単にオーバーフローしない広いダイナミックレンジをもつ。

④ 非直線性は（例えば）±0.03%程度を大きく超えないこと[†2]。

⑤ 感度は各チャネルばらばらでもよいが（3.11節），感度ドリフトはやはり±0.03%程度を大きく超えないこと。

⑥ オフセット（X線を照射しないときの検出器・DAS出力，スキャン直前に計測される）もスキャン中にドリフトしてはならない。許容量目安はオフセットドリフト÷平均信号レベルでやはり±0.03%前後。

上記①～③はどのような形式のCTでも当然の要求事項である。①は高速化すなわち回路動作の広帯域化の要求であり必然的に回路雑音は増えるので，②の低雑音化の要求とは背反する。この問題はまだ完全には解決されていない。通常の条件では画像雑音はフォト

[†1] A-D変換の量子化誤差は最大で±1/2 LSB (least significant bit)，雑音としての実効値（あるいは標準偏差）σ_{AD} は $1/\sqrt{12}$ LSBである。回路雑音の実効値を σ_C LSBとすると両者の合計の実効値は $\sqrt{\sigma_{AD}^2 + \sigma_C^2}$。通常は $\sigma_{AD} < \sigma_C$。

[†2] 非直線性の定義にはいくつかあるが，ここでは0.03%とは，例えばある線量で出力が10 000 LSBの出力なら線量が2.000 0倍のとき20 000±6 LSBであること。

ンノイズで支配され画像に回路雑音の影響が観測されることはないが，悪条件では回路雑音が顔を出す（6.2.1項）。

A-D変換に関しては，分解能という観点では14ビット程度のA-D変換器で足りるが，③のダイナミックレンジについては概算で20ビット前後が望まれる（5.6節）。

上記④～⑥はリングアーチファクトを起こさないためにというR/R方式固有の要求仕様である。検出器にも同様の特性が求められるが，DASは検出器の精度管理にも用いられるため，つねに検出器と同等以上の精度が求められる。±0.03%という許容レベルの値は仮の値として示したもので，状況しだいで緩められる。例えば，低線量で雑音が支配する画像では少々のリングアーチファクトは目立たない。また，リング補正技術が十分に高度であれば許容レベルは緩めることができる。しかし，それでも±0.1%程度が限界であろう。一見して至難というほどの値ではないが，限られた実装スペースで全チャネルについて安定的にこの性能を確保するのは容易とはいえない。

5.6 X線計測系の具体的な数値例

画像雑音などの画質問題やCTの性能限界あるいはシステム設計などを検討するときには，フォトン数や検出器・DASの動作信号レベルなどの諸元について具体的な数値例が有用であろう。

つぎのようなシステムを考える。焦点-回転中心の距離 R_F [mm]，最大視野直径を FOV_{max} [mm]，検出器素子数（チャネル数，レイ数）を N_{ch}，コリメーション幅を T [mm]，1回転のビュー数を M_{view}，1回転の時間を t_{rot} [s] とする。

視野中央サンプリングピッチ Δt と検出器1素子当りの立体角 ω_d [sr] およびサンプリング時間 Δs は

$$\Delta t = R_F \frac{1}{N_{ch}} 2\sin^{-1}\left(\frac{FOV_{max}/2}{R_F}\right) \tag{5.3}$$

$$\omega_d = \frac{\Delta t \cdot T}{R_F^2} \tag{5.4}$$

$$\Delta s = \frac{t_{rot}}{M_{view}} \tag{5.5}$$

検出フォトン数関連の試算には本来X線スペクトルと線質硬化まで考えなければならないが，ここは概算だけのためエネルギー E [eV] の単色X線とし，被写体へ照射されるX線フォトン数は管電流1A当り単位立体角 [sr] 当り1秒当りで N_0 [個/(A・sr・s)] とする。被写体の厚さを L [mm]，X線減弱係数を μ [mm^{-1}]，管電流を A [A]，検出器の検出効率を η として，検出器1素子で1サンプル当り検出されるフォトン数 N_d は

$$N_d = \eta \cdot A \cdot N_0 \cdot \omega_d \cdot \Delta s \cdot \exp(-\mu L) \tag{5.6}$$

N_d は平均値（期待値）であり，本来 $\overline{N_d}$ などとしたほうが正しいが，ここでは記法を簡単にする．これに付随するフォトンノイズ（6.2.1項）の標準偏差 N_{pn} は

$$N_{pn} = \sqrt{N_d} \tag{5.7}$$

検出素子の W 値を W_d [eV] とし（W 値とは，1電子正孔対を出力として得るために必要な入射X線エネルギーである），素電荷を e [C] として，検出素子の出力電流 i_d [A] および1サンプル当りの出力電荷 q_d [C] は

$$q_d = e \cdot E \cdot N_d \frac{1}{W_d} \tag{5.8}$$

$$i_d = \frac{q_d}{\Delta s} \tag{5.9}$$

一方，フォトンノイズによる出力電荷と出力電流の標準偏差は

$$q_{pn} = e \cdot E \cdot N_{pn} \frac{1}{W_d} \tag{5.10}$$

$$i_{pn} = \frac{q_{pn}}{\Delta s} \tag{5.11}$$

つぎのような条件を具体的な数値として入れると，**表5.3**のような結果を得る．

表5.3 典型的な R/R 形 CT でのフォトン数，信号レベル，フォトンノイズのオーダ概算例

コリメーション幅	$T=10$ mm			$T=0.5$ mm		
水の厚さ L [mm]	0	250	500	0	250	500
検出フォトン数 N_d [個]	8.0 E 6	69 000	600	400 000	3 500	30
出力電荷 q_d [C]	9.6 E-10	8.3 E-12	7.2 E-14	4.8 E-11	4.2 E-13	3.6 E-15
出力電流 i_d [A]	8.6 E-7	7.5 E-9	6.5 E-11	4.3 E-8	3.7 E-10	3.2 E-12
フォトンノイズ N_{pn} [個]	2 800	260	24	630	59	5.5
同上，電荷換算 q_{pn} [C]	3.4 E-13	3.2 E-14	2.9 E-15	7.6 E-14	7.1 E-15	6.6 E-16
同上，電流換算 i_{pn} [A]	3.1 E-10	2.8 E-11	2.6 E-12	6.8 E-11	6.4 E-12	5.9 E-13

検出素子1個1サンプル当り．E○とは10の○乗の意味．管電圧 120 kV，管電流 300 mA．その他条件は本文参照．

X線管は，120 kV で管電流1A当り1sr当り毎秒 5.0×10^{15} 個のX線フォトンを発生し，中央のパスではウェッジフィルタの最薄部の厚さや付加フィルタなどで 2.0×10^{15} 個まで落ちるとし，これを N_0 とする．なお，これは用いるX線管やフィルタにより数倍変わってしまう仮定である．

$R_F=600$ mm，$FOV_{\max}=500$ mm，$N_{ch}=896$，$M_{\text{view}}=900$，$t_{\text{rot}}=0.5$ s，$A=0.3$ A とする．比較的典型といえる値である．T は薄い場合と厚い場合の両極端の 0.5 mm および 10 mm を想定する．

被写体は水とし，L は 0 mm，250 mm，500 mm とする．E は 120 kV で水 250 mm 通過時の平均エネルギーからほど遠くない値として 75 keV とする．μ は 75 keV の水の値 0.019 mm^{-1} を想定する．

$W_d = 100\,\mathrm{eV}$ とする。セラミックシンチレータとフォトダイオードではこれより少し小さく，$CdWO_4$ とフォトダイオードではこれより少し大きいであろう。検出効率 η は，MDCT の場合の幾何効率の推定として 0.75 とする。

表 5.3 は検出器・DAS 系が正常に性能を発揮すべき動作範囲を示しているが，ここで DAS のビット数について考察してみる。最低限の要件として量子化誤差はつねにフォトンノイズより小さいことが要求される。例えば，フォトンノイズの標準偏差に対して 1 LSB を割り当てるとすると，必要な分解能（A-D 変換のビット数）は $N_d \div N_{pn}$（あるいは $q_d \div q_{pn}$, $i_d \div i_{pn}$）の値が目安になり，最も厳しいケース（$T = 10\,\mathrm{mm}$, $L = 0\,\mathrm{mm}$）では $2^{11.5}$ である。すなわちフォトンノイズによる信号雑音比限界を達成するためには 12 ビット程度以上の分解能が必要となる。実際には非直線性の問題も考慮すると 14 ビット程度がおそらく必要であるが，この程度の A-D 変換技術は特に問題はない。一方，オーバーフロー回避のために必要なダイナミックレンジは，もし DAS の感度係数を条件にかかわらず固定するならば（最大の信号レベル）÷（最小のフォトンノイズレベル）＝（$T = 10\,\mathrm{mm}$, $L = 0\,\mathrm{mm}$ の N_d）÷（$T = 0.5\,\mathrm{mm}$, $L = 500\,\mathrm{mm}$ のときの N_{pn}）の $2^{20.5}$ が目安で，すなわち 20 ビット以上が望まれる。この要求を緩和するために，T や L によってあるいは信号レベルに応じて A-D 変換の感度係数を自動切替えすることになる。

以上は量子化誤差を基本に議論した。実際には検出器・DAS の雑音としては量子化誤差以外の回路雑音が普通は支配的である†。したがって，要求されるのは回路雑音がフォトンノイズよりも小さいことであり，量子化誤差はそれよりさらに小さいことが要求される。よって状況は上記のビット数試算より厳しくなる。すなわち，ダイナミックレンジと回路雑音との両立には余裕がなくなり，極端な条件ではオーバーフローまたは回路雑音の顕在化のどちらかが起こる場合がある。

少し脇道となるが，CT 画像の 1 枚を作るのにどの程度のフォトン数が寄与しているか一考する。簡単のために全レイ全ビューとも同程度のフォトン数だとすると，$M_{\mathrm{view}} \times N_{ch} \times N_d$ で与えられる。それは表 5.3 の水 250 mm の場合に基づくと $5.6 \times 10^{10} \sim 2.8 \times 10^9$ である。諸々の条件で変わるが，CT の 1 画像はおおむね 10^{10} 個程度のフォトンの情報でできていると見なしてよい。これに対し，同じように投影データから断層像を再構成する PET/SPECT では 1 画像当りおおむね 10^6 個程度の検出フォトン数といわれている。CT は大量のフォトンを必要とするモダリティであることがわかる。あとの章で見るように画像雑音と空間分解能は二律背反のトレードオフ関係にあるが，現在の画像雑音で現在の空間分解能を得るにはこの程度のフォトン数による情報量が必要なのである。

---

† 52 ページの脚注 †1 参照。

6章　画質性能の原理，因子と評価

ここではコンベンショナルスキャンの画質性能の原理的側面を記す。ヘリカルスキャンの画質（特に画像雑音と SSP）は特有の画像再構成法とは切り離せないので 8 章で記すが，コンベンショナルスキャンの画質に対し若干の複雑さが上乗せされるだけで本質は同じである。まずはコンベンショナルスキャンの画質を理解しなければならない。

個々の性能指標と計測法について述べるが，つぎのようなことに留意されたい。それぞれにまたがる共通因子があり，各指標は独立でなく，一部はたがいに代償関係にある。ほとんどの画質指標は場所依存であり，通常の回転中心付近での測定は全域を代表しない。その他種々のピットフォールがありうるが，特に，画質指標や計測法の多くは解析的再構成法の線形性が前提であり，非線形処理などで線形性が担保されない画像にはそのまま適用できない。

6.1　MTF と空間分解能

MTF（modulation transfer function）とはシステムの空間周波数応答であり[1]，空間分解能とは目で見てどこまで詳細構造を識別できるかという官能試験の指標である。両者は密接にかかわっているが，別のものである。官能試験の性能を理論的にとらえることは困難だが，MTF ならそれは可能なので MTF をおもに述べる。

6.1.1　MTF の挙動と因子

MTF は画像再構成処理の周波数応答とスキャナ系の周波数応答の積として表現できる。前者を定めるのはレイのピッチ（**図 6.1**）と再構成関数などである†。後者は X 線管焦点幅，検出器開口幅およびサンプリング中のレイの動きで決定される。それぞれについて解説した後，トータルの MTF について記す。

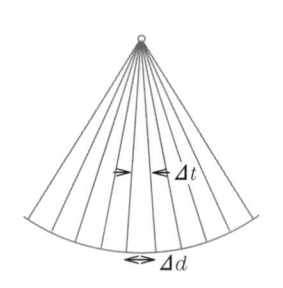

図 6.1　レイピッチと検出器ピッチ

（1）画像再構成の周波数応答　画像再構成において再構成関数（フィルタ関数あるいはコンボリューション関数）の周波数応答 $H(f)$ を $|f|$ とすれば完全な画像を得るのであった（3.5 節，3.6 節）。完全な画像とは再構成処理の周波数応答が全周波数にわたり 1 であることを意味する。したがって，$H(f)$ において $|f|$ に対する修飾があればそれがそのまま再構成処理の MTF である。

---

† 画素寸法をあげていないが，CT の画像再構成では画素を広がりのない点として扱うのが基本で，原理的に画素寸法は MTF の関係因子とはならない。ただし，特殊な設計で画素寸法が MTF（および画像雑音）に影響するようになっている CT も存在する。画素の広がりでなく画素ピッチならば折返しによりつねに関係因子であるが，MTF は画素ピッチが影響しない条件で測定・議論するのが通例であり，本書もそれにならう。

これを $\mathrm{MTF}_{\mathrm{alg}}$ と書くことにする（alg は algorithm の略）。その一般文献上の扱いは次式であり，原理的理解にはこれで足りる。

$$\mathrm{MTF}_{\mathrm{alg}}(f) = \frac{H(f)}{|f|} \tag{6.1}$$

しかし上式のままでは実際の装置を論じることはできない。例えば，$H(f)$ はナイキスト周波数 $\pm f_N = \pm 1/2\Delta t$ の範囲でだけ有値なのにもかかわらず MTF にはナイキスト周波数を超えた成分が観測されるし（図6.2），ナイキスト周波数内でも上式では説明できない結果を得るであろう。それは実際の再構成計算では $H(f)$ 以外のフィルタリング要素も存在しているからである。具体的には逆投影の補間処理である。し

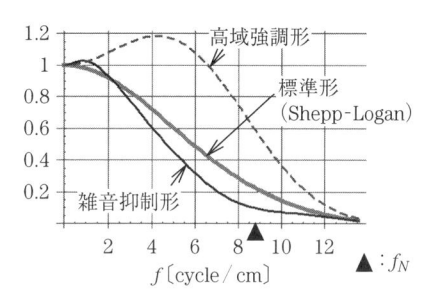

図6.2 $\mathrm{MTF}_{\mathrm{alg}}$ の 例

たがって，実際のことを論じるには補間の周波数応答まで考慮した $G(f)$ を $H(f)$ に代えて用いる（3.10節）。

$$\mathrm{MTF}_{\mathrm{alg}}(f) = \frac{G(f)}{|f|} \tag{6.2}$$

MTF については正周波数だけ考えればよく，さらに補間は直線補間であるとすると

$$\mathrm{MTF}_{\mathrm{alg}}(f) \approx \frac{1}{|f|}\{H(f) + H(f - 2f_N)\}L(f), \quad L(f) = \left(\frac{\sin(\pi f \Delta t)}{\pi f \Delta t}\right)^2 \tag{6.3}$$

レイピッチ Δt は上式において $L(f)$ の項に露わであるが，ナイキスト周波数を決定しているので $H(f)$ の帯域幅にも直接的に影響している。Δt はもちろん小さいほどよく，R/R方式では検出器配列のピッチと線源からの距離で決まる（図6.1）。Δt の場所依存は1回転のフルスキャンであれば平均化効果で線源側と検出器側と区別はなくなり，通常は回転中心付近の値で代表してさしつかえない。その値は今日の典型的な装置では 0.5～0.6 mm である。

（2）焦点幅による周波数応答と検出器開口幅による周波数応答　ボケを回避するにはレイの幅は無限小であるべきだが，レイは図6.3のように，焦点の幅 w_F により w'_F の広がり幅をもち，検出器の開口幅 w_D によって広がり幅 w'_D をもつ。回転中心から焦点へ r の距離では

$$w'_F = w_F \frac{R_D + r}{R_F + R_D} \tag{6.4}$$

$$w'_D = w_D \frac{R_F - r}{R_F + R_D} \tag{6.5}$$

焦点幅 w_F の中で X 線が均一に発生するとすれば，焦点幅による X 線ビームの t 方向プロファイルは，幅 w'_F の矩形関数であり，これをつぎのように書くことにする。

$$B_F(t) = \Pi\left(\frac{t}{w'_F}\right) \tag{6.6}$$

この周波数伝達関数が焦点幅による MTF であり，これを $\mathrm{MTF_F}$ と書くことにする（F は focus）。$\mathrm{MTF_F}$ は $B_F(t)$ をフーリエ変換して $f=0$ の値で正規化すれば得られ，矩形関数のフーリエ変換はよく知られているように sinc 関数（付録の式

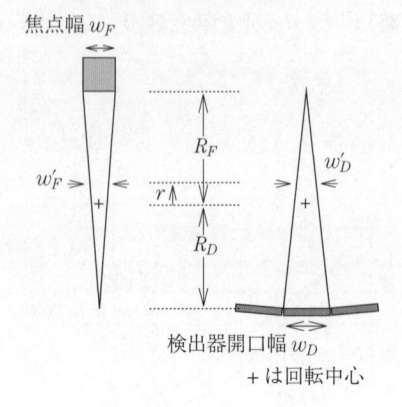

図 6.3 焦点によるレイの幅と検出器開口によるレイの幅

（A 1.11）参照）であるから次式である。なお，MTF は定義上は絶対値化すべきだが，以下しばらく絶対値記号は省略して記す。

$$\mathrm{MTF_F}(f) = \frac{\mathscr{F}[B_F(t)]}{(\mathscr{F}[B_F(t)])|_{f=0}} = \frac{\sin(\pi f w'_F)}{\pi f w'_F} \tag{6.7}$$

検出器も開口幅の範囲で均一感度とすると，同様に検出器開口による X 線ビームの t 方向プロファイルとその MTF は

$$B_D(t) = \Pi\left(\frac{t}{w'_D}\right) \tag{6.8}$$

$$\mathrm{MTF_D}(f) = \frac{\sin(\pi f w'_D)}{\pi f w'_D} \tag{6.9}$$

レイ 1 本を形成する X 線ビームの t 方向プロファイル $B(t)$ は両者のボケの畳込み（コンボリューション）であり，両者が矩形なら台形関数となる。

$$B(t) = B_F(t) * B_D(t) \tag{6.10}$$

そして $B(t)$ のフーリエ変換を $f=0$ の値で正規化したものは ATF（aperture transfer function）と呼ばれる[2]。

$$\mathrm{ATF}(f) = \mathrm{MTF_F}(f) \times \mathrm{MTF_D}(f) \tag{6.11}$$

ATF は，サンプリングされて離散的な投影データになる前の X 線計測系の周波数応答を意味している。ATF は r に依存しているが，やはりこれも 1 回転フルスキャンであれば画像には検出器に近い側とか焦点に近い側などの区別はなくなり，平均としてみれば回転中心での状況と大差なくなる。よって，通常は回転中心の値を用いる。

なお，回転中心からある程度離れた場所は焦点を斜めから見ることになる（**図 6.4**）。X 線管のターゲット角は小さいので，実質的焦点幅は大きくなる。すなわち，焦点による X 線ビームプロファイルは w'_F より広がった台形となり，$B_F(t)$ はこの台形関数で代替するこ

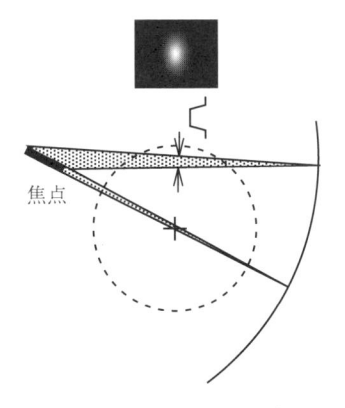

図 6.4 視野辺縁では焦点幅は大，ボケは半径方向

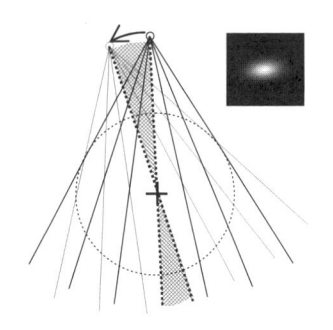

図 6.5 サンプリング中のレイ移動。ボケは回転方向

とになる。この効果は視野辺縁において半径方向の MTF の顕著な低下となって現れるが，回転方向については影響しない。

（3） サンプリング中のレイの動きによる周波数応答　X 線計測中にレイが移動をすると，移動量だけのボケを移動方向にもたらす（図 6.5）。R/R 方式で線源回動角度 $\varDelta\theta_S$ ごとにデータ収集し，連続 X 線であるとする。1 ビューの収集中のレイの移動量（レイ方向と直交，t 方向）は回転中心からの距離 r に比例し，$r\varDelta\theta_S$ である。この動きにより回転中心軸から離れるほど回転方向の MTF 低下がもたらされる。それを $\mathrm{MTF_M}$（M は motion）と書けば，次式である。

$$\mathrm{MTF_M}(f) = \frac{\sin(\pi f r \varDelta\theta_S)}{\pi f r \varDelta\theta_S} \tag{6.12}$$

（4） 総合の MTF　以上から，回転中心付近では

$$\mathrm{MTF}(f) = \mathrm{MTF_{alg}}(f) \cdot \mathrm{ATF}(f) \tag{6.13}$$

回転中心から離れた場所では，半径方向については焦点を斜めに見る効果も ATF に入れれば上式と同じ式であり，回転方向については次式である。

$$\mathrm{MTF}(f) = \mathrm{MTF_{alg}}(f) \cdot \mathrm{ATF}(f) \cdot \mathrm{MTF_M}(f) \tag{6.14}$$

以上は，R/R 方式の 1 回転フルスキャンとファンビーム直接法による再構成の場合である[†]。他の場合の $\mathrm{MTF_{alg}}$ は複雑で，平行ビーム法による再構成では回転中心から離れると著しく低下し，ハーフ再構成では画像の線源軌道側と検出器軌道側とで顕著に異なる。

実機の値ではないが，現実からそう遠くないと思われる数値を仮定して MTF を試算した例を図 6.6 に示す。

[†] 以上の MTF の議論では，ATF や $\mathrm{MTF_M}$ のエイリアス（折返し）を不問に付している。R/R 方式でも 1 回転フルスキャンならば QQ 配置によりエイリアスはほぼ消失するため（7.1.1 項），話を最初から単純化したものである。また，R/R 方式以外では元来エイリアスの影響は小さい。

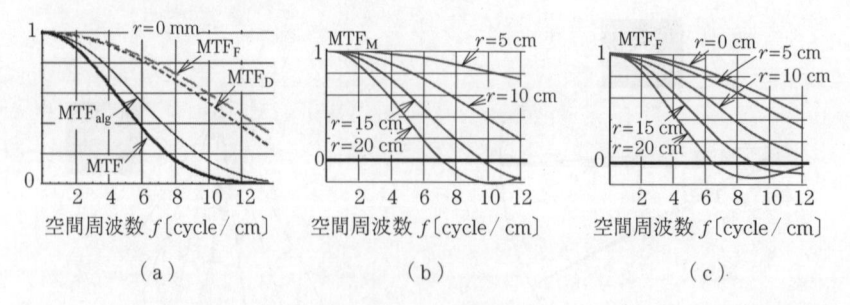

図 6.6 MTF 諸因子例。(a)は回転中心での各要素とトータル。(b), (c)はそれぞれ回転方向と半径方向の MTF 低下ファクタ。焦点は 1.2 mm×1.2 mm, ターゲット角 7°。検出器開口は 1.03 mm。R_F=600 mm, R_D=470 mm。1 回転当り 900 ビュー。再構成関数は Shepp-Logan, 直線補間

6.1.2 MTF の計測

なんらかの理想被写体を画像化することで画像システムのボケを計測でき, ボケのフーリエ変換で MTF が得られる。ブロックのシャープエッジを計測する ERF 法あるいは ESF 法 (edge response function, edge spread function)[3),4)], 線状被写体を計測する LSF 法 (line spread function), 点状被写体を計測する PSF 法 (point spread function) などがある。CT においては当初は ESF 法が用いられていたがデータ処理がやや面倒で, 近年はより簡便な PSF 法が普通となっている[†]。ここでは PSF 法について概説する。

PSF 法ではスライス面に直交した細いワイヤをスキャンして画像化する。ワイヤはその装置の空間分解能よりも十分細い, 例えば直径 0.1〜0.2 mm の金属線を用いる。そして, 画素ピッチが影響しないように, 例えば 512×512 の画像マトリクスで 50 mm などの小視野で再構成する (これを拡大再構成という)。得た画像が $PSF(x, y)$ そのものである (図 6.7)。

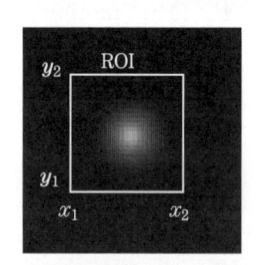

図 6.7 PSF

PSF は場所依存でありかつ方向依存 (回転方向, 半径方向) であるから, 測定場所は重要である。通例は回転中心に近い場所に設定されている。金属ワイヤという人体組成とはまったく異なる高減弱体を用いるのは, 画像雑音が問題とならないような高コントラストを得るためである。金属ワイヤの背景として空気ではなく水を用いる場合もあるが, 水は小径でなくてはならない。大径の水ファントムであっては画像雑音が増大し PSF を汚染するからである。

PSF から MTF を得るにはつぎのとおりである。PSF の裾野まで十分カバーするような

[†] 画質指標を臨床での実使用時とまったく異なる条件で計測するのは一般に好ましくないが, 特に PSF 法が拡大再構成を前提とする点はしばしば臨床の画質特性を見誤ることに結びつく。第一に画像処理の影響 (一般に画素寸法依存) を見る場合には不適である。第二に再構成視野寸法 (画素寸法) に依存して MTF が変わる CT も多数存在する。これらは ESF 法では問題とはならない。

ROI（region of interest，関心領域）を設定する．裾野が 0 HU になるようにバイアス補正したものを新たな PSF とする[†1]．ROI 内で縦方向あるいは横方向に画素値を積算（積分）する．これは横方向あるいは縦方向の LSF に換算するということである．そして，それをフーリエ変換し，直流応答で正規化すれば横方向あるいは縦方向の MTF を得る．

$$\text{LSF}(x) = \sum_{y=y_1}^{y_2} \text{PSF}(x,y), \quad \text{LSF}(y) = \sum_{x=x_1}^{x_2} \text{PSF}(x,y) \tag{6.15}$$

$$\text{MTF}(u) = \frac{|\mathscr{F}[\text{LSF}(x)]|}{|\mathscr{F}[\text{LSF}(x)]||_{u=0}}, \quad \text{MTF}(v) = \frac{|\mathscr{F}[\text{LSF}(y)]|}{|\mathscr{F}[\text{LSF}(y)]||_{v=0}} \tag{6.16}$$

ここで，x（横）方向と y（縦）方向およびその空間周波数成分 u と v を用いているが，画素ピッチを十分細かくして評価しているから画素配列の方向は意味をもたないので，この MTF は縦方向，横方向というよりもワイヤを置いた位置に応じて回転方向，半径方向などと解釈すべきものである．

6.1.3　空間分解能とその計測

一般的な測定ファントムでは，図 6.8 のようにアクリル樹脂などの中に空気の穴（直径 d）がピッチ $2d$ で配列されている．これをスキャンして，拡大再構成を行い，ウィンドウ条件を調整するなどして画像上で d の穴が分離して見えたらその装置の空間分解能は d であるとする．配列ピッチ $2d$ が重要であり穴径 d は本質ではないが，こういう決まりとなっている[†2]．穴ではなく板の配列（バーファントム）を用いる場合もある．

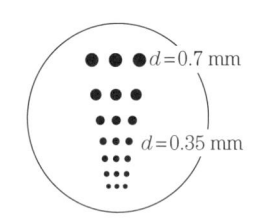

図 6.8　高コントラスト分解能ファントム例

空気とアクリルのような高コントラストを用いるのは画像雑音に邪魔されない計測を行うためである．そして，画像雑音を抑制するためにファントムの半径は数 cm 程度と小さいのが一般である．このように画像雑音が問題にならないような条件で得た空間分解能を，高コントラスト分解能（high contrast resolution）という．空間分解能の定義としては雑音やコントラストの測定条件についての規定はなく，条件が変わればまた別の値を得るが，普通はこの高コントラスト分解能をもって空間分解能としている．

MTF がおおむね数% になる空間周波数が高コントラスト分解能に対応するといわれている．例えば，それが 10 cycle/cm なら高コントラスト分解能は 0.5 mm（配列ピッチ $2d$ ＝ 1 mm）程度，というものである．しかし，これは目安であって高コントラスト分解能と

[†1] 正確な MTF を得るにはデータ処理において正確なバイアス補正と無駄な画像雑音の排除の 2 点に工夫を要し，この点では PSF 法も必ずしも簡易ではない．
[†2] 空間分解能として d の値を用いるのは CT だけではないが医用画像独特の文化で，光学などでいう空間分解能は $2d$ に相当する．

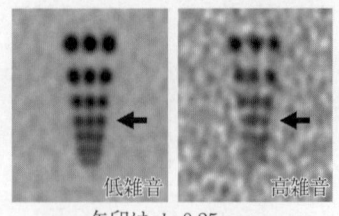

矢印は $d=0.35\,\mathrm{mm}$

図 6.9 画像雑音の影響

MTF との間に 1 対 1 の対応はない．例えば，再構成関数の変更で関心周波数の MTF 値を上げても，同時に関心周波数の雑音スペクトルも上昇し，視認性が MTF 値と平行して向上する保証はない．

高コントラスト分解能は，現在のところ製品仕様上では 0.35 mm あるいはそれ以上の性能に達している．しかし，臨床画像でこの性能をそのまま享受できるものではない．画像雑音が無視できる臨床条件は限られているからである（**図 6.9**）．

6.1.4 クォータオフセット

R/R 方式はレイピッチ Δt が検出器配列で決まる値に固定されるという弱点がある．Δt は現在のところ回転中心で 0.5～0.6 mm であり，通常運用では空間分解能の値もこの程度が限界である．しかしながら，必要に応じてもう少し高い空間分解能も得られる．それには，クォータオフセット（quarter offset, quarter-quarter：QQ）配置を利用している．

QQ とは，**図 6.10** のように回転中心最近傍のレイが回転中心から 1/4 ピッチずれたところに位置するように検出器-焦点を配置することである[5]．1 回転フルスキャンであれば，対向し合うレイはたがいに相手の間を縫うようになる．したがって，再編集処理によりレイピッチが半分のファンビーム投影データを構築できる．θ_S と γ は離散的な値しかとらないので厳密に間を縫うレイは必ずしも存在しないが，近傍の θ_S と γ のレイから補間して求める．レイピッチが半分になれば，2 倍のナイキスト周波数まで周波数応答が延びた再構成関数が使える．これにより $\mathrm{MTF_{alg}}$ を向上させて例えば 0.35 mm 程度の空間分解能を得ているのである．ATF などのスキャナ系の周波数応答は向上させずに $\mathrm{MTF_{alg}}$ だけを向上させて得る空間分解能なので，6.2 節で述べるように雑音増大の代償は大きい．したがって，通常運用ではこの投影データの再編集は行わないが，QQ 配置それ自身はエイリアスアーチファクトの緩和に必須である（7.1.1 項）．

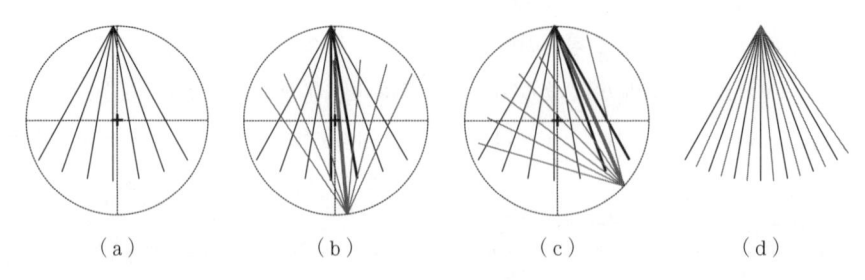

(a)　　(b)　　(c)　　(d)

図 6.10 クォータオフセット．(a) が配置．+ は回転中心．(b) と (c) は対向するレイが間を縫う状況．(d) はレイピッチを半分に再編集したファンビームデータ

6.2 画 像 雑 音

6.2.1 投影データの雑音

画像雑音の由来は投影データの雑音である。画像雑音は直感的にも推察されるように投影データの雑音に比例する。したがって，投影データの雑音について知る必要がある。本項では，投影データの雑音はフォトンノイズ支配であり雑音レベルは検出フォトン数の平方根の逆数であることを確認する。

フォトンノイズ（量子揺らぎ，量子雑音などともいう）とはつぎのようなものである。完全な計測系を用いて到来フォトン数の計測を繰り返しても，結果は毎回異なる。個々のX線フォトンが被写体内で減弱していくプロセスは確率現象だからである。各回のフォトン数計測値が N 個であるとし，平均して $\langle N \rangle$ 個が計測されたとする。ここで $\langle\ \rangle$ は平均値の記号である。N は $\langle N \rangle$ を中心に誤差 ε_N でばらつくが，この ε_N がフォトンノイズである。ε_N の標準偏差を σ_N とすれば，$\sigma_N = \sqrt{\langle N \rangle}$ であることはよく知られている。誤差のない測定系であっても計測データの信号雑音比はフォトンノイズで決まる物理限界 $\langle N \rangle/\sigma_N = \sqrt{\langle N \rangle}$ を超えることはできないのである。

ここで，検出器・DASは完璧でなく雑音 ε_d を伴うが，その場合の投影データの雑音レベルを求めてみる。CTのX線計測では多色X線の吸収線量を計測するのであるが，ここでは簡単のためフォトンカウントであるとする。被写体への入射X線フォトン数を N_{in} とする。定義式(3.4)に準じると，雑音による誤差がなければ投影データの値は

$$p_{\text{ideal}} = -\ln\langle N \rangle + \ln\langle N_{\text{in}} \rangle \tag{6.17}$$

雑音があるときの投影データの値は

$$p_{\text{actual}} = -\ln\left[\frac{N + \varepsilon_d}{N_{\text{in}}}\right] = -\ln(N + \varepsilon_d) + \ln(N_{\text{in}})$$

$$= -\ln(\langle N \rangle + \varepsilon_N + \varepsilon_d) + \ln(\langle N_{\text{in}} \rangle + \varepsilon_{\text{in}}) \tag{6.18}$$

ここで，ε_{in} は N_{in} に含まれるフォトンノイズでありその標準偏差は $\sqrt{\langle N_{\text{in}} \rangle}$ であるが，N_{in} は被写体により減弱していない大きな値なので $\langle N_{\text{in}} \rangle \gg |\varepsilon_{\text{in}}|$ であり，$\ln(\langle N_{\text{in}} \rangle + \varepsilon_{\text{in}}) \approx \ln\langle N_{\text{in}} \rangle$ と近似してよい。

$$p_{\text{actual}} \approx -\ln(\langle N \rangle + \varepsilon_N + \varepsilon_d) + \ln\langle N_{\text{in}} \rangle \tag{6.19}$$

第1項を級数展開し，$\langle N \rangle$ に比べて ε_N と ε_d は十分小さいとして高次項を落とすと

$$p_{\text{actual}} \approx -\ln\langle N \rangle - \frac{\varepsilon_N + \varepsilon_d}{\langle N \rangle} + \ln\langle N_{\text{in}} \rangle = p_{\text{ideal}} + \varepsilon_p \tag{6.20}$$

$$\varepsilon_p = -\frac{\varepsilon_N + \varepsilon_d}{\langle N \rangle} \tag{6.21}$$

すなわち，p_{actual} は真値 p_{ideal} の周囲に誤差 ε_p でばらつく。この ε_p の標準偏差 σ_p を求めた

い。ここで，ε_d は平均値ゼロ，標準偏差 σ_d とする。ε_N と ε_d とはたがいに相関がないので分散の加算式より[6)]

$$\sigma_p{}^2 = \frac{\sigma_N{}^2 + \sigma_d{}^2}{\langle N \rangle^2} = \frac{\langle N \rangle + \sigma_d{}^2}{\langle N \rangle^2} \tag{6.22}$$

$$\langle N \rangle \gg \sigma_d \text{ のとき} \quad \sigma_p \approx \frac{1}{\sqrt{\langle N \rangle}} \tag{6.23}$$

$$\langle N \rangle \ll \sigma_d \text{ のとき} \quad \sigma_p \approx \frac{\sigma_d}{\langle N \rangle} \tag{6.24}$$

式(6.23)が通常の運用状態である。ここではフォトンノイズだけが投影データの（すなわち，画像の）雑音の起源で，画像雑音は検出線量の平方根に反比例する。

式(6.24)のような状況では，画像雑音は検出線量に反比例して変化する。これは一種の異常事態であり，大きな被写体であるにもかかわらず過度に照射線量を減らしたり薄いコリメーション幅とした場合には発生しうる。その場合，画像雑音のみならず別種の画質問題も顕在化しがちで診断に耐える画像は得られない。

システムは σ_d がほとんど影響しない程度の線量条件で運用されるべきであるが，それがどの程度の線量であるかは σ_d の実力レベルとともに公開はされない。図6.11は現実からそう遠くないと考えられる σ_d を想定して線量条件による σ_p を試算したものである。なお，図6.11の σ_p がどの程度の画像雑音標準偏差（次項）に対応するかは再構成条件によるが，現在のCTで通常の再構成ではこの1000倍程度である。

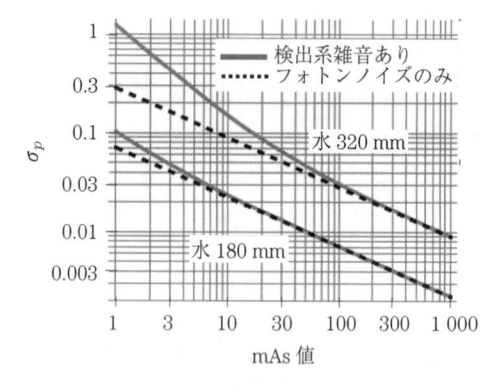

図6.11 投影データ雑音標準偏差。120 kV，2 mm スライス。被写体は直径320 mm と 180 mm の水。検出系雑音 σ_d は15 フォトン相当

6.2.2 画像雑音の測定，標準偏差と雑音パワースペクトル

図6.12 は CT の画像雑音である。この計量として最も典型的には，被写体構造のない平坦部に ROI を設定し，ROI 内の画素値の標準偏差 σ_i を雑音値とする。単位は CT 値と同じく HU であるが，時に HU_{rms} とも書く。rms は root mean square の意味である。

各画素の値の不確定性を問うのであるから本来は各画素について多数回の計測を繰り返して標準偏差を求めるのが正しいが，それは実際問題としては困難である。上記のように1画像の ROI 内の標準偏差で代替するのは CT に限らず一般に行われる簡便法である。

通常は標準偏差のみの議論ですませるが，標準偏差は雑音性状を不問に付した簡易な指標であって，画像雑音について十分な情報をもってはいないことは図6.13 でも明らかである。

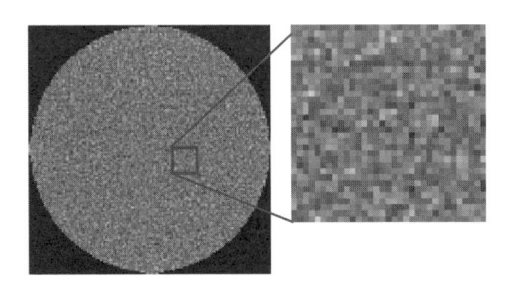

図 6.12 画 像 雑 音

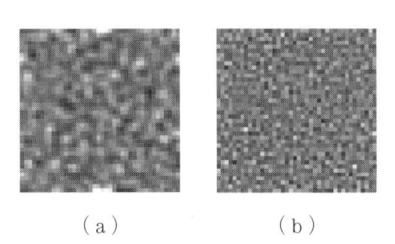

図 6.13 雑音の性状。(a)は軟らかい再構成関数, (b)は硬い再構成関数による画像。両者標準偏差は同じとした

したがって，画像雑音について議論するには雑音パワースペクトル[7)~9)]（noise power spectrum：NPS）が必要になってくる。雑音画像を離散フーリエ変換して絶対値を2乗すると，その総和は，画像雑音の分散に等しい[†]。これをさらに単位空間周波数当りの値に正規化したものが NPS（**図 6.14**）で，$[HU^2 cm^2]$ の単位を持つ。二次元の NPS を一次元にまとめた NPS も用いられる。**図 6.15** は図 6.14 の二次元 NPS を回転方向に平均したものであり，横軸は二次元 NPS 中央（原点）からの距離 f である。日常的に NPS を測定したりはしないが，NPS について知ることは CT の画像に対する理解を深める。

再構成関数しだいで NPS は変わるが，DC（直流，$f=0$）近傍にはほとんど雑音成分はなく，中高周波域に雑音は集中し，白色雑音からはほど遠いというのが CT の NPS の著しい特徴である。このことは，言い換えれば近傍画素間に雑音の強い相関があることを意味している[8)]。

低周波ほど NPS が低値であるという特徴は，数式的には次項のように画像再構成処理の周波数応答からくるものである。さらにさかのぼれば，投影データをフーリエ面に配置した

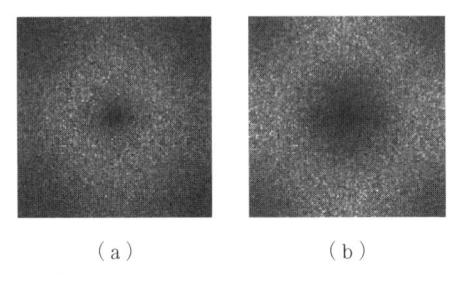

図 6.14 NPS(u, v)。(a)は軟らかい再構成関数，(b)は硬い再構成関数の場合。横軸は x 方向空間周波数 u，縦軸は y 方向空間周波数 v，中央を原点とする

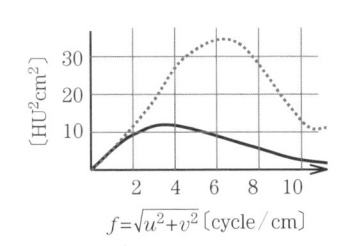

図 6.15 回転方向に平均した一次元 NPS(f)。実線は軟らかい再構成関数，点線は硬い再構成関数のとき

[†] パーシバルの定理に基づく。ただし，画素数 $M \times N$ の離散フーリエ変換として $\frac{1}{MN}\sum\sum \cdots$ という係数の定義系を用いた場合であり，別の定義系であれば画素数による正規化が必要である。

図3.14で見たように低周波数ほど稠密にデータが得られているということに由来している。稠密にデータがあるところは平均化効果で雑音が低減すると考えれば自然なことであろう。

6.2.3 画像雑音の挙動と因子

（1）理論式　画像雑音は，投影データの雑音とともに画像再構成処理により決定される[10),11)]。そしてNPSの基本式としてつぎが知られている[8),12)†]。

$$\mathrm{NPS}(f) = \frac{\pi}{M_{\mathrm{view}} \overline{N}} \frac{|H(f)|^2}{f} \tag{6.25}$$

全ビュー全レイにわたり検出フォトン数 $\langle N \rangle$ は同じと簡略化しており，$\overline{N}$ は t の単位長当りの検出フォトン数，M_{view} はその画像を再構成するのに用いたビューの数である。

原理的には式(6.25)でよいのであるが，MTFの場合と同様，実際のCTのNPSを論じようとするとこれでは間に合わなくなってくる。ここでも，逆投影の補間まで入れた実質的なフィルタ関数 $G(f)$（3.10節）を代わりに使わざるをえない。

$$\mathrm{NPS}(f) = \frac{\pi}{M_{\mathrm{view}} \overline{N}} \frac{|G(f)|^2}{f} \tag{6.26}$$

画像雑音の分散 σ_i^2 はNPSを周波数面全域にわたり積分することで得られる。積分は uv 平面について行うが $dudv = fdfd\theta$ であるから（3.6節）

$$\sigma_i^2 = C_1 \int_{-\infty}^{\infty} \int_{-\infty}^{\infty} \frac{\pi}{M_{\mathrm{view}} \overline{N}} \frac{|G(f)|^2}{f} dudv = C_1 \int_0^{2\pi} \int_0^{\infty} \frac{\pi}{M_{\mathrm{view}} \overline{N}} \frac{|G(f)|^2}{f} fdfd\theta$$

$$= C \frac{1}{\overline{N}} \frac{1}{M_{\mathrm{view}}} \int_0^{\infty} |G(f)|^2 df \tag{6.27}$$

ここで，じつは式(6.26)は画像値がまだ減弱係数 μ のままのときの式であったので，C_1 は画像値を減弱係数 μ からCT値に換算することに伴う係数である。C は C_1 や π などの定数をまとめた係数である。どちらも本質には関係ない。

以上はアキシャル画像のNPSに話をとどめている。本書の範囲を超えるので省略するが，コーンビーム再構成のような三次元的画像再構成においては z 方向空間周波数成分も含めた三次元的NPSも問題となり，興味深い挙動を示すことを付記しておく[13)〜15)]。

（2）画像再構成のファクタ　画像再構成処理が画像雑音標準偏差 σ_i に与える影響は式(6.27)の積分の項で示されている。重要な点は，再構成処理の周波数応答 $\mathrm{MTF}_{\mathrm{alg}}$ を変化させると「顕著に」σ_i が変化することである。$\mathrm{MTF}_{\mathrm{alg}}$ を例えば k 倍に引き延ばすには $G(f)$ に替えてつぎの $G'(f)$ を用いることになる（図6.16）。

$\mathrm{MTF}_{\mathrm{alg}}(f) = G(f)/f$，$\mathrm{MTF}'_{\mathrm{alg}}(f) = G'(f)/f$ として $\mathrm{MTF}'_{\mathrm{alg}}(kf) = \mathrm{MTF}_{\mathrm{alg}}(f)$ であるためには

---

† 画素ピッチが細かくなければ画素配列によるエイリアスの項が加わってくるが[7)]，これが基本式である。雑音のエイリアスまで含めた記述は本書の範囲を超える。

6.2 画像雑音

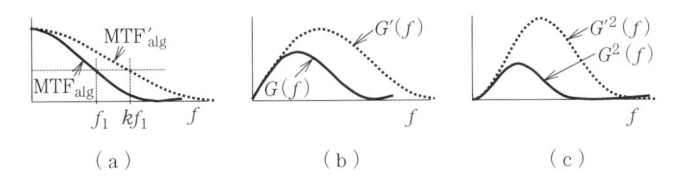

図 6.16 再構成系の MTF_alg と画像雑音。(a) MTF_alg を k 倍の周波数まで伸ばす。(b) それに必要な $G(f)$ の変更。(c) それに伴う高周波雑音パワーの増大（σ_i^2 はグラフ面積に比例）

$$\frac{G'(kf)}{kf} = \frac{G(f)}{f} \Rightarrow G'(kf) = kG(f) \Rightarrow G'(f) = kG\left(\frac{f}{k}\right) \tag{6.28}$$

この結果

$$\int_0^\infty |G'(f)|^2 df = \int_0^\infty \left|kG\left(\frac{f}{k}\right)\right|^2 df = \int_0^\infty |kG(f')|^2 k df' = k^3 \int_0^\infty |G(f)|^2 df \tag{6.29}$$

したがって，k の 3/2 乗で σ_i は増大する。多くの画像機器では 1 乗であり，3/2 乗というのは CT 独特の挙動である。現在よりも格段に優れた空間分解能の CT を得るには，画像雑音の顕著な増大が原理的なハードルである。これはフィルタ関数の基本特性が $|f|$ に比例的であることからきているが，さらにさかのぼれば前節の末尾で触れたように投影データはフーリエ面の高周波域で粗である（図 3.14）ことに由来する。

（3）フォトンノイズのファクタ　式(6.26)の $\overline{N}$ の項は投影データの雑音標準偏差 σ_p と対応している。すなわち，レイの 1 本が検出するフォトン数 $\langle N \rangle$ はレイの幅が Δt ならば $\langle N \rangle = \overline{N} \Delta t$ であるから

$$\frac{1}{\overline{N}} = \frac{\Delta t}{\langle N \rangle} = \sigma_p^2 \Delta t \tag{6.30}$$

一方，式(6.26)の M_view は再構成に用いたビューの数であるが，言い換えればその画像に寄与するビューの数である。例えば，個別の画像を n 枚加算平均して（スタックするという）得た画像には n 倍のビュー数が寄与しているから画像雑音は $1/\sqrt{n}$ 倍となることも容易に推察できる。結局 $\overline{N}$ と M_view の項が示すのは，σ_i はその画像に寄与している検出フォトンの総数の平方根に反比例という X 線イメージングとして自然なことである。

検出フォトン数に関与するファクタをあげると，つぎのとおりである。

$$\overline{N}(\text{or } \langle N \rangle) \propto T \cdot mA \cdot \Delta s \cdot kV^a \cdot \exp(-\mu L) \cdot \eta \tag{6.31}$$

ここに，T はコリメーション幅，mA は X 線管の管電流，Δs は 1 サンプリング（1 ビュー）の間の曝射時間，L は被写体の寸法（X 線パス長）であり，μ は被写体の X 線減弱係数（簡単のためエネルギー依存性は無視する），η は検出器の X 線検出効率である。kV は管電圧であるが，a の値は自明ではない。発生フォトンの総数は管電圧の 2 乗に比例であるが（クラマースの式），検出フォトンに寄与するのは主として高エネルギーフォトンなので，

$a>2$ であることは最低いえる。被写体や装置設計しだいだが，大被写体で $a≒5$ に達しうるものの通常は $a=3〜4$ というのが筆者の試算である。

ビュー数も入れて，フォトンノイズによる画像雑音は

$$\sigma_i \propto \overline{N}^{-1/2} \cdot M_{\text{view}}^{-1/2}$$
$$= T^{-1/2} \cdot mA^{-1/2} \cdot \Delta s^{-1/2} \cdot kV^{-1.5〜2} \cdot \exp\left(\frac{\mu L}{2}\right) \cdot \eta^{-1/2} \cdot M_{\text{view}}^{-1/2} \qquad (6.32)$$

さらに，その画像のための総曝射時間を s〔秒〕とすると $\Delta s = s/M_{\text{view}}$ だから，画像雑音は次式である。

$$\sigma_i \propto T^{-1/2} \cdot mA^{-1/2} \cdot \left(\frac{s}{M_{\text{view}}}\right)^{-1/2} \cdot kV^{-1.5〜2} \cdot \exp\left(\frac{\mu L}{2}\right) \cdot \eta^{-1/2} \cdot M_{\text{view}}^{-1/2}$$
$$= T^{-1/2} \cdot mAs^{-1/2} \cdot kV^{-1.5〜2} \cdot \exp\left(\frac{\mu L}{2}\right) \cdot \eta^{-1/2} \qquad (6.33)$$

すなわち，画像雑音はコリメーション幅[†]，mAs 値，検出効率の平方根に反比例という自然な挙動である。η はあまり向上の余地はない。問題は被写体寸法で，水（μ は $0.2\,\text{cm}^{-1}$ 前後）であれば，被写体直径が 7 cm 増えるだけで X 線は 1/4 に減弱し画像雑音は 2 倍である。したがって，薄いスライスでは大被写体には管電圧を上げることも迫られる。小さな被写体では照射線量を下げても低雑音の画像が得られ，幼小児のスキャンでは mAs 値さらには管電圧も下げることが推奨される。

以上のフォトンノイズの議論は，コンベンショナルスキャンを想定した。ヘリカルスキャンにおいては画像の厚さは T ではないなどでフォトンノイズ関連の式はそのまま使えないが，その画像にどれだけのフォトンが寄与したかで画像雑音が決まるという基本は同じである。もちろん画像再構成の MTF_{alg} で修飾されるのも同じである。

6.3 低コントラスト検出能

周囲と比べて CT 値の差が小さく，かつ寸法も小さな物体を描出する能力を低コントラスト検出能（low-contrast detectability）という。評価用ファントムとして，図 6.17 のように背景となる物質の中にそれと少し CT 値の異なる

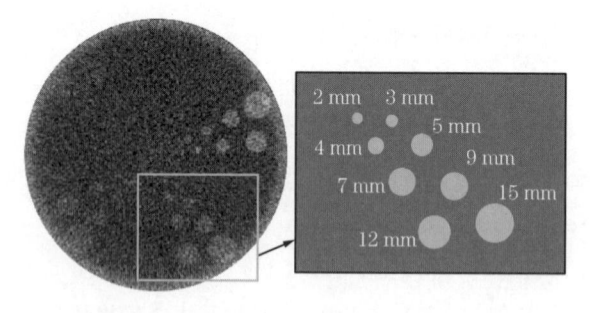

図 6.17 低コントラスト検出能ファントムの例

[†] 普遍性のために T をできた画像のスライス厚と読み替えてよい。スタック（7.3.1 項）や，薄いコリメーション幅のヘリカルスキャンから厚い画像を作る場合など，画像の厚さ分だけ多数のフォトンがその画像に寄与している。ただし，画像再構成の手抜きなどで無駄に SSP が厚くなっている場合（6.4.2 項(1)の平行ファンビーム近似など）ではこの限りではない。

組成の構造を埋め込んだものが用いられる。コントラスト値は水と空気のCT値差1 000 HUを100％としてパーセント表現することが多く，CT値差5 HUの5 mmの構造が見えたというときは0.5％5 mmと表現する。実際にスキャンするとそのファントムの公称コントラストと異なるコントラストを得ることになるが，通常はそのファントムの公称コントラスト値が採用されている。ファントムは構造組成やファントム寸法などで多様な種類が提案されてきている。

　低コントラスト検出能は，おもにコントラスト値（どれだけ大きなコントラストをつけて描出できるか）と画像雑音が支配要因である。したがって，画像雑音標準偏差 σ_i に影響する因子はすべて低コントラスト検出能の因子である。コントラスト値/σ_i をコントラスト雑音比（contrast-noise-ratio：CNR）というが，普通にはCNRが低コントラスト検出能の主要因子といわれている。σ_i は管電圧，mAs 値，スライス厚，再構成関数などで変わるがファントムサイズでも変わり，大径ファントムは σ_i が高くなり低コントラスト検出能の値は悪化する。

　低コントラスト検出能は重要な性能であるが，信頼性の高い評価指標にはなっていない。官能検査であるため評価者間でばらつきが生じたり，ファントム寸法しだいで雑音レベルが変わるなどの問題があるが，これらは管理可能である。重要な問題はファントム組成の選択である。人体軟部組織の減弱係数のエネルギー依存性は組織により千差万別である。特定のファントム組成を選ぶということはそれとエネルギー依存性が似た特定の組織の描出能について評価するということであり，組織一般についての描出能評価にはなりえない。したがって，あるファントムで高いコントラストを得るような線質設計あるいは管電圧選択が，実際の関心組織や関心疾患をも同様に高いコントラストで描出する保証はない。関心組織に応じたファントム組成を考えなければならないわけであるが，現実的ではない。近年は，線質が異なってもコントラストがあまり変化しないような組成の市販ファントムが用いられるケースが多い。この場合，コントラストについては積極的な性能評価対象とせず主として雑音の点から低コントラスト検出能を評価することになると考えられる。

　先にCNRが低コントラスト検出能の主因子であるかのように記した。しかし σ_i は雑音の簡易指標にすぎないため，**図6.18**のように同じCNRでも雑音の性状（粒状性）により低コントラスト検出能は大きく左右される。雑音の粒の広がりが関心構造のサイズに比べずっと小さい場合はそれほど障害ではない。これを空間周波数でいえば，低コントラスト検出能を議論

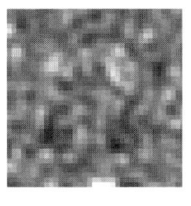

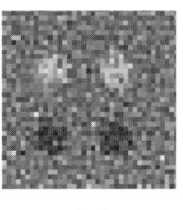

図6.18 低周波雑音（a）と高周波雑音（b）。CNR=2（σ_i=20 HU$_{rms}$，白い構造は+40 HU，黒い構造は−40 HU）

するとき関心構造の周波数成分は比較的低周波域に集中している。そのような周波数域にある雑音成分が低コントラスト検出能を支配し，高周波域の雑音成分は邪魔ではあるが決定的ではない。すなわち，関心構造のスペクトルと NPS とが低コントラスト検出能の決定因子であり，NPS の形状（つまり画像再構成や画像処理の周波数応答）が不変でない限り CNR の高低は低コントラスト検出能の良否に直結しない。

CT に限らず，一般に低コントラスト検出能の詳細な議論には NPS を避けて通ることはできない[16]~[19]。しかし，NPS を用いたとしても視知覚と対応する指標値の定義式はいくつかあり[18),19)]，どれが最善かは検討の余地がある。また，CT の NPS 形状の特異性から，日常行われているような簡易な計測法では低周波域の NPS 値は不正確となりがちである。このような背景で，日常的には CNR を低コントラスト検出能の簡易な目安とすることで間に合わせている。

6.4 SSP

CT 画像は z 軸方向に厚みをもっている。すなわち，画像は z 軸方向に広がった感度をもっており，そのプロファイルを SSP (slice sensitivity profile, section sensitivity profile) という。それは一般に矩形ではなく，通常は SSP の半値幅(full width at half maximum：FWHM) をもって画像のスライス厚とする。SSP は z 軸方向の空間分解能と直結する指標であり，SSP のフーリエ変換で z 軸方向の MTF を得たりもする†。

SSP は，近年の三次元画像のトレンドのため議論するケースが非常に増えている。そして，それはとりわけヘリカルスキャンの場合である。ヘリカルスキャンでの SSP 挙動は 8 章に述べるが，最善でコンベンショナルスキャンと同等，通常はそれ以上の SSP の厚さとなる。

6.4.1 SSP の測定

SSP 計測の標準的方法とされていたのは，図 6.19 のように薄い金属板あるいは細い金属ワイヤを画像面に対して斜交させる傾斜法である。画像上の金属部分の CT 値をプロットし，位置座標を斜交角 α で補正すればそれが SSP である。

しかし，ヘリカルスキャンでは問題を生じる[20)]。そのおもな理由は，ワイヤ（板）が画像上にどれだけの長さで現れるかはワイヤ走行方向と直交する投影データ（図の場合では横方向の投影データ）によって支配され，ワイヤ走行と平行する方向の投影データは寄与しないからである。傾斜法による測定はシングルスライスのコンベンショナルスキャンであれば問題ないが，ヘリカルスキャンでは投影方向ごとに z 補間の状況が異なっているから（8章）

---

† ただし，そのようにして得た z 方向の MTF が意味をなすのは，z 方向に十分稠密に画像が得られ，かつ SSP の場所依存性が穏やかな場合のみである。この前提が十分成立しないケースは多い。

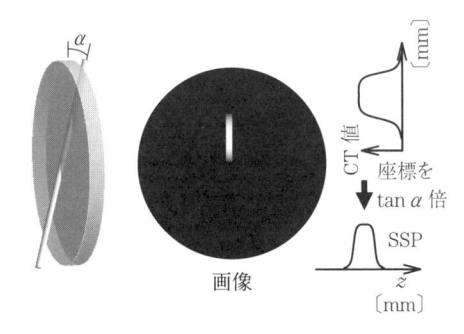

図 6.19 傾斜板ワイヤ（板）による SSP 測定

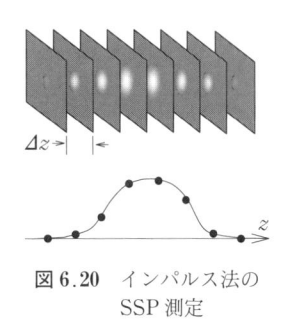

図 6.20 インパルス法の SSP 測定

実態とは異なる SSP を与える[†]。

したがって近年は，少なくともヘリカルスキャンでは図 6.20 のような微小球体法（ビーズ法）かコイン法（ディスク法）を用いる。ビーズ法では例えば 0.1〜0.2 mm 径の金属球を，ディスク法では 0.1 mm 厚程度の小径金属円板を，測定点に置く。測定する SSP の厚さに比べれば z 軸方向にインパルスと見なせる高減弱体を用いるのでインパルス法ともいう。小さな間隔 Δz で多数の z 位置の画像を再構成する。ヘリカルスキャンであればこれは容易だが，コンベンショナルスキャンであれば Δz ごとにスキャンする。ビーズ（ディスク）を中心に ROI を設定し，ROI 内の画素値の積算値（あるいは平均値）を縦軸に，z 座標を横軸にプロットして得たプロファイルが SSP である。

6.4.2 SSP の因子と挙動

（1） シングルスライス CT のコンベンショナルスキャン　単に検出器 1 列に入射する X 線ビームの z 方向についての線量プロファイル $B(z)$ が SSP そのものである。$B(z)$ は R_F，R_D，焦点寸法，上部スリットの位置と開口の諸元により決まり，図 6.21 のように場所依存であるが 1 回転フルスキャンを平均すればどの場所でも回転中心の $B(z)$ と大差なくなる。

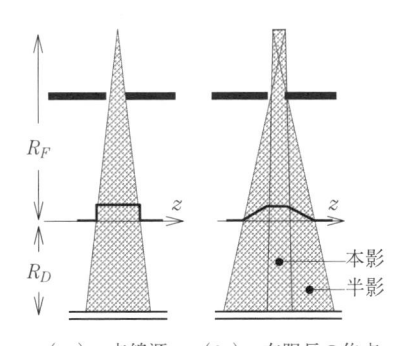

厚いコリメーション幅の場合は相対的に半影の割合は減るので，一般に公称のコリメーション幅と大差ないほぼ矩形の SSP が得られる。薄いコリメーション幅のときに焦点の影響が大きく，半影のために SSP は矩形から崩れる。システムの提供する最も薄いコリメーション幅においては多

（a）点線源　（b）有限長の焦点

図 6.21 シングルスライスの線量プロファイル $B(z)$ ＝ SSP

[†] MDCT やコーンビーム CT のコンベンショナルスキャンでは現在も傾斜ワイヤ法を用いることが多いが，同様に逆投影方向により z 方向の補間の状況が違い（図 6.24），やはり誤評価となる。

くの場合 SSP は矩形よりもむしろ三角形に近く，スライス厚も公称値（すなわちコリメーション幅）より大きいことが普通である。

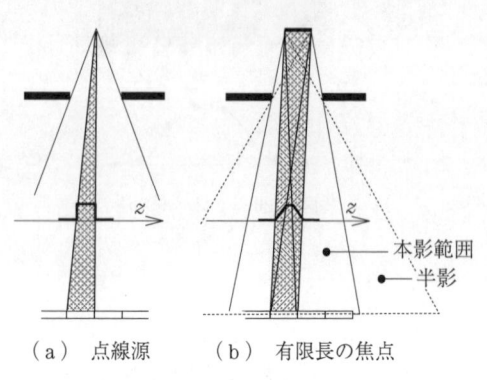

（2） MDCT のコンベンショナルスキャン まず，線量プロファイル $B(z)$ は検出器1列分の z 方向長さと焦点の長さで定まる（図 6.22）。$B(z)$ は次式で表される。

$$B(z) = B_F(z) * B_D(z) \quad (6.34)$$

$B_F(z)$ と $B_D(z)$ はそれぞれ焦点長さと検出素子開口長による z 方向の X 線ビームプロファイルであり，求め方は ATF の場合の $B_F(t)$，$B_D(t)$ と同様である

図 6.22 MDCT の $B(z)$

（6.1.1 項（2））。やはり場所依存であるが通例は回転中心の値を用いれば足りる。

図 6.22 のように，上部スリットは照射範囲を定めるのみで，半影は照射範囲を不要に広くするものの，$B(z)$ を左右しない。しかし，焦点の長さが $B(z)$ をぼかす修飾因子として働くのは，シングルスライス CT の場合と同じである。薄いコリメーション幅の場合に焦点寸法が問題となり，ときに公称のコリメーション幅よりはるかに厚い $B(z)$ となるのも，シングルスライスと同様である。

$B(z)$ に対しさらにコーン角と再構成の因子が加わったものが MDCT のコンベンショナルスキャンの SSP であるが，用いる再構成法が平行ファンビーム近似かフェルドカンプ法などの三次元逆投影法（3.9 節）かでまったく異なる。

（a） 平行ファンビーム近似の場合の SSP 回転中心軸から距離 r だけ離れた画素では実際の投影データパスと逆投影パスが距離 $r\tan\tau$ で乖離する（図 6.23）。ここで，τ は再構成面の中心を通るレイのコーン角である。この距離だけ離れたところを通ったレイにより画像が作られるのであるから，SSP は著しくぼける。ただ，図とほぼ 90° 異なる投影角のときは当該場所では乖離はない。全投影角範囲で乖離は $\pm r\tan\tau$ の範囲に均等に分布すると近似すれば，SSP は $B(z)$ と幅 $2r\tan\tau$ の矩形関数 Π とのコンボリューションとなる。

$$\mathrm{SSP}(z) \approx B(z) * \Pi\left(\frac{z}{2r\tan\tau}\right) \quad (6.35)$$

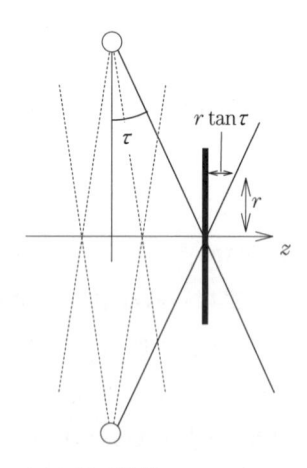

図 6.23 平行ファンビーム近似，実際の投影パスと画像面（縦太線）の乖離

SSP は，回転面から離れるほどかつ回転中心から離れるほどはなはだしく広がる。4 列程度ではそう問題ではないが，それ以上の列数では重大である。例えば，16 列でも平行ファンビーム近似はまだ一部で用いられているが，FWHM は回転面付近の画像では T であっても $r=100$ mm において約 $3T$，$r=150$ mm では $4T$ を超える計算となり，実測例でもその程度である。この SSP の巨大なボケは画像雑音の低減を伴わないのでまったくの画質のロスである。

（b）三次元逆投影の場合　多列の MDCT ではフェルドカンプ法のような三次元逆投影が主流となるが，この場合でも SSP は $B(z)$ よりも有意に膨らむ。z 方向について投影データは離散的にしか存在せず，逆投影にあたって z 方向の補間（検出器列間の補間）が発生するからである。しかし補間による SSP の膨らみは画像雑音低減効果を伴うので，トータルで画質のロスとは必ずしもいえない。

MDCT のコンベンショナルスキャンの再構成においては，各検出器列の投影データと回転中心軸との交点の z 位置にアキシャル画像を作るのが基本であるが，図 **6.24**（a）にそのような画像再構成面をよぎる投影データを示した。図 6.24（b）において投影データと再構成面との交線である円弧付近の画素は z 方向直近に投影データがあり補間の影響は小さい。円弧と円弧の中間位置に逆投影されるデータは複数検出器列の補間で z 方向に広がっており，ここでは SSP が $B(z)$ よりかなり膨らむ。しかし，同じ場所に着目していても投影方向が違うと補間の状況はまったく異なり（図 6.24（c）），この複雑さから SSP は場所（z 座標および回転中心軸からの距離 r）に対して単調変化ではなくなる。

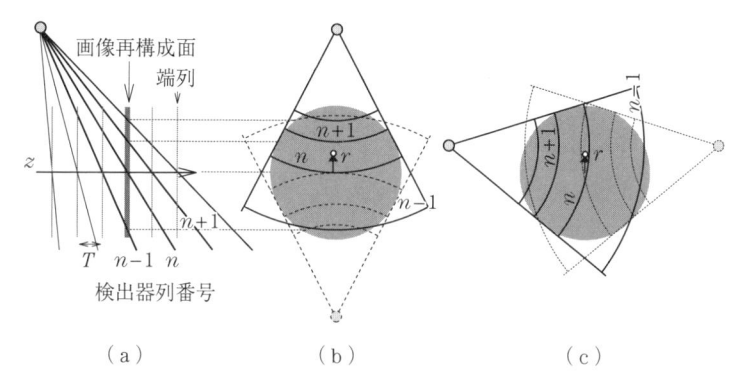

図 **6.24**　三次元逆投影の z 方向補間。（a）は側面図。（b）は正面図。円弧は投影データ面と再構成面の交線。（c）は別の投影角の正面図

図 **6.25** は 16 列の MDCT について SSP を計算した一例である。SSP 挙動を記述する式は簡潔にはまとまらないので，計算法はシミュレーションに近い。すなわち，各投影角ごとに z 方向に $B(z)$ を補間したプロファイルを求め，フェルドカンプ法の逆投影重みを付けた

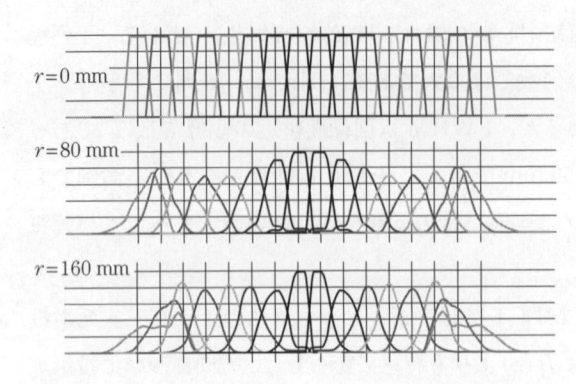

図 6.25 16列 MDCT，フェルドカンプ再構成のSSP。高さはSSP面積が等しくなるように正規化。コリメーション幅2 mm。横軸（z）は一目盛2 mm。rは回転中心軸からの距離

うえで1回転にわたり合算したものである。z方向の補間は直線補間とした。rが大きければ最端列さらには一つ内側の画像でもSSPは著しい異常をきたす。図6.24(a)のように，端列の再構成面では，回転中心軸上でない限り，投影角によってはそこを通るデータではないにもかかわらず端列のデータを用いるしかないからである。また，図6.25は内側の列で比較的小さなrでも場所によりSSPは悪化することを示している。

図 6.26 は64列のMDCTについてSSPの幅の分布を試算した例である[†]。大きなrで端列付近ではSSPは顕著に異常で，ここではアーチファクトも甚大なのでこの領域は画像化しないシステムが普通である。細かく見れば内側列でも小rでもSSPは複雑に分布しており，測定場所が少し変われば異なる測定結果を得ることになる。

内側列については，ミクロな分布を度外視

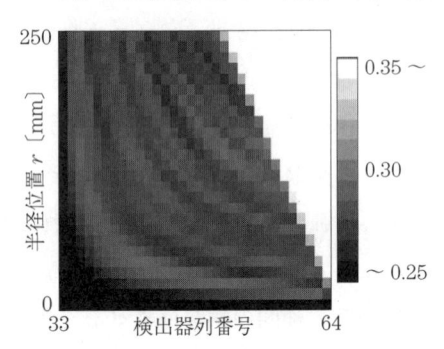

図 6.26 64列 MDCT，フェルドカンプ法のσ_{SSP}[mm]。コリメーション幅0.5 mm。アキシャル画像は各検出器列の回転軸上投影位置に再構成

した平均的なSSPならば簡易に記述できる。z方向補間間隔はrに依存するが1回転にわたった平均としては，コリメーション幅Tである。直線補間とすれば，補間は底辺の幅が$2T$の三角形の関数$\Lambda(z/T)$とのコンボリューションである（図3.30）。したがって，SSPは式(6.36)となり，場所rもコーン角τも出てこない。すなわち，フェルドカンプ法などの三次元逆投影では「大局的には」場所非依存のSSPとなる。

$$\text{SSP}(z) \approx B(z) * \Lambda\left(\frac{z}{T}\right) \tag{6.36}$$

なお，図6.26ではSSPの幅の指標としてFWHMではなく次式のσ_{SSP}を用いた[21),22)]。すなわち，σ_{SSP}^2はプロファイルSSPの分散である。

[†] 画像再構成面は各検出器列の投影データと回転中心軸との交点のz位置にとられるものとした。そうではないz位置に画像再構成することも最近では行われる。その場合は図6.26のSSP分布パターンは変わる。しかし，SSPのミクロな場所依存の実態は変わらない

$$\sigma_{\text{SSP}}^2 = \frac{1}{\int_{-\infty}^{\infty} \text{SSP}(z)\,dz} \int_{-\infty}^{\infty} (z - \langle z \rangle)^2 \text{SSP}(z)\,dz \tag{6.37}$$

$$\langle z \rangle = \frac{1}{\int_{-\infty}^{\infty} \text{SSP}(z)\,dz} \int_{-\infty}^{\infty} z\,\text{SSP}(z)\,dz \tag{6.38}$$

FWHM は形状が一定しないプロファイルの広がりの度合いを示す指標としては不適であり，いびつな SSP では意味をなさない場合がある。分散でプロファイルの広がりを表現するのは，分散の加算則[22]を利用できるので実用上も便利である。すなわち，ボケ要素が複数あるとき（例えば，$B(z)$ や補間関数の形状など），それぞれのプロファイルの分散を足すだけで σ_{SSP}^2 を求めることができる。典型的なプロファイルについては FWHM と分散の平方根 σ との換算係数はよく知られており，FWHM：σ はガウシアンの場合，$2\sqrt{2\ln 2}$：$1 = 2.35 : 1$，矩形では $2\sqrt{3} : 1$，三角形では $\sqrt{6} : 1$ である。

7章 アーチファクト

装置の不完全さなどから生じる画像上の人工産物がアーチファクトである。CT の開発において最もエネルギーが割かれるのがアーチファクト対策であり，詳細が開示されることはほとんどないが技術の核心はじつはここにある。そしてアーチファクトについての考察が CT の理解にもつながる。アーチファクトは原因もパターンも多種多様なので，ここでは重要でかつ理解する価値のあるものをピックアップした。ただし，ヘリカルアーチファクトとコーン角アーチファクトについては別章を参照されたい。

多様なアーチファクトを一元的に説明できる理論などはないが，一般的にはつぎのことがいえる。アーチファクトは投影データが完璧でないから出る。ランダムな誤差であれば画像雑音になるだけだが，システマチックな癖をもった誤差はアーチファクトとして現れる。また，投影データ間の矛盾はストリーク（帯または線状パターン）として現れることが多い。再構成の過程で発生している激甚なストリークは最後は帳尻が合って消えるのであったが，投影データ間の整合性が十分でなければストリークは打ち消し合わずに残るからである。

7.1 サンプリング問題

7.1.1 エイリアスとクォータオフセット

被写体構造は一般にレイのピッチによるナイキスト周波数 f_N 以上の空間周波数成分をもっている。そして ATF も一般に f_N 以上に延びている。したがって，サンプリングされた投影データにはエイリアス（alias，折返し）成分がある[1]。これによるものがエイリアスアーチファクトである。骨の鋭いエッジは高周波成分に富み，粗いサンプリングでは細かい変化に追随できない。したがって，エイリアスアーチファクトは骨構造の縁から発生することが多い。パターンとしてはエッジ近傍の細いストリークである（図 7.1）。

QQ 配置で 1 回転のフルスキャンであれば，たがいに対向する投影データを組み合わせる

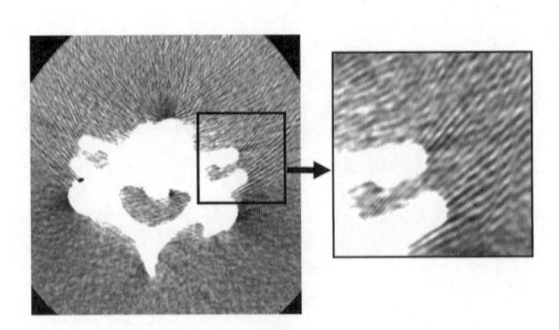

図 7.1 頸椎のエイリアスアーチファクト[2]

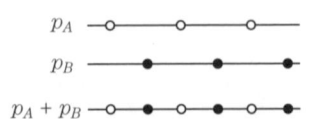

図 7.2 1 回転データを足すと半ピッチのサンプリングに相当

ことでサンプリングピッチを半減した投影データに編集できる（図7.2）。これでナイキスト周波数は2倍に延び，エイリアスアーチファクトは緩和される。しかし，このような投影データの編集をしなくても，QQ配置にしただけで普通に画像再構成すればエイリアスは緩和される[1),2)]。その理由は画像再構成の線形性（3.12節）に基づくと理解が容易である。簡単のため平行ビームとする。1回転のスキャンを前半と後半のハーフスキャンに分けて考え，前半の半回転の投影データを p_A，反対側の半回転の投影データを p_B とする。両者はレイの位置が半ピッチずれている。それぞれで画像再構成し $image_A$ と $image_B$ を得る。レイピッチが粗いので両画像ともエイリアスが顕著であるが，エイリアス以外では同じ画像である。両方の投影データを使って再構成した1回転フルスキャンの画像 $image_{Full}$ は，再構成処理 $\mathscr{R}$ の線形性から両画像の和に等しい。

$$\mathrm{image_{Full}} = \mathrm{image}_A + \mathrm{image}_B = \mathscr{R}[p_A] + \mathscr{R}[p_B] \tag{7.1}$$

$\mathscr{R}$ の線形性によりさらに

$$\mathscr{R}[p_A] + \mathscr{R}[p_B] = \mathscr{R}[p_A + p_B] \tag{7.2}$$

すなわち，そのまま画像再構成しただけでも，エイリアスに関してはレイピッチを半分に編集した投影データで再構成したのと同じ結果を得る。

なお，QQ配置でエイリアスがいつも解決されるわけではない。ハーフ再構成のときは無力である。また大小2焦点をもつX線管では片方の焦点でしかQQ配置は確保できず，小焦点（ATFが高域まで延びているのでエイリアスが起こりやすい）のみQQ配置となる。

7.1.2 ビュー数不足

投影角度ピッチ $\Delta\theta$ が粗いとビュー数不足のアーチファクトが生じる（図7.3）。どの程度のビュー数がいるか，平行ビームで推定してみる。最大半径 R の視野を1回転当りビュー数 M_{view} でサンプリングする。回転方向について最も粗なサンプリングとなる視野辺縁では，サンプリング間隔は $\Delta\theta \cdot R$ である（図7.4）。回転方向についてのある最大空間周波数 f_{max} についてサンプリング問題を起こすことなく正しく取り扱うには，サンプリング理論に従えばつぎのようになっているべきである。

$$\Delta\theta \cdot R = \frac{2\pi}{M_{view}} R < \frac{1}{2f_{max}} \tag{7.3}$$

f_{max} としてはレイ方向のナイキスト周波数 f_N 程度を目

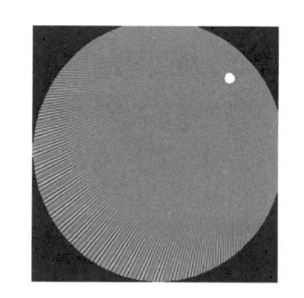

図7.3 ビュー数不足の
　　　アーチファクト

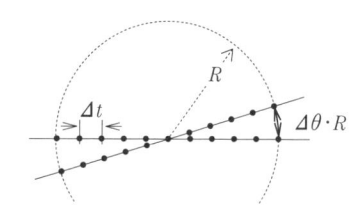

図7.4 サンプリング間隔，回転方
　　　向とレイ方向

安として想定する†。視野をカバーするレイ数（R/R方式では検出素子数，チャネル数）を N_{ch} とし，レイピッチを Δt とすると

$$f_{\max} \approx f_N = \frac{1}{2\Delta t}, \quad \Delta t = \frac{2R}{N_{ch}} \tag{7.4}$$

$$\therefore M_{\text{view}} > \pi N_{ch} \tag{7.5}$$

これより，ビュー数はレイ数よりはるかに多くないと不都合を生じることが予想される。ファンビームでより厳密に検討しても同様の結論である[3]。

しかし，このように巨大なビュー数のCTは不経済で，ビュー数はレイ数より少し多い程度で設計されているのが通例である。この結果高コントラストエッジからエイリアスと類似の細いストリークが現れる。しかし，それは原因となる構造から遠い場所にしか現れない（図7.3）。逆投影過程で生じるストリークは帯域制限されているから，原因部付近では十分稠密で白黒が相殺し合い，原因部から離れると粗になって個別のストリークとして顔を出すのである。したがって，ビュー数不足のアーチファクトが回転中心付近で問題となることはほとんどなく，問題となりうるのは視野辺縁あるいは大視野においてである。また，軟らかい再構成関数を用いて高周波成分を抑制すれば容易に緩和する。これらの点でエイリアスアーチファクトとは挙動が異なっている。

7.2 体動アーチファクト

スキャン中に被写体が動くと，ボケだけでなく高コントラスト部からのストリークが生じる（図7.5）。動きは一般にインパルス的ではなくゆっくりしており，近傍投影角のビューどうしの矛盾は小さい。しかし，最初と最後のビューには大きな乖離が生じるので特定方向のストリークとなる。蠕動による消化管のガスからのストリークが典型であるが，骨や高濃

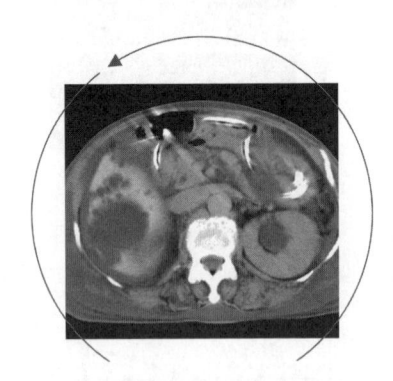

図7.5 体動アーチファクト。スキャンの開始と終了時点の不整合

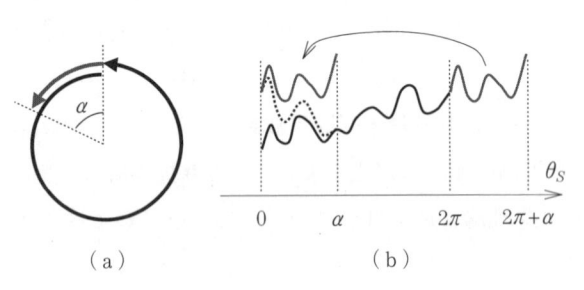

図7.6 オーバースキャン（a）とフェザリング（b）。$0 \sim \alpha$ のデータは重み加算値（点線）を用いる。凹凸は真の投影データ，緩い勾配は体動

---

† ここでは逆投影されるデータの周波数成分は f_N で打ち切られているとしている。実際には f_N 以上の成分がありその程度は再構成関数や補間処理しだいなので，この想定はまったくの目安にすぎない。

度造影剤など極端な CT 値の物体が動けば発生する。

体動アーチファクト抑制の基本技術はオーバースキャン（over scan）とフェザリング（feathering）である（**図7.6**）。必要以上の角度範囲にわたってスキャンするのがオーバースキャンである。オーバースキャンの角度を α とすると，投影角 θ_S が $0 \sim \alpha$ の範囲では重複している両投影データの重み付け平均を用いる。加算重みは角度 $0 \sim \alpha$ にかけて例えば式(7.7)のように徐々に変える。

$$p'(\gamma,\theta_S)=w(\theta_S)p(\gamma,\theta_S)+(1-w(\theta_S))p(\gamma,2\pi+\theta_S) \tag{7.6}$$

$$w(\theta_S)=\frac{\theta_S}{\alpha} \tag{7.7}$$

これにより 1 回転にわたり投影データはスムーズにつながる。このようにデータの不連続を刷毛で均すようにするのがフェザリングである。**図7.7**のシミュレーション例のように，オーバースキャンとフェザリングは簡単かつ強力な手段である。

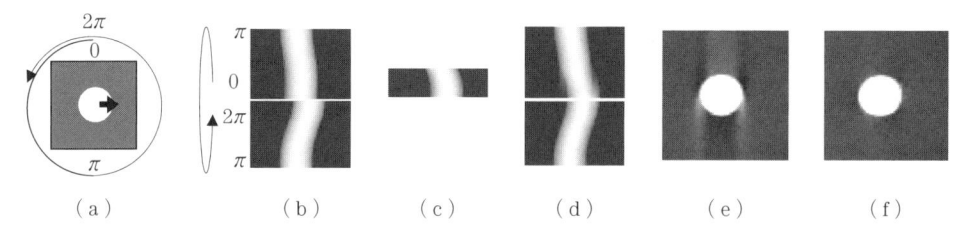

図 7.7 オーバースキャンとフェザリング。（a）スキャン中に棒が右へ移動。（b）1 回転のサイノグラム，不連続性の明示のためサイノグラムの前半と後半をスワップした。（c）オーバースキャンデータ。（d）オーバースキャンデータ（c）でフェザリングして得たサイノグラム。（e）サイノグラム（b）からの再構成画像。（f）サイノグラム（d）からの再構成画像

現在の高速スキャンでは必要性は低下しているのでオーバースキャンは必ずしも行われないが，つぎのような知識は有用である。すなわち，本例のように CT は不連続な誤差にはもろいがゆっくり変化する誤差には強靭である。一般に，冗長なデータを有効に使うと画質は安定する[†]。そして冗長データの利用とフェザリングは CT の基本技術といってよく，それと気づかない場面でもしばしば使われている。

7.3 非線形アーチファクト

非線形現象によるアーチファクトを非線形アーチファクトという。代表的なものには部分体積効果と線質硬化現象と散乱線がある。これらの現象により投影データ p は真値 p_t に対

[†] シングルスライス CT のヘリカルスキャンでの 360° 補間法はオーバースキャンの α を 360° として（すなわち 1 回転分余分な冗長データを使って）徹底的にフェザリングしたものという理解もできる。実際 360° 補間法は体動に対し強靭である。

し誤差 ε をもつが，非線形とは ε が p_t に対し比例的でないという意味である．CTの理論は投影データと被写体との間の線形な関係を前提としているので，非線形現象は必ず画質問題を起こす．

7.3.1 非線形部分体積効果

図7.8のようにボクセル内に複数の組織が混在するとき，画素値は複数組成の平均値を表すことになり，これを線形の部分体積効果（partial volume effect，パーシャルボリューム効果）という．CTでは線形の効果だけではなくアーチファクトも生じ，これを非線形部分体積効果という．周囲と極端に減弱係数の異なる組織がコリメーション幅の中に半端に入るときに顕著となる．凹凸のある厚い骨に富んだ後頭蓋窩では深刻である（図7.9(a)）．薄いコリメーション幅でスキャンし，薄い画像を複数枚加算（スタック）することで厚い画像に仕上げると，このアーチファクトは緩和される（図7.9(b)）．図7.10のように，スタックされる多数画像のうち非線形部分体積効果を起こしている画像は一部にすぎず，ほかの正常画像との加算平均によりアーチファクトは薄められるという平均化効果である．単純であるが「薄切り，厚作り」は実用的かつ効果的である．

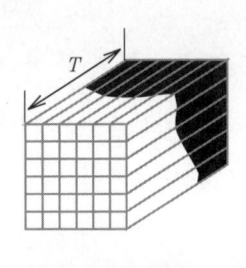

図7.8 部分体積効果が発生する状況

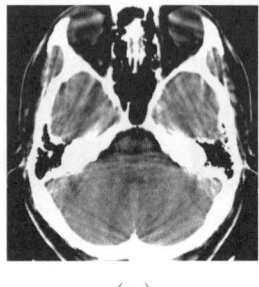

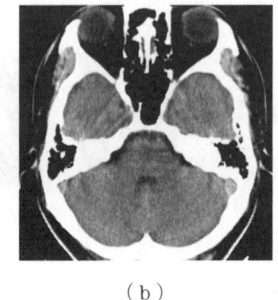

図7.9 非線形部分体積効果。(a)は $T=10\,\text{mm}$ でスキャン。(b)は $T=2\,\text{mm}$ の画像を5枚加算

なぜ部分体積効果に非線形が伴うのか検討してみる．図7.11のように厚さ1のX線ビームのうち α だけを占める部分に減弱係数 μ，厚さ L の物体がある．入射X線量 I_0 に対し透過X線量 I は

$$I = (1-\alpha)I_0 + \alpha I_0 \cdot \exp(-\mu L) \tag{7.8}$$

投影データの値は

$$p_a = -\ln\left(\frac{I}{I_0}\right) = -\ln(1+\alpha(\exp(-\mu L)-1)) \tag{7.9}$$

物体がX線ビームを貫通しているときの投影データの値は $p_t = \mu L$ であり，途中省略するが p_a を p_t で級数展開すると

図7.10 スタックで非線形部分体積効果の緩和

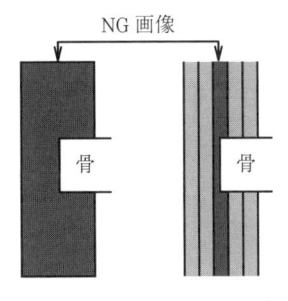

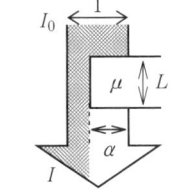

図7.11 X線ビーム厚の一部だけを減弱体が占める状況

$$p_a = \alpha p_t + \frac{1}{2}(-1+\alpha)\alpha p_t^2 + \frac{1}{6}(1-3\alpha+2\alpha^2)\alpha p_t^3 + \cdots \tag{7.10}$$

画像はこれらの項のそれぞれを再構成した画像の和である（3.12節）。最初の項の画像は画像値が α 倍となること以外は正常で，これが線形の部分体積効果である。2乗以上の項が非線形項で，アーチファクト成分となる。CTでは指数関数的なX線減弱を逆の非線形特性の対数関数で線形に戻すことで投影データを得ているが，部分体積効果がある場合にはこれがうまくいかず非線形項が発生してしまうわけである。

7.3.2 線質硬化

厚さ L の均一物質を多色X線で観察すると，L に応じて線質硬化（2.3.2項）を起こす。この結果，投影データは**図7.12**のように L に比例する直線から乖離してくるという非線形挙動をする。線質硬化現象は $\mu(E)$ の勾配が強いときに顕著であるが，そのような物質は高原子番号物質であり，生体組織としては骨である。骨の厚さは投影方向ごとに異なり，異なった線質で観測された投影データ間に整合性はないのでアーチファクトが生じる。厚い骨に富む後頭蓋窩は非線形部分体積効果とともに，線質硬化アーチファクトも顕著である（**図7.13(a)**）。頭頂部近くの頭蓋内のにじみも問題である（図7.13(c)）。

水のような低原子番号組成であっても線質硬化が皆無ではないので，被写体がキャリブレーションファントム（3.11節）とまったく異なる寸法であればCT値のシフトやシェーディングをもたらし，一典型としては**図7.14**のように皿状のCT値分布となるのでカッピング（cupping）とかディッシング（dishing）と呼ばれている。

線質硬化の補正（beam hardening correction：BHC）は種々試みられてきたが，近年は複数回の再構成を行う手法[4]が用いられる。一度再構成して画像を得て，あるCT値以上の組織は骨，あるCT値範囲の組織は水，と割り切れば線質硬化による投影データの誤差はある程度推定可能である。推定に基づき投影データを補正して再度再構成する（あるいは誤差画像を再構成して減算する）。このような反復的画像再構成による方法は，他の補正法に比べ理論的に妥当性があり，画像再構成時間が延びる以外の問題はほぼないので主流となって

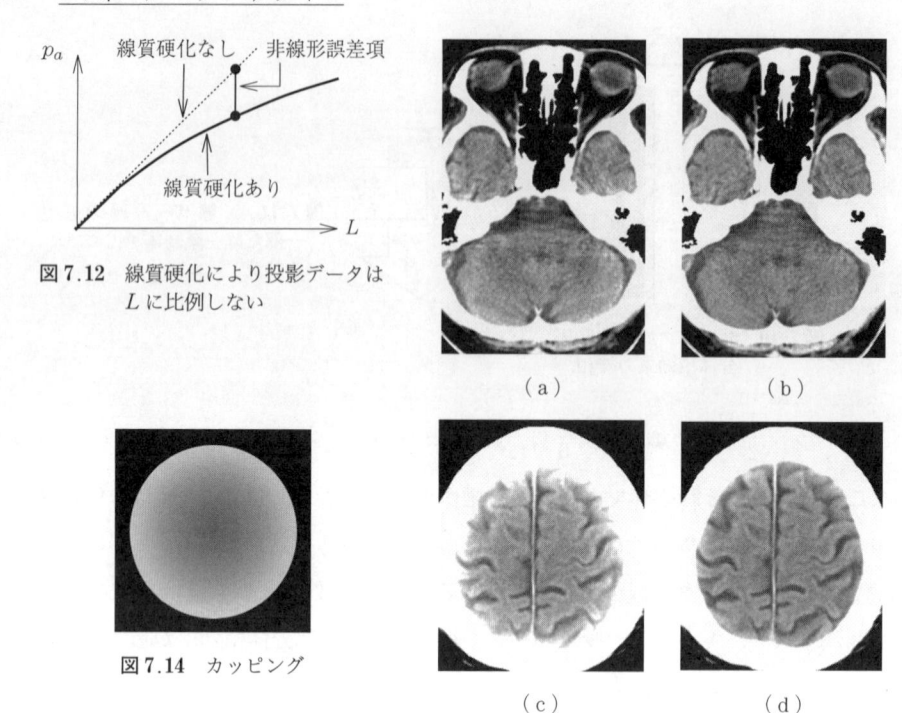

図7.12 線質硬化により投影データは L に比例しない

図7.14 カッピング

図7.13 線質硬化アーチファクト。(a)と(c)は補正なし。(b)と(d)はBHC処理の結果

いる。

　図7.13(a)に見える二つの厚い骨を横につなぐブリッジは線質硬化アーチファクトの典型とされる。これについて一考してみる。図7.12の曲線を棒の通過距離 L（または真の投影データ値 $p_t = \mu L$）で級数展開すれば2乗以上の非線形項が出てくる。この非線形項がアーチファクトを作っていることを確認したのが**図7.15**である。単色X線で棒2本をスキャンして線質硬化なしの投影データ p_t を得て再構成した画像が図(a)，それに対し2乗項 cp_t^2（c は小さな負値）も加えて $p_t + cp_t^2$ を投影データとして画像再構成したものが図(b)，cp_t^2 だけで画像再構成したものが図(c)である。ブリッジは非線形の項からできることが明らかである。なぜブリッジ状に棒をまたぐかであるが，2乗項だけ考えると，2本の棒を通過するレイの非線形項は1本の棒だけを通過するレイの非線形項の2倍ではなく 2^2 倍である。このように特異的に強大な非線形項をもつレイが通過する場所にアーチファクトが顕在化する。

　頭蓋内にじみ（図7.13(c)）については，パラドックスに見えるかもしれない。頭蓋のすぐ内側の脳実質を通るX線（**図7.16**のb）は，骨によりかなりの線質硬化を受けていて投影データは過小評価となっている。ならば頭蓋に接する脳実質部はCT値が低く（暗く）なるはずとも思われる。しかしすぐ近くに頭蓋そのものを長距離通過するX線（図7.16の

7.3 非線形アーチファクト

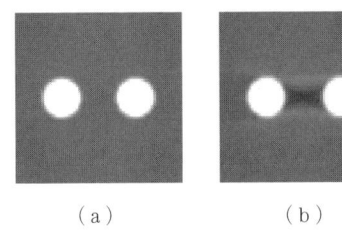

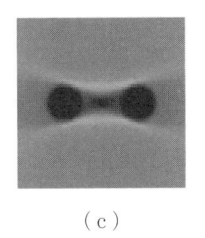

図7.15 線質硬化の2乗項の影響。（a）は線形項 p_t の画像，（b）は線形項 p_t+非線形項 cp_t^2 の画像，（c）は非線形項 cp_t^2 の画像

図7.16 頭蓋内にじみ。線質硬化は a で小，b で中，c で大

c）があり，その投影データは激しい線質硬化で著しい過小評価となっている。この結果，コンボリューション補正（変化分強調の性質をもつ）により頭蓋内側の投影データは持ち上げられる。すなわち頭蓋内側のにじみはその脇の頭蓋を通過する X 線の巨大な線質硬化が原因である。

7.3.3 散　乱　線

散乱線は空間的に非常に低周波で分布し，被写体の詳細構造は反映しない。したがって，通常のX線画像での散乱線の影響は，背景が散乱線で持ち上がりコントラストが低下するという形で現れる。CTではそれだけでなく，やはりアーチファクトにつながる。散乱線によるバイアスがX線計測値に加われば，その対数変換で求めた投影データは真の投影データに対して非線形となるからである。

現在のR/R形CTでは，明確に散乱線アーチファクトと断じられる臨床画像例は見つけにくいので，簡易なシミュレーション例を**図7.17**に示す。散乱線分布は単純にDC的であるとし，視野中央を通るX線量の25%を散乱線として全レイに一律に加算した。全体にCT値が低下し，特に骨部は著しいが，これは単なるコントラスト低下であって，CT値に適宜係数を乗じたりバイアスを加えるなどである程度補償できる。問題のアーチファクトは，骨をまたぐブリッジなど線質硬化アーチファクトと似ており，非線形現象という機序の類似性からは自然であろう。このようにアーチファクトパターンから散乱線が原因であることを特定することは難しい。

図の例ではSPR（散乱線と直接線の割合，scat-

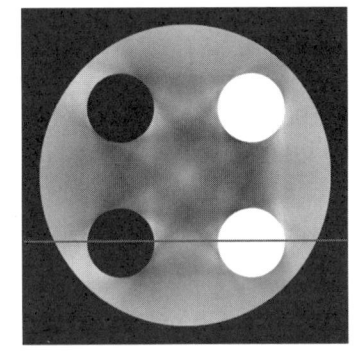

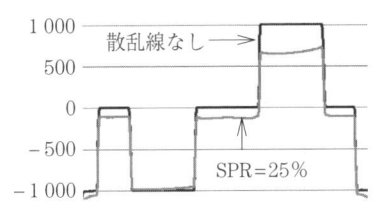

図7.17 散乱線アーチファクト。SPR=25%（DC）。WW=150，WL=−140。白円は骨（1 000 HU），黒円はエア（−1 000 HU）。グラフは水平方向CT値プロット。単位はHU

ter to primary ratio)は25%だが，64列程度のMDCTでもそこまでに達するケースはまれであろう。しかし，多少の散乱線問題は起きていると思われる。顕在化するとすればSPRが悪化する大被写体である。なんらかの散乱線補正を行っている装置もあるが，仮に完全な散乱線補正を達成してアーチファクトやCT値ずれを解消しえたとしても，問題は残る。補正できるのは散乱線の影響の統計的な期待値についてであって，散乱線が持ち込んだフォトンノイズについては対処できない。したがって，散乱線による画像雑音増大は不可避で，散乱線がないときと同じ画像雑音にするためには（1+SPR）倍の線量を要する[5),6)]。

7.4 金属異物

金属ピンなど非常に減弱係数の高い物体により，強いストリークを生じる。通称金属ピンアーチファクトとかメタルピンアーチファクトという（図7.18）。高濃度の造影剤でも発生する。発生機序には，体動，線質硬化，部分体積効果，サンプリング問題など多岐の現象が関与しうるため，対策は容易ではない。対策技術としての補正は，サイノグラム上で金属異物による異常値を同定し，それを近傍の値から推定したより穏当な値で置換したうえで再構成するというのが基本となる[7),8)]。しかし，問題は十分に解決されてはおらず，このような物体を含む被写体はいまのところCT不適応というしかない。

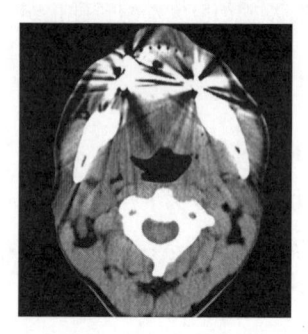

図7.18 金属補綴物

極端な減弱係数の高さに比例してあらゆる問題が強く顔を出すのであるから，直接的にはこの減弱係数の高さを抑えれば問題は緩和する。仮にMeV級の高エネルギーX線を用いれば金属といえども極端な減弱係数ではなくなり，アーチファクトも確実に弱まる。しかしそのようなCTが軟部組織の診断に適当かは定かでない。臨床での対応は，図7.19のように架台を傾斜（tilt）して，関心部が異物と同じスライス面に入るのを回避するという程度である。

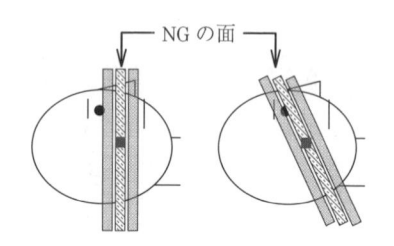

図7.19 チルトで異物をよける

7.5 トランケーションアーチファクト

被写体の一部がX線計測範囲からはみ出すと，投影データの一部が打ち切られ（truncateされ），そのような完備していない投影データからの画像は不完全である。このアーチファクトははみ出し部近傍に集中した強いシェーディングとして現れる（図7.20，図

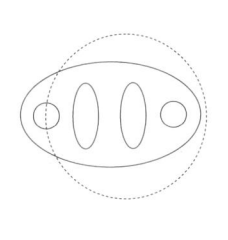

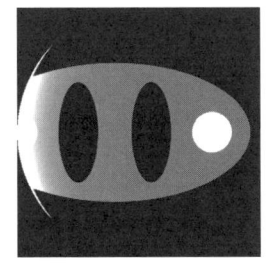

図 7.20 はみ出し。左図点線が検出器のカバーする最大視野

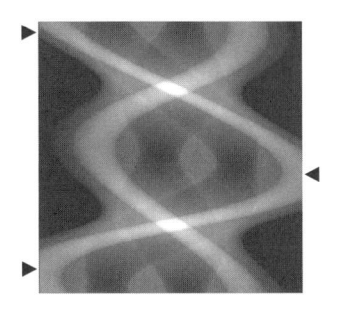

図 7.21 はみ出しで打ち切られたサイノグラム

7.21)。

かなりのはみ出しがあっても視野中央付近にまで及ぶ影響は大きくない。これはコンボリューション関数の形状を見ればうなずける。コンボリューション関数の左右の負値の裾野は距離の2乗に反比例で漸減し，遠方ではほぼゼロである。したがって，コンボリューションの結果は打切り部のすぐ内側では大きな異常値を示すが，打切り部から遠い場所への影響は小さい。

じつはこのトランケーション問題は理論上は解決がついており，完全な画像を再構成することも可能である[9),10)]。実害はそう大きくないので特に対策しないことも多いが，コンボリューション逆投影法などの通常の再構成法の枠内で対策をする場合には，はみ出し部分の投影データを推定で求めることが基本となる[11),12)]。

7.6 リングアーチファクト

R/R方式において検出器・DASのあるチャネルが近傍に比べて特性が多少異なっていると，そのチャネルが担うレイの内接円にリング状のパターンが出る（**図 7.22〜図 7.24**）。検出器・DASが感度やオフセットのドリフトを起こしてしまった場合などが典型である。誤

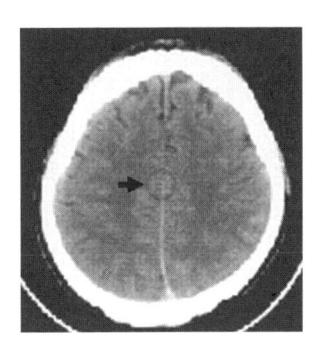

図 7.22 リングアーチファクト

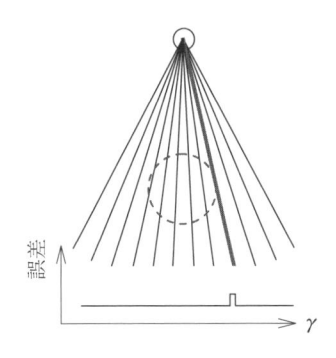

図 7.23 特異なレイ

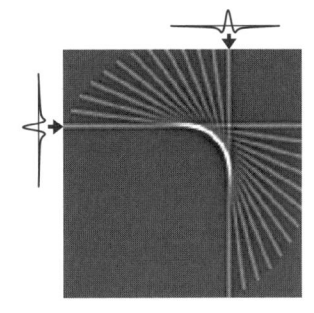

図 7.24 リング生成過程。粗な角度ピッチで，$0 \sim \pi/2$ の範囲の逆投影のみ示した

差が全レイにわたり足並みそろえたものであればリングにはならないが，足並みのそろわない誤差が問題である．基本的にはR/R方式特有のアーチファクトとされるが，他の方式でもまったく起こらないわけではない．レイの値が近傍のレイに比べてわずかにずれていてサイノグラムに縦縞を作るような誤差はすべてリングとなり，回転するX線測定系の異常（例えば，上部スリットに傷がつくなど）でもこれは起こるからである．

リング補正としてはサイノグラム上で微弱な縦縞を抽出し除去する前処理（画像再構成計算の前段階の処理）が基本であり，それでも画像上に残るリングがあれば後処理として画像処理で除去する場合もある．サイノグラムや画像の真の成分を損なわないようにこれを行う技術はノウハウであり，開示されることはない．

レイの特異的な誤差の許容値は画像雑音レベルとリング補正の完成度しだいであるが，達成は容易ではない（5.5節）．検出器・DASの感度ドリフトや非直線性，検出素子加工の微細な凹凸，散乱線カット用コリメータの平板度や傾き，X線焦点の移動など多様な問題をつぶしていくことに努力が傾注されている．

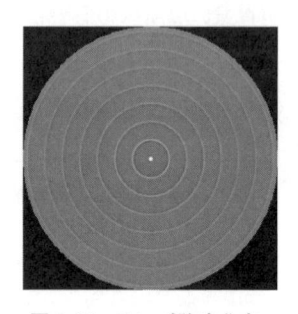

図7.25 リング強度分布。いくつかの検出素子が不良。誤差量はどれも同じ

図7.25のように，リング問題は回転中心付近において顕著であり，回転中心から遠いと問題は出にくい．この理由は，視野中央は全投影角度にわたり同じレイで観測されるのに対し，視野辺縁の画素位置はサイノグラム上の軌跡が大きく左右に振れることからわかるように多数の異なるレイで観測されていることにある．すなわち，平均化効果のためにリング強度は回転中心からの距離の平方根に反比例して穏やかになる．

回転中心から遠いリングはおそらく故障であろうが，回転中心付近で再現性のある弱いリングはキャリブレーションデータ（3.11節）の再収集で解決される場合が多い．

7.7 フォトン数不足

特定方向にだけ検出X線フォトン数が極端に少ないとき，その方向に沿って多数のストリークアーチファクトが発生する．薄いスライスで照射線量不足という条件において，肩や骨盤腔，あるいは腕をおろした体幹部など，扁平な被写体のときに発生しやすい（**図7.26**(a)）．扁平な方向では長距離にわたる減弱でフォトン数が欠乏し，投影データには巨大なフォトンノイズのみならず検出器・DAS系の回路雑音も重畳する．細いストリークはこれらが極端な画像雑音として現れたものである．

このアーチファクトの補正技術の基本は，サイノグラム上で投影データの値が極端に高い局所（**図7.27**）のみ平滑化することである[13],[14]．極端に高い投影データの値はX線減弱が

7.7 フォトン数不足

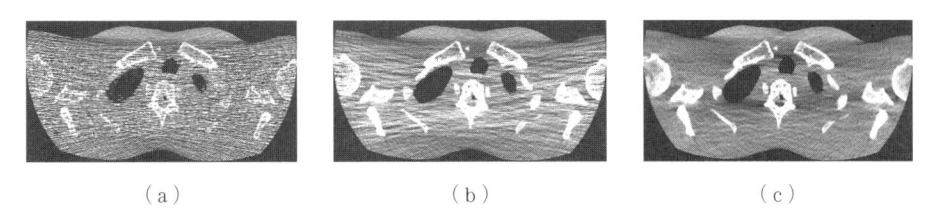

図 7.26 低線量アーチファクト。肩，120 kV, 25 mAs, 2 mm スライス。（a）は補正前，（b）はサイノグラム局所平滑化，（c）は対数変換非線形も除去

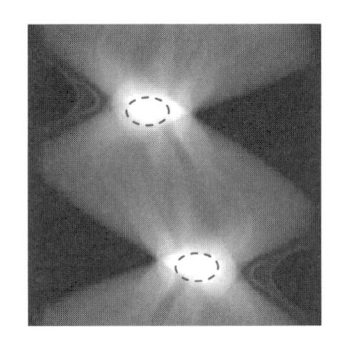

図 7.27 投影データの局所的平滑化

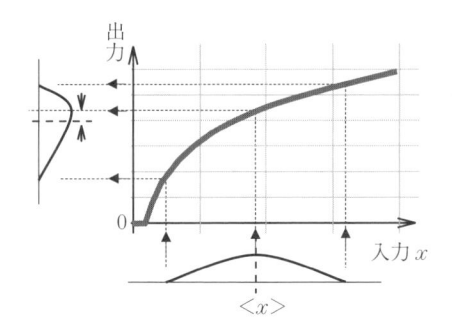

図 7.28 入力が極小のとき，雑音揺らぎは対数変換結果に平均値ずれをもたらす

著しくフォトン数不足のデータであることを意味し，その投影データの雑音は顕著に大きく，その雑音が画像に細いストリークとなって現れるからである。同じことであるが，サイノグラム上で雑音揺らぎが大きい部分を検出して平滑化するのでもよい。サイノグラム全体ではなく局所のみの平滑化なので，画像全体はほとんどぼけない。ぼけるのは極端に雑音の大きいレイが担うもともと診断に耐えなかった部分なので，ペナルティはほとんどない。

　フォトン数不足の状況が極端な場合には，上記の平滑化により細いストリークを消しても太いストリークが残る（図 7.26(b)）。CT 値のシフトも生じている。これは対数変換が関係している。すなわち対数変換曲線は入力 x が極小では曲率が大きい（非線形性が強い）ので，そこでは x が雑音で揺れると対数変換後の値の統計平均は入力平均 $\langle x \rangle$ の対数である $\ln\langle x \rangle$ からずれる（図 7.28）。こういう振舞いは非線形現象の典型である。この統計平均のシフトは投影データを平滑化しても緩和されることはなく，特定方向で平均がずれたレイの集団は太いストリークを作る。図 7.26(c) は，このシフトを回避する処理法による結果である[15),16)]。本例も，CT にとって非線形性は有害であるという一例である。

8章　ヘリカルスキャンの再構成と画質

　CTの画像再構成理論は，投影データを収集している間に被写体の変化はないということを前提にしている。ヘリカルスキャンはこの前提を大きく乱すので，そのまま投影データを切り出して画像再構成に供すると激しいアーチファクトを生じる。z方向に金太郎飴の被写体ならなにも起こらないが，骨などの高コントラスト部がz方向に急変する部分で矛盾が露呈し，これによるアーチファクトをヘリカルアーチファクトという。アーチファクトの発生機序は体動の場合と類似しているので，パターンも体動アーチファクトと類似しており，高コントラストエッジからのストリークが典型である。この回避策として，投影データをどのように加工して画像再構成計算に供するかという点に工夫がなされる。ヘリカル再構成などともいわれるが，画像再構成計算そのものはコンベンショナルスキャンと本質的に同じである。

　本章ではヘリカル特有のデータの扱い方について記すが，シングルスライスとMDCTとでだいぶ異なるし，MDCTではコーン角への対応のしかたも多様なので，原理的な概説にとどめる。また，ヘリカルスキャンの画質挙動についても概説する。ヘリカルスキャンではz方向についてデータの取扱いの特殊性が生じるので，コンベンショナルスキャンの画質特性と比較して直接的に影響を受けるのはSSPであり，SSPに連動しての画像雑音変化である。

8.1　シングルスライスCTのヘリカル再構成

8.1.1　ヘリカル補間（z補間）

　再構成したいアキシャル画像のz座標z_iを設定し，その平面でコンベンショナルスキャンを仮に行ったとしたら得られるはずの投影データの推測値$p'(\gamma, \theta_s, z_i)$を実際のヘリカル軌道で得た投影データから補間計算で求め，画像再構成に供する。これをヘリカル補間といい，z方向について補間計算を行うので，z補間ともいう。なお，θ_sとγは線源の回動角度とファンビーム内のレイのファン角度である（図3.19）。

　基本となる360°補間法では，図8.1(a)のように隣接して実在する二つのファンビーム投影データを用いる。それぞれ同じθ_sであるが，再構成面z_iを挟んで距離z_-とz_+だけ離れているので$p(\gamma, \theta_s, z_i - z_-)$と$p(\gamma, \theta_s, z_i + z_+)$と書く。$p'(\gamma, \theta_s, z_i)$はつぎのように$z_i$からの距離に応じた重み付け加算で定められる。これは要するに直線補間である。

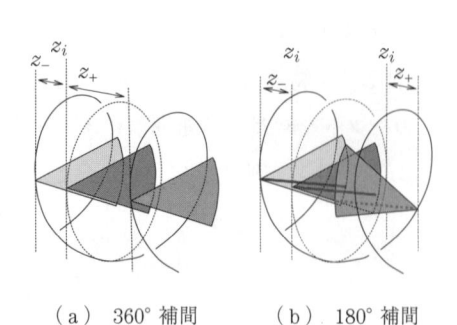

（a）360°補間　　（b）180°補間

図8.1　z　補　　間

8.1 シングルスライスCTのヘリカル再構成

$$p'(\gamma, \theta_S, z_i) = w_- \cdot p(\gamma, \theta_S, z_i - z_-) + w_+ \cdot p(\gamma, \theta_S, z_i + z_+) \tag{8.1}$$

$$w_- = \frac{z_+}{z_+ + z_-}, \qquad w_+ = \frac{z_-}{z_+ + z_-} \tag{8.2}$$

より普通に用いられるのは図8.1(b)の180°補間法あるいは180°対向補間法と呼ばれるもので，ある θ_S と γ のレイの値は，対向するレイの値と同じであることを利用する（式(3.31)および図3.24）。つまり，$p(\gamma, \theta_S)$ と $p(-\gamma, \theta_S + \pi + 2\gamma)$ のうち，z_i により近い z 座標に位置するデータを補間に用いる。この場合360°補間のようにファンビーム全体をまとめて補間するというわけにはいかず，ファンビーム内のレイの1本ごとに異なるファンビームデータをもってきて補間に使う。図8.1(b)の場合，画像再構成面 $z = z_i$ の奥 $z = z_i - z_-$ にあるデータを使うのは360°補間と同じだが，手前のデータとしては対向データを使う。すなわち，つぎの補間式である。

$$p'(\gamma, \theta_S, z_i) = w_- \cdot p(\gamma, \theta_S, z_i - z_-) + w_+ \cdot p(-\gamma, \theta_S + \pi + 2\gamma, z_i + z_+) \tag{8.3}$$

図の例では180°補間の場合の手前のファンビームは360°補間の場合に比べて半回転分ほど z_i に近い位置にあり，すなわち z_+ は小さい。$\varDelta$ を1回転当りの寝台送り量として，360°補間の補間間隔はつねに $z_+ + z_- = \varDelta$ であるが，180°補間の場合は $z_+ + z_- < \varDelta$ となる。1回転分の投影データを補間で求めるのに利用するデータは，z_i を中心として，360°補間では2回転分のデータであるのに対し，180°補間では1回転強のデータにとどまる。

広い z 範囲にわたる投影データを使って得た画像はSSPが広がる（8.1.2項）。コンベンショナルスキャンに比べ360°補間の画像はかなり厚くなるが，180°補間の画像はさほどでもない。これが180°補間のほうが好まれている理由である[†]。しかし，360°補間は大量の投影データが画像に寄与しているから画像雑音は低い。

補間で得た $p'(\gamma, \theta_S, z_i)$ は真の値 $p(\gamma, \theta_S, z_i)$ ではなく単にその推定値であり，補間間隔が大きくなるほど推定誤差は大きい。したがって，ヘリカルピッチが大きくなればこの問題はヘリカルアーチファクトとして顕在化する。補間間隔は180°補間のほうが小さいが，しかしヘリカルアーチファクトは一般に360°補間のほうが穏やかである（図8.2）。この理解は困難ではないが，割愛する。

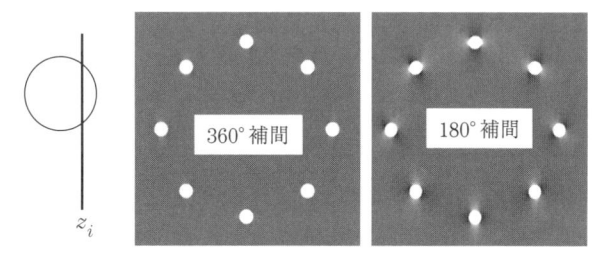

図8.2 シングルスライスCTのヘリカルアーチファクト。球体先端付近（左図）の再構成

[†] 画像雑音とSSPとどちらかに恣意的に比重をおいた優劣比較は好みにすぎない。両者のフェアな総合で評価指数を定義すると，360°補間と180°補間とは理論的画質性能はまったく同じである[1]。

8.1.2 スキャンダイアグラムによるヘリカル補間の理解と画質

スキャンダイアグラムの理解のためにまず360°補間について描き方と意味を示す。線源の回動角度 θ_s と，そこにおいて得られる投影データの z 座標との関係はつぎのとおりである。なお，$\theta_s=0$ のとき $z=0$ を通るとし，Δ は1回転当りの寝台送り量，hp はヘリカルピッチ，T はコリメーション幅である。

$$z=\frac{\theta_s}{2\pi}\Delta \Rightarrow \theta_s(z)=2\pi\frac{z}{\Delta}=2\pi\frac{z}{hp\times T} \tag{8.4}$$

上の式をグラフにして図8.3(a)のようなスキャンダイアグラムを得る。縦軸は $\pm\pi$ を超えたら $\pm\pi$ の範囲に描く。横軸は z であるが通常は $T=1$ として書くのが簡単である。投影データはこの軌跡上に存在する。

図8.3(b)のように，任意の画像再構成位置 z_i を設定すればその左右 z_l と z_r の位置に投影データがそれぞれ p_l, p_r として存在する。この図は図8.1(a)と同様に，再構成位置 z_i を挟む左右の投影データから補間で z_i の投影データを各 θ_s について求めるということを示している。z_l, z_r, p_l, p_r は，それぞれ式(8.1)の z_i-z_-, z_i+z_+, $p(\gamma,\theta_s,z_i-z_-)$, $p(\gamma,\theta_s,z_i+z_+)$ に対応する。

180°補間の場合は，図8.4のようにスキャンダイアグラムには対向データの軌跡 $\theta_{sc}(z)$ も書き込む（C は conjugate あるいは complementary の意味）。$\theta_{sc}(z)$ は単に $\theta_s(z)$ の軌跡を $\pi+2\gamma$ だけ縦方向にずらしたものである。

$$\theta_{sc}(z)=\theta_s(z)+\pi+2\gamma \tag{8.5}$$

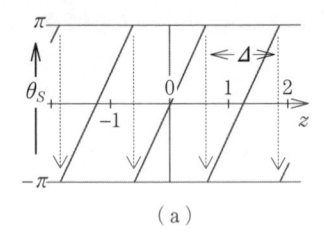

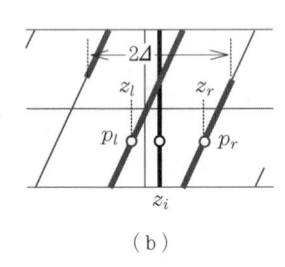

図8.3 360°補間のスキャンダイアグラム。$hp=1.25$。(a)は図の描き方。(b)は再構成画像位置（縦線）と用いられる投影データ（太線）

その理由はつぎのとおりである。スキャンダイアグラム上の座標 (z,θ_s) において得られた投影データ $p(\gamma,\theta_s,z)$ は $p(-\gamma,\theta_s+\pi+2\gamma,z)$ と同じである（式(3.31)）。スキャンダイアグラム上の座標 $(z,\theta_s+\pi+2\gamma)$ で実際に取得されたデータはないが，その位置のデータとして $p(\gamma,\theta_s,z)$ を振り替え利用できる。だから θ_{sc} を θ_s と同じに扱ってよい，すなわち θ_s を $\pi+2\gamma$ だけ進めて図中に書き込めばよい。図的には，対向データとして z をつぎの値 Δz だけ横にずらして得る z_c を書き込むのでもよい。

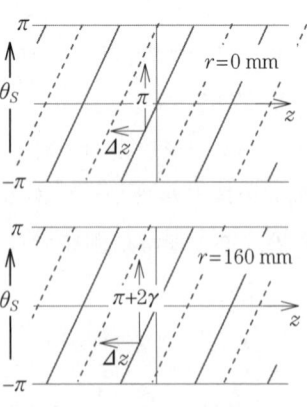

図8.4 対向データ（破線）の位置は r 依存

8.1 シングルスライスCTのヘリカル再構成

$$z_c = z - \Delta z, \quad \Delta z = \frac{\theta_{sc} - \theta_s}{2\pi}\Delta = \frac{\pi + 2\gamma}{2\pi} hp \times T \tag{8.6}$$

通常，対向データは点線で描く。そして実線で書いた本物のデータのほうを実データなどと呼ぶ。なお，対向データのスキャンダイアグラム上での位置は図8.4のように考察する場所（回転中心からの距離 r）依存である。同じことだが，式(8.7)のように γ 依存である。両者の関係は次式である。

$$\gamma = \sin^{-1}\left(\frac{r}{R_F}\right) \tag{8.7}$$

そして，180°補間法はスキャンダイアグラム上で図8.5のように示される。画像再構成に用いるデータの z 座標は $r=0$ なら Δ，$r \gg 0$ でも Δ より少し大きい程度の範囲におさまる。

詳しくは文献にゆだねるが[1]~[4]，補間はつねに画像のシャープさ（この場合はSSP）と画像雑音に影響を与えることを確認する意味で，最も単純なシングルスライスの場合について理論的に扱ってみる。

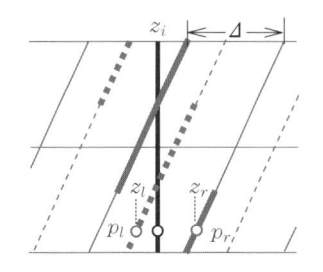

図8.5 180°補間。再構成位置（縦線）と補間に利用する投影データ（太線）。$hp=1.25$, $r=160$ mm

まず，補間結果の雑音を求める。補間はコンボリューションであるという考えに立つ雑音帯域幅による計算がスマートで多様なケースにも応用が利くが，ここでは平易に補間は重み付け加算であるという考え方で行う。

$$x = w \cdot x_1 + (1-w) \cdot x_2 \tag{8.8}$$

x_1 と x_2 の雑音揺らぎの標準偏差はどちらも σ だとする。両者独立であるから x の分散は加算則により

$$\sigma_x^2 = (w \cdot \sigma)^2 + ((1-w) \cdot \sigma)^2 \tag{8.9}$$

直線補間では重み w は0から1まで等確率で発生するから，分散の期待値は

$$\langle \sigma_x^2 \rangle = \int_0^1 \sigma_x^2 dw = \int_0^1 \{(w \cdot \sigma)^2 + ((1-w) \cdot \sigma)^2\} dw = \sigma^2 \int_0^1 (2w^2 - 2w + 1) dw = \frac{2}{3}\sigma^2 \tag{8.10}$$

よって，360°補間の投影データの雑音標準偏差は直線補間によりもとの投影データの $\sqrt{2/3}$ 倍となる。このことから，360°補間の画像雑音標準偏差はコンベンショナルスキャンの $\sqrt{2/3}$ 倍となる。180°補間の場合は，やはり直線補間をしているので投影データの雑音標準偏差は360°補間と同じである。しかし，画像についてみれば，その画像には同じ投影データが2回使い回されている。独立なデータの量は1/2ということで画像雑音は360°補間の

$\sqrt{2}$ 倍，コンベンショナルスキャンの $\sqrt{2}\times\sqrt{2/3}=\sqrt{4/3}$ 倍となる[†]。以上のようにシングルスライス CT ではヘリカルスキャンの画像雑音は hp に依存しない。

一方，SSP は hp に強く依存する。ヘリカル補間の画像はコンベンショナルスキャンの画像に対し補間関数によるボケが z 方向に加わったものである。360° 補間の補間間隔は $\varDelta$ であり，180° 補間の補間間隔は平均的には $\varDelta/2$ である。直線補間は三角形の関数とのコンボリューションであるから，底辺 $2\varDelta$ の三角形の補間関数を $\Lambda(z/\varDelta)$ と書けば SSP はそれぞれ

$$\mathrm{SSP}_{360}(z) = B(z) * \Lambda\left(\frac{z}{\varDelta}\right) \tag{8.11}$$

$$\mathrm{SSP}_{180}(z) \approx B(z) * \Lambda\left(\frac{z}{\varDelta/2}\right) \tag{8.12}$$

ここで，$B(z)$ は X 線ビームプロファイルであり，すなわちコンベンショナルスキャンの画像の SSP である。$B(z)$ はコリメーション幅 T 程度の広がりであるが，$\varDelta \gg T$ すなわち $hp \gg 1$ であれば，補間関数がほぼそのまま SSP となる。通例は $hp \approx 1$ なので SSP の形は式のようにコンボリューションしなければ求まらないが，SSP の広がり σ_{SSP} は 6.4.2 項に示したように簡易に計算できる。

ヘリカル補間をコンボリューションととらえると，コンボリューションに使う関数は直線補間用の三角形に限らず任意であり，幅広の矩形関数を用いることもできる。これは要するに広範囲の z 座標にわたって投影データを平均化して用いるということである（**図 8.6**）。この幅をフィルタ幅（filter width：FW）といったりもする。FW が大きければ画像は多数の冗長な投影データから作られることになり，平均化効果で画像雑音は低減し（ほぼ FW の平方根に反比例），ヘリカルアーチファクトをはじめとするいくつかのアーチファクトもまた緩和する。幅 FW の矩形関数を $\Pi(z/FW)$ と書けば，このときの SSP は次式である。

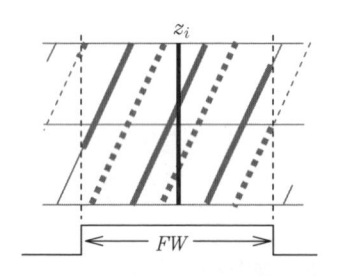

図 8.6 z フィルタで厚い画像にする。画質も平均化効果で落ち着く

$$\mathrm{SSP}_{\mathrm{FW}}(z) \approx B(z) * \Pi\left(\frac{z}{FW}\right) \tag{8.13}$$

z 方向に幅広の関数でコンボリューションするということは z 方向の空間周波数成分の高域を落とすフィルタリングをするということであり，これを z フィルタともいう。z フィルタはシングルスライス CT では主として画像スライス厚選択の自由度のために用いられる

[†] 実機で測定すると 180° 補間の画像雑音はコンベンショナルスキャンよりむしろ低いであろう。θ_s も γ も離散値であり，正確に所望の位置の対向データは存在しないので近傍の投影データから補間で求めるからである。補間によりアキシャル面内の MTF が低下するとともに，雑音がフィルタリングされる。対向データを使う次ページの HFI 法の場合も同様である。

8.2 MDCTのヘリカル再構成，平行ファンビーム近似とzフィルタによる方法

が，MDCTにおいてはヘリカルアーチファクト緩和のためにも不可欠となる。

MDCTではコーンビームを用いるが，4列程度まではコーン角問題は存在するものの[5]，無視してもそう問題はない。したがって，コーンビームの投影データを列数分だけの平行ファンビームで近似して扱い（図3.27），残る問題のヘリカルアーチファクトはzフィルタで対応する[4),6)]。これはシングルスライスCTのヘリカル補間の自然な延長で，4列MDCTで（あるいはそれ以上の列数でも）広く使われている。研究集団により技術詳細や呼称は異なるが，本書ではこれをHFI（helical filter interpolation）法と呼ぶことにする。

スキャンダイアグラムは特にHFI法を検討する場合に有用である。コーン角を無視しているので，単に検出器の列数分だけ軌跡を増やして描けばよく，例として図8.7のようになる。

スキャンダイアグラムを描くための式としてはつぎのとおりである。列数をN_{row}，線源のz座標をz_S，各検出器列（番号n）がカバーする平行ファンビームのz座標をz_n，その列方向ピッチ（コリメーション幅と同じ）をT，1回転当りの寝台送り量を$\varDelta$，ビームピッチをhpとすると

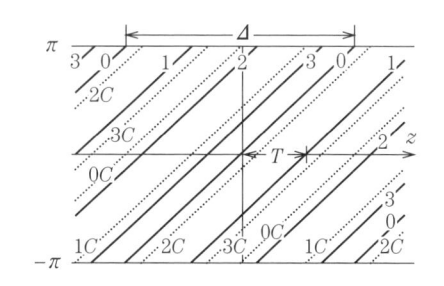

図8.7 MDCTのスキャンダイアグラム。実線は実データ（0,1,2,3），点線は対向データ（$0\,C$,$1\,C$,$2\,C$,$3\,C$）。4列，$hp=0.875$。$r=0$ mm

$$z_S = \frac{\theta_S}{2\pi}\varDelta \tag{8.14}$$

$$z_n = z_S + (n-1)T - \frac{T}{2} \quad (n=0,1,\cdots,N_{row}-1) \tag{8.15}$$

任意のファン角度γについて第n検出器列の対向データの座標をz_{nC}とすると

$$z_{nC} = z_n - \varDelta z, \quad \varDelta z = \frac{\theta_{SC}-\theta_S}{2\pi}\varDelta = \frac{\pi + 2\gamma}{2\pi} hp \times N_{row} \times T \tag{8.16}$$

以上に基づきz_nとz_{nC}との軌跡を描く。図8.8のようにz_nとz_{nC}とは繰り返し入り交じるが，その様子はhpに依存するとともに，γすなわち着目場所のrにも依存する。

仮に180°補間法をそのまま踏襲して画像再構成面を挟む最近傍データで再構成した場合，ヘリカルアーチファクトは顕著となる（図8.9）。このヘリカルアーチファクトの成因は通常つぎのように説明される[7),8)]。使用されるデータはθ_Sが$-\pi$からπへ移動するにつれ，右左と検出器列をわたって移動する。わたる前の検出器列とわたった後の検出器列はそれぞれ固有のコーン角をはじめ固有の癖や誤差をもっている。したがって，補間結果の誤差はわたるところで不連続な変化をする。隣接するθ_Sで不連続な誤差は画像にストリークアーチフ

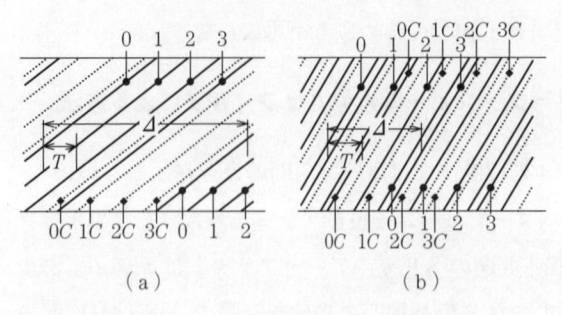

図 8.8 4列 MDCT 平行ファンビーム近似法のスキャンダイアグラム。(a)は $hp=1.5$。(b)は $hp=0.967$。$r=100$ mm

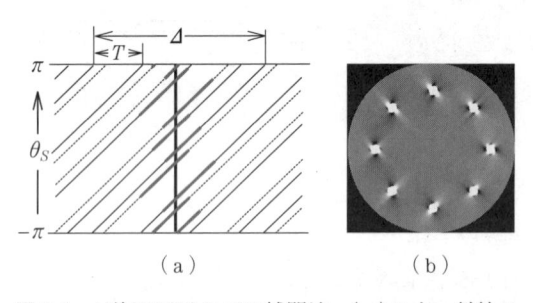

図 8.9 4列 MDCT の 180°補間法。(a)は太い斜線は補間に利用されるデータ。(b)は球体先端部でのヘリカルアーチファクト

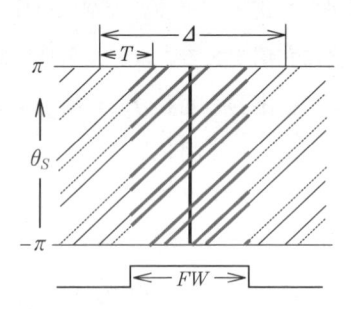

図 8.10 z フィルタリング。フィルタ幅 FW 内のデータはすべて利用(平均値採用)

アクトとして残る。したがって，補間誤差の急変を避けるために使用投影データの z 方向分布範囲を広げる。すなわち z フィルタリングを行う(**図 8.10**)。FW として T 程度もあれば，使用データが検出器列間をわたるとき，そこではわたり歩かないデータも寄与しているため，平均化効果でヘリカルアーチファクトは緩和する。これが HFI 法である。

　画質挙動は，大局的につぎのようになることは明らかである。ヘリカルアーチファクトは，hp が小さいほど補間距離は狭まるから緩和される。そして FW が広いほど平均化効果でさらに緩和される。SSP は補間距離の点で hp が小さいほうがよく，したがってシングルスライスと異なり hp 依存であり，かつ FW が広がるにつれ FW 支配となる。画像雑音もシングルスライスと異なり hp 依存である，すなわち z フィルタを用いている限り hp が小さいほど低減する。FW が広がれば，画像雑音は SSP の増大と連動して低減する。

　HFI での画質挙動を簡潔な式で正確に示すことはできない。第一に，スキャンダイアグラムで示されるようにデータの z 方向間隔は不均等であり，その不均等さの挙動は hp によっても変わるので z 方向補間を簡単な関数で示せない。第二に，z フィルタの特性は実行プログラムの詳細実装設計に依存し，必ずしも幅 FW の矩形関数で表現できない。したがって，詳細は個々の装置メーカ側の発表するデータに依拠することになる[2),9),10)]。

　なお，それら発表されている画質はほとんどの場合回転中心近傍での値である。ところが，HFI 法ではコーン角に由来する問題が露呈するのは回転中心軸付近以外である。例え

ば，SSP は回転中心軸以外では顕著に（しかも無駄に）膨らむ。ヘリカルスキャンの1枚の画像には多数の検出器列が寄与しているから SSP はコンベンショナルスキャンの場合の端部検出器列の画像ほどには悪化しないが，列数が増えれば問題となる。

8.3 MDCT のコーンビームヘリカル再構成

16列程度の MDCT となると，コーン角を無視した方法は SSP のみでなくアーチファクトの点でも無理である（図8.11）。コーンビーム再構成については，ヘリカルスキャンの場合ならば完全な再構成の理論は見つかっており[11]，重要な成果として注目されている。しかしまだ実用には至っていない。実用されているのは数学的に不完全な近似法である。近似法にもいくつかバラエティがあるが，代表的な二つの流れについて概要を記す。

それぞれの方法の説明の前に，画質特性の概要について記しておく。

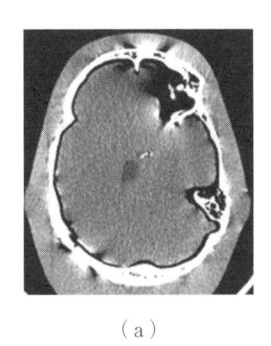

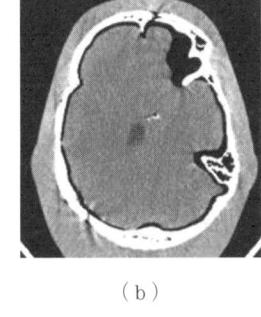

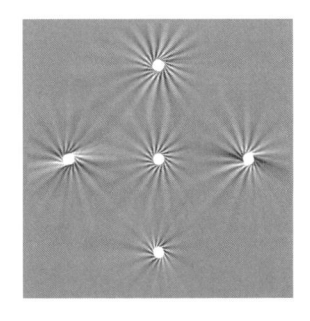

図 8.11　16列ヘリカル MDCT。（a）は平行ファンビーム近似。（b）はフェルドカンプヘリカル法で，残っているストリークはヘリカルアーチファクト。コリメーション幅は2 mm

図 8.12　ヘリカルアーチファクト（風車）とコーン角アーチファクト（左右の球体近傍のシェーディング）。16列，球体先端近傍の斜断面再構成。コリメーション幅2 mm。z フィルタによる SSP の FWHM は3 mm

- コーン角問題はどの装置も皆無ではない。低周波のコーン角アーチファクト（図8.12）や SSP の膨らみとして現れる。しかしコーン角無視の方法でない限り，実用上はさほど問題とはなっていない。
- むしろヘリカルアーチファクトのほうが目立ちがちである（図8.11(b)と図8.12）。ヘリカルアーチファクトは，元を正せば z 方向のサンプリングピッチが粗いことによるエイリアス（折返し）現象なので[8],[12]~[15]，たとえ完全なコーンビーム再構成法でも改善しない。被写体によっては風車（windmill）状に現れ，風車アーチファクトの別名がある。z 方向のサンプリングピッチは検出器の z 方向ピッチで決まるので薄いコリメーション幅で緩和するが，0.5 mm などの最小値でもしばしば問題である。
- したがって，ヘリカルアーチファクト緩和と再構成スライス厚の選択のために，ここでも

z フィルタが頻用される。z フィルタの実行方法は HFI とは違ってくるが[8),16)]，SSP を膨らませる代償のもとに平均化効果で画像雑音とヘリカルアーチファクトを改善するということでは同じである。

8.3.1 三次元逆投影による方法

コンベンショナルスキャンのフェルドカンプ法をヘリカルスキャンに拡張したものであり，コーンビームを検出器列ごとの傾斜ファンビームに分けてコンボリューション補正をするなどはフェルドカンプ法と同じである。もちろん三次元逆投影にあたっては，投影データ取得パスどおりに逆投影するためにヘリカル運動を計算に入れる。この結果，再構成面に寄与する検出器列は θ_S ごとにずれていく（図 8.13）。ここではこれをフェルドカンプヘリカル法と呼ぶことにする。三次元逆投影による計算量の多さは欠点だが，近似法とはいえかなりコーン角問題に対処できており，視野辺縁で SSP が膨らむなどの問題もない。

いくつかの θ_S について円形再構成領域を検出器面へ投影した図 8.14 により，フェルドカンプヘリカル法に限らずコーンビームヘリカル再構成が達成しなければならないポイントが見えてくる。それは線量利用率と hp の自由度の両立である。

コーンビーム以前に，ファンビームのハーフ再構成の条件を満たすために少なくとも $\pi + 2\gamma_m$ の範囲の θ_S にわたって投影データが必要であるが（3.8 節），hp が大きいと必要な θ_S の範囲のうち端の θ_S の投影データは検出器の z 方向カバー範囲をはみ出して欠落することになる。

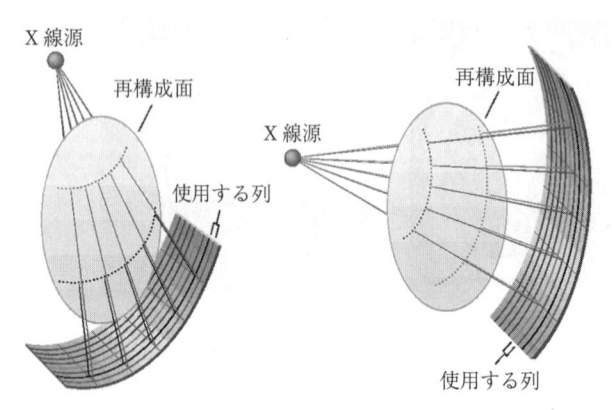

図 8.13 ヘリカルスキャンでの三次元逆投影

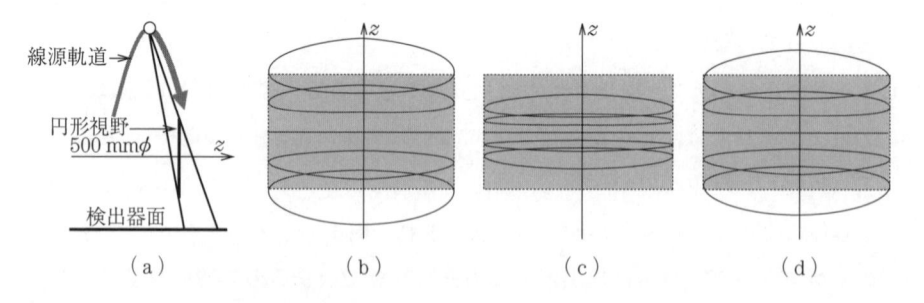

図 8.14 （a）再構成領域の検出器面への投影。hp は（b）が 1.5，（c），（d）が 0.6。θ_S は（b），（c）が $-2, -1, 0, 1, 2$ rad，（d）が $-1.4\pi, -0.7\pi, 0, 0.7\pi, 1.4\pi$。矩形は検出器面。再構成領域は 500 mm$\phi$（$\pi + 2\gamma_m \approx 4$ rad）

多少の欠落ならば端部の検出器列のデータを外挿して用いることで足りるが[17]，大幅な欠落は不可であり，これが hp の上限を定める（図8.14(b)程度）。

一方，hp が小さいときにハーフ再構成の条件を満たす投影角範囲にとどめていたのでは，利用されるのは図8.14(c)のように中央部分の検出器列の投影データだけであり，捨てられるデータは無駄被曝を意味する。この場合図8.14(d)のようにより広い投影角範囲を用いて初めて全検出器列の投影データが活かされる。多量の冗長な投影データを再構成に組み入れて正常な画像再構成をするためには，オーバースキャン（7.2節）のデータの取扱いと類似して，冗長な投影データに対し重み付けをしなければならない[8],[18]。このとき，ヘリカル軌道の端部で（すなわち深いコーン角で）得た投影データについて軽い重みで三次元逆投影をする（図8.15）。三次元逆投影といえどもコーン角問題が皆無ではないので，コーン角アーチファクトを抑制するためにもこのような重み付けとなる。

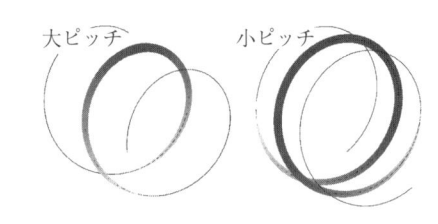

図8.15 使用投影角範囲と重み付け例

このように冗長データを利用することで，使わない検出器列はほとんどないという意味で線量利用率をほぼ100%にすることはできる。しかし，重み付けの結果全検出器列の情報を平等に活かすことはできず，画像雑音は仮に均等重みで画像再構成した場合よりは増える。これは，実質的に線量利用率が多少低下することに等しい。フェルドカンプヘリカル法の実質的線量利用率は斜断面法よりはよいと思われるが，その程度は設計詳細しだいである。

フェルドカンプヘリカル法のコーン角アーチファクトはコンベンショナルスキャンの場合（図3.29）よりも穏やかである。これはつぎのように理解される。コンベンショナルスキャンでは回転中心面付近以外の画像は大きなコーン角の投影データで作られるためコーン角アーチファクトが強い。しかし，ヘリカルスキャンの場合，画像はそこを中心とした所定の z 範囲の投影データから作られる。それら投影データには z 範囲の端部でとられた大きなコーン角のものと当該画像の z 位置近傍でとられた小さなコーン角のものとが混在している。前者は軽い重みで使われ，画像にはコーン角の小さな投影データが支配的に寄与する。

8.3.2 斜 断 面 法

傾いた断面を再構成面として設定すれば，二次元平面の再構成でありながらコーン角の問題をかなり抑制できる[19],[20]。三次元逆投影をせずにすむので，計算量を節約できるのが特長である。

ハーフ再構成に必要な分だけの線源回動角度範囲の投影データを切り出し，切り出された軌道から定まる適切な傾斜角をもつ面を再構成面として設定する（図8.16(a)）。再構成に用いる投影データは，この傾斜面に対し浅い角度でしか交差しない。これら投影データをす

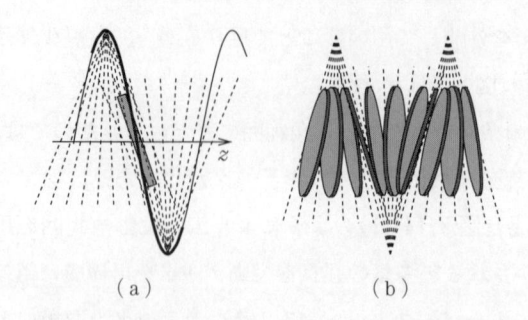

図 8.16 斜断面再構成。再構成に用いる線源軌道にフィットした斜断面(a)，傾斜は画像位置ごとに異なる(b)

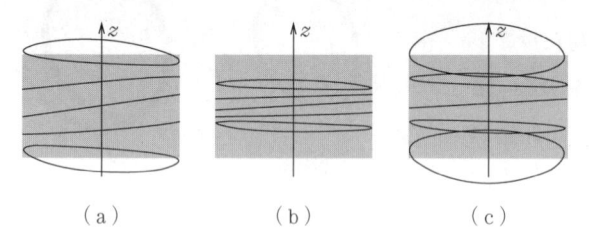

図 8.17 斜断面の検出器面への投影。ビームピッチ hp は(a)が1.5，(b)，(c)が0.6。θ_S は(a)，(b)が$-2,-1,0,1,2$ rad，(c)が$-1.4\pi,-0.7\pi,0,0.7\pi,1.4\pi$ の5か所。矩形は検出器面。斜断面は直径500 mm ($\pi+2\gamma_m\approx 4$ rad)

べてこの傾斜平面内で得たものとして（すなわち個々のコーン角は無視して）扱ってもコーン角問題は小さい。少しずつ使用投影角範囲をずらして図8.16(b)のように斜断面画像群を稠密に得たのち，z方向の画像補間で通常のアキシャル画像を得る。以上が基本コンセプトであるが，斜断面画像を得る工夫でいまのところ三段階あり，順を追って記す。

円形斜断面を検出器面に投影してみると，図8.17(a)は斜断面再構成法にとって適度なヘリカルピッチの場合である。適切な傾きをもった斜断面はハーフ再構成の θ_S の範囲の大部分において検出器面にほぼ直線として投影される。この直線に沿う投影データを拾って，あとは通常の二次元の画像再構成で斜断面画像を作るのが斜断面法である†。ただし，θ_S が投影角範囲の端に近づくと（すなわちヘリカル軌道の端に近づくと）斜断面の影は z 方向に広がり，投影データはこの斜断面に対し大きな角度で交差することを示している。斜断面法ではその交差角を無視するしかないので，コーン角問題はある程度は生じる。この方法は一部により ASSR (advanced single slice rebinning) と呼ばれている。

ASSR には hp の自由度の問題がある。hp が小さい場合，ハーフ再構成の θ_S の範囲であればコーン角の問題は小さいが，中央近傍の検出器列以外のデータは使われないまま捨てられて線量利用率が問題となる（図8.17(b)）。線量利用率のためにより広い範囲の θ_S を用いれば図8.17(c)のように大部分の投影データは斜断面におさまらず，コーン角問題が顕著となる。対処策として，図8.18のようにさらに別の斜断面も再構成する。付加する斜断面は，最初の斜断面が x 軸を軸として傾いていたとすれば x 軸については同じ傾きだがさらに y 軸を軸として別のあおり角で傾けられている。これら付加された斜断面の投影は図

---

† このときコンボリューション補正は検出器列内ではなくヘリカル軌道に沿った斜め方向となる。コーン角問題については理論的にそのほうがよいとされており，斜断面法がフェルドカンプヘリカルより優る点かもしれない。

の検出器面の上部と下部に位置するが，そこではあおり角のためにやはりほぼ直線上に投影され，それら斜断面もコーン角問題が顕著でない画像となる。この方法は一部により AMPR (advanced multiple plane reconstruction) と呼ばれる。

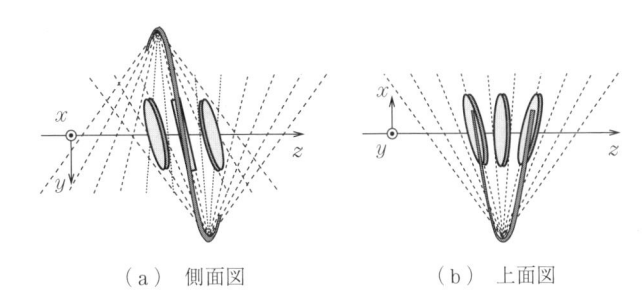

(a) 側面図　　(b) 上面図

図 8.18　線量利用率のために別の斜断面も再構成

AMPR でも検出器面のうち z 方向端部の一部データは利用されないままだが，hp によらず線量利用率は 80% 程度を確保できると報告されている[20]。

64 列などに列数が増えると，コーン角にさらによく対処する改良が必要となる。ハーフ再構成に十分な程度に広い θ_S の範囲を再構成に用いると端のほうの θ_S では斜断面がコーン角にうまくフィットしないため，ハーフ再構成の条件よりもずっと狭い θ_S の範囲で斜断面再構成を行うものである。それを θ_S の範囲を少しずつずらしながらやっていく。これでコーン角についてはほぼ問題ないが，ハーフ再構成の条件を満たしていないのでそれぞれの斜断面画像は異常画像でしかない。しかし，それらの画像を合算すれば，再構成の線形性（3.10 節）により正常な画像となるというものである。これは SMPR (segmented multiple plane reconstruction) と名付けられている[21]。

8.3.3　コーンビームヘリカル再構成の SSP と雑音

設計詳細によるところが大きく正確な記述は困難であり，定性的な概要を述べる。

フェルドカンプヘリカル法の SSP は，z フィルタが施されていない場合はコンベンショナルスキャンのときの式 (6.36) と同じである。それはコンベンショナルスキャンと同様な z 方向補間の状況だからである。すなわち再構成面に最近傍のレイが用いられ，その間隔はコリメーション幅 T 程度であり，そして補間はやはり直線補間を用いるのが普通であろう。T を有意に超える厚さで再構成する場合には z フィルタが施されるが，その場合は式 (6.36) に z フィルタ形状をコンボリューションしたものが SSP である。

斜断面法の SSP は，斜断面に沿わないコーン角をもつデータも斜断面に押し込むため，および斜断面群からアキシャル面を求める補間により，フェルドカンプヘリカル法より多少膨らみうる。

画像雑音の挙動は，コーン角アーチファクトと線量利用率の取合いなどについての詳細設計しだいで，画像に寄与するフォトン数で画像雑音が決まるという原則に照らして大局的なことがいえるのみである。すなわち，z フィルタにより SSP を広くすれば，SSP の幅の平方根に反比例に近い割合で画像雑音は低減する。さらに，画像雑音は hp の平方根に反比例

に近い†。投影データはなるべくすべて利用するように画像再構成詳細を設計した場合は，使用する投影角範囲（すなわち画像に寄与するフォトン数）は hp にほぼ反比例となるからである。

8.4 MDCTによるヘリカルスキャンの画質の場所依存性

MDCTのヘリカルスキャンではハーフ再構成が用いられるケースが普通である。ハーフ再構成の画像には線源軌道側と検出器軌道側とで画像雑音やMTFなどの画質の違いがある（3.7節）。さらに図8.12（線源軌道は画像の下側）のように，アーチファクトも強い場所依存を呈する。同様にSSPも場所依存である。これらの画質分布は，図8.19のようにヘリカル軌道とともに（画像の z 座標とともに）回転していく[22]。

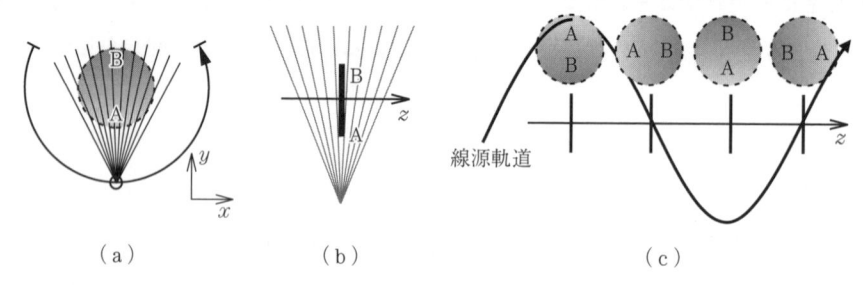

図8.19 ヘリカルMDCTの画質分布。（a）ハーフ再構成により線源軌道側と検出器軌道側で画質差ができる。（b） z 方向サンプリングも検出器軌道側で粗い。（c）画質分布は回転移動する

ヘリカルアーチファクトとSSPの場所依存性は， z 方向のサンプリングが線源側で細かく検出器側で粗であることから生じる（図8.19(b)）。ヘリカルアーチファクトは z 方向のサンプリング問題が根源であるから[8),12)~15)]，線源側で良好である。SSPもまた，焦点が特に大きくない限り z 方向サンプリングピッチが細かい線源側で良好である。原因がサンプリング問題である限り，このような画質の場所依存は避けられない。

画質指標と再構成法によっては回転中心付近でだけ良好な特性値となる場合があるので，回転中心の計測では画質評価を誤る可能性がある。しかし，回転中心以外で測定しようとしても画質はヘリカル軌道とともに回っていく。このことがMDCTのヘリカルスキャンの画質挙動を正しく把握することを面倒にしている。

---

† 画像雑音は hp に依存しないと謳うシステムもあるが，それは hp の選択に連動して管電流を増減する仕組みを前提にしており，また別の話である。

9章　心臓のCT

心臓のCTは少し異色で各章にはまりにくく，最近重要となっていることもあり，一つの章とした。

以前は心臓のCTは電子ビームスキャンにゆだねられていたが，基本画質が十分ではなかった。一方，高速連続回転方式は徐々に高速化し，もはや限界に近いと思われるが1回転約0.3秒に達した。拍動する心臓に比べて十分速いとはいえないが，比較的動きの穏やかな拡張中期や収縮末期をうまくとらえれば静止画に近い画像を得ることも可能である。

そして，特にMDCTの列数が16列に達して以後は，短時間に，すなわち高濃度の造影タイミングを逃さずに，患者に過度の息止め負荷を強いることなく，薄いスライスの画像を稠密なピッチで心臓全体について得ることが可能となった。弁や心筋疾患は別として，冠動脈疾患のCT造影検査は従来の侵襲的な検査に代わりほぼ定着している（図9.1）。

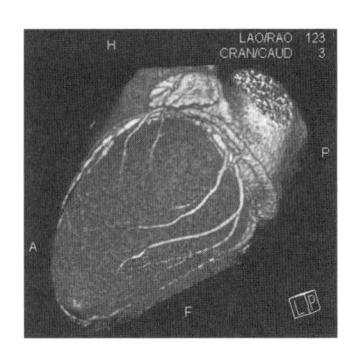

図9.1　冠動脈の三次元画像。DSCT（時間分解能83 ms），再構成スライス厚0.75 mm，再構成間隔0.5 mm。心拍68 bpm

9.1　時間分解能とハーフ再構成

画像1枚に寄与する投影データの時刻分布をTSP（time-sensitivity profile）という。時間分解能（temporal resolution）の定義は必ずしも明確ではないが，TSPの半値幅（FWHM）のことをいう場合が多い。これがシャッター時間であり，心臓の拍動に比べて十分短くなければ，体動によるボケとアーチファクトが問題となる。

CTで時間分解能を向上するにはハーフ再構成が基本となる。本節ではハーフ再構成の再吟味を兼ねて，そのTSPと時間分解能について解説する。なお，これまで述べた各種画像再構成法のうち，HFI法の時間分解能はハーフ再構成で論じることはできず挙動は複雑である。しかし，HFI法はもはや心臓のイメージングに使われることはない。

ハーフ再構成に必要なθ_sの範囲は$\pi+2\gamma_m$であり，したがって，TSPは裾から裾という意味では$(\pi+2\gamma_m)\times$(回転時間$/2\pi$)の広がりをもつ。しかしハーフ再構成においては投影データは重み付けされる（3.8節）。θ_s方向についての重み付けのプロファイルは，図3.25のように場所依存である。θ_sを時間に換算すればこの重み付けプロファイルがTSPそのものであり，したがってTSPは場所依存である。重み付けプロファイルの半値幅は，視野辺

縁近く（図 9.2 の B）では $\pi+2\gamma_m$ に近いが，回転中心付近（$\gamma\simeq 0$，図 9.2 の O）ではほぼ π である．心臓を回転中心付近に位置させれば，心臓については TSP の半値幅はほぼ半回転分の時間であり，これがハーフスキャンの心臓の画像の時間分解能である．現在の高速スリップリング CT なら，これで心臓のイメージングも心位相によっては射程に入る．なお，線源軌道側（図 9.2 の A 側）に心臓を位置させればより高い時間分解能を得られそうだが，線源は心拍とは無関係に回転しているので，所定の心位相のときに線源が A の側にくるかは不定であり現実的ではない．

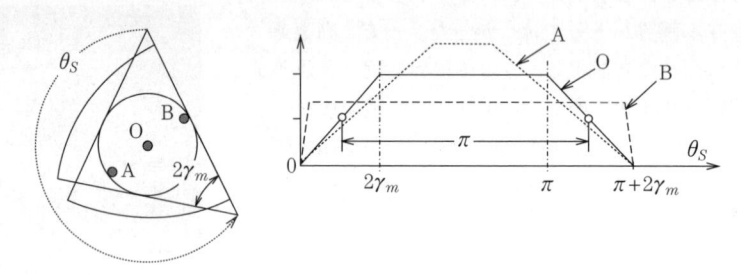

図 9.2　ハーフ再構成で画像に寄与する投影データの重み．図 3.24 も合わせて参照のこと

9.2　心電図同期

CT で心臓の静止像を得るためには心電図同期（ECG ゲーティング，electro-cardiogram gating）が必須である．心電図同期法には，2 通りある．

プロスペクティブゲーティング（prospective gating）とは，心電図により所定の心位相を見はからいスキャンすることである．高速連続回転をしながら心電図にタイミングを合わせて X 線曝射することで無駄被曝を減らせる．これはコンベンショナルスキャンと組み合わせて用いることになる．

他方のレトロスペクティブゲーティング（retrospective gating）が主流であり，心電図のデータを投影データとともに継続的に収集し，スキャン後に所望の心位相の投影データを抽出し，画像再構成する．これはヘリカルスキャンの場合に用いる．事後処理なので任意の心位相の画像を再構成できる．しかし，継続的曝射による被曝は大きいので，特定心位相だけにしか関心がない場合は関心外の心位相のタイミングでは管電流をプロスペクティブな自動制御で低減することも行われる．このように心電図に同期して管電流制御することをECG dose modulation という．

9.3 具体的スキャン法

（1） コンベンショナルスキャンでハーフスキャン　プロスペクティブゲーティングでコンベンショナルスキャンによるハーフスキャンを各位置ごとに繰り返していくという，シンプルな方法である。時間分解能は半回転の時間であり十分短いとはいえないが，高心拍でなければ妥当な静止画像を得ることができる。

スキャン間休止時間（1秒近くの寝台送り時間）を考慮すると，よほど低心拍でない限り2心拍に1回程度のペースでスキャンを繰り返すことになる（図9.3）。したがって，列数の少ないMDCTでは，心臓全体について薄いスライスで稠密な画像を得るには長大なスキャン時間を要し，現実的ではなかった。しかし，64列のMDCTでは4～5回位置を変えてスキャンすれば（例えば，0.5 mm×64列×5回＝160 mm），心臓全体をカバーできるので，所要時間は問題とならない。不整脈に対応しやすい（不整脈をとらえたらその位置のスキャンはつぎの心拍まで待つことができる）ことと，無駄被曝を低減できるという点では，現在主流のパッチワーク法に優る[1]。

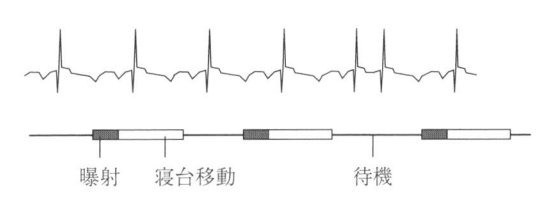

図9.3　ECGゲーティング（プロスペクティブ）でコンベンショナルのハーフスキャン

（2） ヘリカルスキャンでハーフ再構成　小さなピッチでヘリカルスキャンをし，事後にレトロスペクティブゲーティング，すなわち各心拍で所望心位相のタイミングを中心にハーフ再構成に足るだけの投影データを切り出して再構成する。

1心拍ごとにしか画像が得られないわけだから，1心拍の間に全ビーム幅 $N_{row}T$ を超える寝台移動をすれば画像は z 方向について歯抜けとなる。歯抜けを起こさない最大のヘリカルピッチはつぎのように概算される。ここで，v は寝台移動速度，t_{RR} はR波間隔すなわち心拍周期，t_{rot} は1回転の時間，hp はこの場合ビームピッチである。

$$v \leq \frac{N_{row}T}{t_{RR}} \tag{9.1}$$

$$hp = \frac{1}{N_{row}T} \varDelta = \frac{1}{N_{row}T}(v \cdot t_{rot}) \leq \frac{t_{rot}}{t_{RR}} \tag{9.2}$$

すなわち高速回転の装置ほど，心拍の遅い患者ほど hp を下げなければならない。心拍60 bpm（beat per minute）で0.4秒回転なら hp は0.4以下である。心拍は一定せず不整脈もありうるので，実際にはさらに hp を下げることになる。

この方法も時間分解能は半回転分の時間止まりで，あまり用いられてはいなかった。しかし，最近のDSCTでは回転中心については1/4回転強でハーフ再構成に足るデータがそ

ろい（図4.18(b)），回転中心では1/4回転（0.35秒回転なら83 ms）の時間分解能を得る。DSCTで次項のパッチワーク法を用いるとさらに時間分解能は向上しうるが，本方法の時間分解能は患者の心拍にかかわらず確保できる固定値である。高心拍の患者では，DSCTにおいてはむしろ本方法のほうが安定した画像を得られるとされている[2]。

（3） ヘリカルスキャンでパッチワークハーフ再構成　　これが現在最も普通に行われている方法であるが，前記（2）よりもさらに小さな hp でスキャンする。そして**図9.4**のように，複数の心拍にわたる投影データから小さな時間窓の範囲で所望心位相のデータのセグメントを切り出し，セグメントをパッチワーク（つぎはぎ）してハーフ再構成に足る投影データの1セットを作り上げる[†]。同じ場所についてセグメントの数だけデータ収集が繰り返される必要があるため，hp は小さくしなければならない。典型的には0.2弱の hp で運用されており，被曝は大きい。

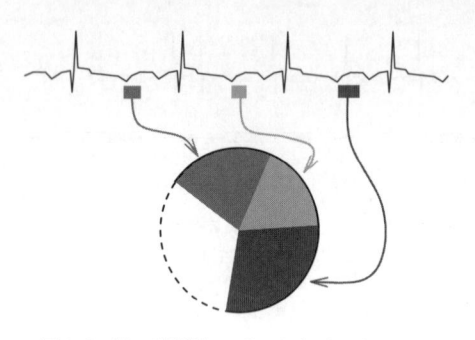

図9.4　狭い時間窓のデータをパッチワーク

この場合，時間窓の広がりが時間分解能である。ハーフ再構成に足りる投影角範囲が例えば0.6回転だとして，セグメント数を3とすると，最適条件では0.2回転相当の時間分解能（0.35秒回転なら70 ms）が得られる勘定である。ただし，これがうまくいくのは回転速度と患者の心拍とが適切な関係にあるときである。心拍と回転とが近い値となると複数心拍にわたって同様の投影角のデータしか得られず，時間窓を広げないとパッチワークできない。最悪の場合，心拍と回転時間が同期してしまえば1セグメントだけの単純ハーフ再構成となる。この問題は患者心拍に応じて適切な架台回転時間を選んで運用することで緩和はされるが回転時間は離散的にしか選べないし，心拍の変動は必ずあるため，セグメント数を増やすほど時間分解能が向上することにはならない。したがって，通常運用ではセグメント数は2かうまくいって3である。

現状の装置では70 bpm程度を超える高心拍ではよい結果は得にくく，施設の判断となるが高心拍の患者には心拍を抑制する薬剤（β ブロッカーという）を投与している。また，これはパッチワーク法に限らないが，不整脈が著しい，顕著な石灰化巣を伴う，などの場合にも好結果は得にくい。まだ発展途上といえる。

パッチワークの実際はそれほど簡単でもない。各セグメントは別の時刻のデータであり，

[†] パッチワーク法とは本書だけの造語である。企業や研究者集団ごとに用語が異なり，例えばA集団はこれをセグメント再構成と呼ぶが，B集団ではそれはハーフ再構成のことであり本法はマルチセクタ法と呼ぶ。C集団ではまた異なる。混乱するため本書ではそれら用語を避けた。

心臓の動きや呼吸停止状態は少しは違っている。また，線源の z 位置が異なるのでコーン角も異なっている。そのような食い違いをもつ投影データをパッチワークしたとき，継ぎ目での不連続な誤差はアーチファクトを招く（画像再構成は不連続誤差にもろい）。詳細は公表されていないが，対処としては少し時間窓を広くしてセグメントどうしがオーバーラップするようにし，オーバーラップ部はフェザリング（7.2 節）することになる。これにより，TSP の半値幅でいう時間分解能は変わらなくても TSP の裾野は広がり，実質的な時間分解能は公称値よりも少し悪化する[†]。

なお，パッチワーク法はヘリカルスキャンで発展したものだが，本格的なコーンビーム CT（4.9 節）ではコンベンショナルスキャンでパッチワーク法を行う。コンベンショナルスキャンであればコーン角の食い違いはないのでパッチワークは容易であり，さらには被曝低減のためにプロスペクティブゲーティングによるパッチワーク法も容易となる。

[†] この場合，時間分解能を落として心臓の動きによるアーチファクトを緩和している。スキャン速度による時間分解能向上は体動アーチファクト改善に直結するが，画像再構成による時間分解能と体動アーチファクトの関係は，7.2 節の例もそうであるがしばしば逆なのである。

10章 被　　　曝

　CTは本質的にX線被曝(ばく)の大きなモダリティである。簡易な検査と濃厚な検査とでは大きく変わるが一般的検査の実効線量は，胸部で6〜8 mSv，腹部で8〜13 mSvといわれている。これは胸部単純X線検査の100倍程度に相当し，SPECT/PETなどの核医学検査に比べても数倍高い。ダイナミックスキャンや体幹部全体のスキャンでは50 mSvに及ぶ。最近行われるようになってきた脳灌流（パーフュージョン）検査では1 Gy近い吸収線量[†]にもなりうる。CTは検査数としてはX線検査全体の一部にとどまるが被曝線量は半ばを占めており[1]，世界的にも同様の状況である。

　したがって，CTの被曝についての関心は高まっている。運用にも設計にも無駄な被曝を最小にする努力を求められるし，被曝程度を把握する必要もある。日常的に実効線量を取り扱うことは現実的でないので，吸収線量で把握する。CT固有の測定や計算による吸収線量をCTDI（CT dose index）という。最近のCTではCTDIおよびそれに関連する数値をスキャン計画段階で表示するようになっている[2]。

10.1　被曝線量の指標と計測

　委細は文献などにゆだね[3〜7]，本節では最小限の記述をする。
　測定用のファントムには表面近傍と中央とに孔があり（図10.1），そこへ長尺の電離箱線量計を挿入し，ファントムをスキャンする。ファントムは頭部用として直径160 mm，体幹部用として直径320 mmのアクリル製を使うが，別のサイズを指定するガイドラインもある。

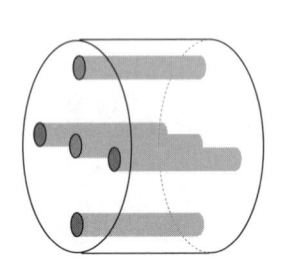

図10.1　被曝線量測定ファントム

　CTDIとは公称1 cmのコリメーション幅の画像1枚当りに換算した吸収線量である。その基本的な定義式は，線量計の場所でのz軸方向についての線量プロファイルを$D(z)$，コリメーション幅をT〔cm〕，N_iをそのテストでできる画像の数（シングルスライスCTならN_i回のコンベンショナルスキャン，列数がN_{row}のMDCTでM回のコンベンショナルスキャンなら$N_i = N_{row} \times M$）とすると

$$\mathrm{CTDI} = \frac{1}{N_i T} \int_{z_1}^{z_2} D(z)\, dz \tag{10.1}$$

$D(z)$は$N_i = 1$であっても半影のために矩形ではなく，さらに体内散乱で長い裾野をもつ

[†] 放射線に不慣れな読者へ：mGy（ミリグレイ）はおもに急性の放射線障害に関係する局所的吸収線量の単位。mSv（ミリシーベルト）は全身的な放射線影響のリスクを示す実効線量の単位。意味は違うが，両者は似たような数値となる。

(図 10.2)。これをすべてとらえることが望ましいが，線量計の感度範囲で z_1, z_2 が制限される。通例は多数回位置をずらしたスキャンで測定するので，その場合 z_1, z_2 からのはみ出しはしばしば無視できない。

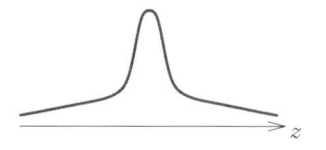

図 10.2 $N_i=1$ のときの $D(z)$

z_1, z_2 を不定とせずに ±50 mm の範囲と規定したものが CTDI_{100} である。

$$\text{CTDI}_{100} = \frac{1}{N_i T} \int_{-50\,\text{mm}}^{+50\,\text{mm}} D(z)\, dz \tag{10.2}$$

さらに，ファントムの中央と辺縁部とでは吸収線量は異なるので表面と中心とを重み付け平均したものが，CTDI_w（CTDI weighted）である。

$$\text{CTDI}_\text{w} = \frac{1}{3}\text{CTDI}_{100}(\text{中心}) + \frac{2}{3}\text{CTDI}_{100}(\text{表面}) \tag{10.3}$$

さらに，ヘリカルスキャンなどで広範囲をスキャンしたときの指標として CTDI_vol がある。直接的に測定するのは長大なファントムや線量計を要するので，通常は CTDI_w から換算する。

$$\text{CTDI}_\text{vol} = \frac{N_\text{row} T}{\varDelta} \text{CTDI}_\text{w} \tag{10.4}$$

N_row は MDCT の列数，$\varDelta$ はヘリカルのときは 1 回転当り寝台送り量〔cm/回転〕，コンベンショナルスキャンのときは 1 回スキャン当りの寝台送り量〔cm/スキャン〕である。

CTDI のように厚さ 1 cm の画像 1 枚当りではなく，体軸方向単位長当りの線量という考え方による MSAD (multiple scan average dose) という指標もある。多数回のスキャンを繰り返したときのスキャン範囲中央付近でのプラトーの吸収線量である。シングルスライスのコンベンショナルスキャンであれば，1 回ごとの寝台送り量 $\varDelta$ としたとき，次式である（図 10.3）。

$$\text{MSAD} = \frac{1}{\varDelta} \int_{-\varDelta/2}^{\varDelta/2} D(z)\, dz \tag{10.5}$$

上式はつぎのようにも書け，$\varDelta = T$ ならば MSAD は基本的には CTDI と同じような値となるべきものである。

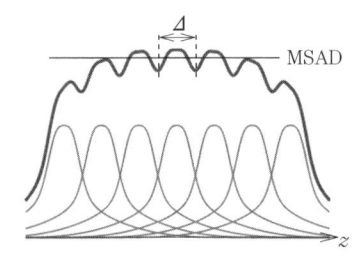

$$\text{MSAD} = \frac{T}{\varDelta} \text{CTDI} \tag{10.6}$$

図 10.3 シングルスライス CT でピッチ $\varDelta$ の多数回スキャンの $D(z)$

MDCT であれば，CTDI との換算関係は次式である。

$$\text{MSAD} = \frac{N_\text{row} T}{\varDelta} \text{CTDI} \tag{10.7}$$

MSADは，スキャンの稠密度による被曝線量の大小をも反映した指標ではあるが，$D(z)$の積分値ではなく$D(z)$そのものを計測しなければならず，稠密に配置した多数のTLD（thermoluminescence dosimeter，熱ルミネセンス線量計）などを要する。したがって，計測は簡易とはいいがたく，CTDIほどには用いられていない。

CTDIやMSADの線量指標は当初シングルスライスのコンベンショナルスキャンに対して定義されていたもので，その後ヘリカルスキャンさらにはMDCTの登場に合わせてなんとか適応すべく改変されてきたものである。その結果，錯綜気味となっているとともに，あまり正確な指標とならない場面も生じている[8]。特にファントムの長さや測定範囲100 mmの制約のために，真の線量よりだいぶ過小評価となるという指摘もある[9]。

患者の被曝の総量を示す指標として，DLP（dose-length product）も用いられる。コンベンショナルスキャンではDLP＝$CTDI_w$×ガントリ回転数×$N_{row}T$，ヘリカルスキャンではDLP＝$CTDI_{vol}$×撮影範囲長である。

過剰な被曝を回避すべく強制力は伴わないがガイドラインが存在する。海外では$CTDI_w$で成人頭部60 mGy，成人腹部35 mGy，小児腹部25 mGyというのが一例である[10]。日本では，$CTDI_{vol}$で成人頭部60 mGy，成人腹部20 mGyという値が提案されている[11]。

10.2 被曝低減技術とMDCTの被曝関連因子

例えば，管電流を上げれば比例して被曝が増えるなど，画像雑音に関連する因子はほとんどが被曝に直結することは自明である。ここではそれらは省略し，トピックス的なことや，あまり認識されていないかもしれないことを一部記す。

画像再構成法の革新により同じ線量でもより高画質が得られるとすれば，それが最善である。しかしながら，実用されている再構成法は少なくともファンビーム再構成の範囲では投影データの情報を十分活用しており，理論的な改善余地はない（あってもわずか）とわかっている[12]〜[14]。したがって，課題は画像に寄与しない無駄被曝を探して減らすことである。

無駄被曝の削減ということでは，一般にAEC（auto exposure control）と呼ばれる自動露出機構が成果をあげており，多くの装置で実用されている[15]。体厚の厚い部位では所定の画像雑音レベルに抑えるために大線量を要するが，肺野などあまりX線減弱しない部位は低線量でも足りる。したがって，管電流は部位ごとに適正化されるべきであるが，ヘリカルスキャンの途中にオペレータが介入して条件変更するタイミングはない。この線量条件の自動変更を行うのがAECである。スキャン計画用の位置決め画像（X線管位置を固定して寝台を動かして得るラジオグラフ画像）をもとにCT装置は患者の体厚の分布を事前に大体把握できる。あるいはスキャン中の検出器出力の増減により管電流の過不足をリアルタイムで算定することも可能である。このようにしてスキャン位置と連動して管電流を自動制御

(dose modulation) するAECは，広範囲のヘリカルスキャンを行うときに有効であり，部位によっては従来の半分程度の被曝線量で診断能を維持した画像を得ることもできる。さらには，投影方向と連動して迅速に管電流を増減させるAECも行われるようになってきた。例えば，比較的扁平な体幹部のようにX線減弱は上下方向よりも左右方向に著しいとき，上下方向は管電流抑制，左右方向は管電流増大となるように制御するものである。

MDCTではシングルスライスCTより被曝低減できているという報告を散見するが，被曝増大するという報告[16),17)]もある。画質などの条件を両者で十分にそろえて比較することの難しさからきた相違であろう。じつはMDCTには以下のように固有の無駄被曝があり，純技術的にはMDCTはシングルスライスCTより被曝が大きいと考えられる。

MDCTの最も大きい無駄被曝因子は図10.4のオーバービーミングファクタ（over-beaming factor）である[8),18)]。MDCTでは，画質確保のために検出器全面がつねに（焦点移動があっても）本影で覆われるように，X線ビームはz方向に十分厚くしている。この結果，半影はもとより一部の本影も検出器からはみ出して無駄被曝となる。この無駄線量の割合は薄いコリメーション幅で列数が少ないときに顕著である。

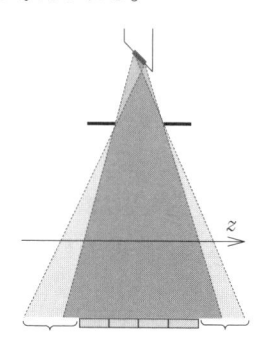

図10.4 オーバービーミング

もう一つの無駄被曝として，MDCTのヘリカルスキャンには図10.5のオーバースキャンファクタ（over-scan factor）の問題がある。ヘリカルスキャンで照射したz方向範囲の両端部付近は，画像再構成に足りるだけの投影データが存在しない。言い換えれば，画像化すべき範囲を超えて前後に余分にスキャンしなければならない。列数の多い（すなわちスキャン範囲の割に回転数が少ない）MDCTほどこの無駄被曝の割合は増える。スキャン範囲が狭い小児の検査では顕著な問題となり，16列のMDCTですでにオーバースキャンファクタのために数10%の無駄被曝を伴うと報告されている[19)]。これは64列ともなると大きな問題で対処として上部コリメータのダイナミック制御（ヘリカルスキャンの開始時と終了時では開口を狭める）を行う装置も登場している。

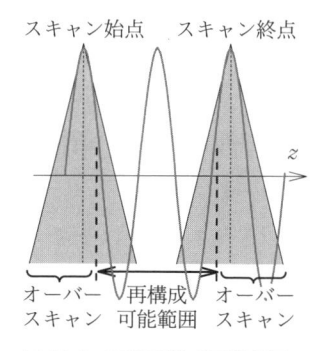

図10.5 画像再構成可能範囲とオーバースキャン

以上のほかにもいくつかある。MDCTの検出器は二次元的に仕切を設けるためデッドスペースの割合が増える（幾何効率が低下する），コーンビームヘリカル再構成の線量利用率は100%に届かない（8.3.1項），散乱線が持ち込む余分なフォトンノイズも皆無ではない，などである。これらの影響の程度はまだ明らかにされていない。

第Ⅱ編 MRI

11章 MRIの概要

人体用の磁気共鳴イメージング（magnetic resonance imaging：MRI）はCTよりやや遅れて製品化され，現在では医用画像診断装置として確固たる地位を築いている。本章ではMRIの特質と開発の歴史について概説する。

11.1 MRIとは

MRIは体内に多く存在する水素の原子核である陽子の磁気スピンの磁気共鳴現象を利用して体内の断層像，血管像などを画像化する手法である。MRIでは，ある一定強度の静磁場によって磁気共鳴現象によるMR信号を検出可能なレベルとし，高周波磁場を照射することにより磁気共鳴現象を起こし，静磁場方向の磁場の大きさを空間的にわずかに変える傾斜磁場によって画素に位置情報を付与し，組織における磁気共鳴現象のパラメータの差をコントラストとして画像化している。図11.1に典型的なMRI装置の外観例を示す。

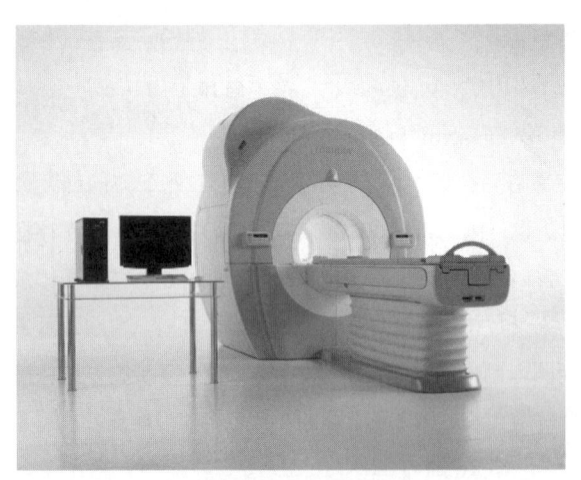

奥は本文の三つの磁場を発生する装置の入った架台。
右手前は寝台

図11.1　MRI装置の外観例

さて，MRIはCTと比べて以下の特徴がある。

① 軟部組織に対するコントラストが高い。
② 複数のコントラスト・パラメータを用いて多様な形態診断画像を提供可能である。
③ 水素（^{1}H）以外にリン（^{31}P），炭素（^{13}C）などの核種を利用した代謝画像や造影剤なしで拡散や脳機能画像などの機能画像を提供可能である。
④ 任意方向の断層撮影が機械操作なしに容易に行える。

⑤ 電離放射線を使用しないため被曝の問題はない。

上記の特徴により，MRIはCTとともに医用画像診断の重要な一翼を担っている。

11.2 MRIの歴史

核磁気共鳴（nuclear magnetic resonance：NMR）現象は磁性の源である核磁気（nuclear magnetism）を測定する際に発見されたもので，1938年にコロンビア大学のラービ（Isidor Rabi：米国，1944年ノーベル物理学賞）らがある周波数の電磁波でエネルギー遷移が生じることを観測し，その知見を礎に1946年にハーバード大学のパーセル（Edward Purcell：米国）ら[1]，スタンフォード大学のブロッホ（Felix Bloch：米国）ら[2]がそれぞれ後述する磁気モーメントの歳差運動の測定法へと発展させた[3,4]。腫瘍の鑑別を目的とした臨床診断学へのNMRの応用は1971年にニューヨーク州立大学のダマディアン（Raymond Damadian：米国）によって *in vitro* ではあるがラットを対象として行われ，肝臓における正常組織，悪性・良性腫瘍の磁気共鳴現象における緩和時間が有意に異なることが報告されたことにより始まった[5]。このときに観測されたNMR信号の発生には1950年にイリノイ大学のハーン（Erwin Hahn：米国）が提案し[6]，1954年にカー/パーセル（Herman Carr/Edward Purcell：米国）が拡張したMRI（磁気共鳴診断装置）の基本となるスピンエコー（spin echo）法と呼ばれるパルス励起法が用いられていた[7]。

画像化への第一歩は1973年にニューヨーク州立大学のロータバー（Paul Lauterbur：米国）らのズーグマトグラフィ（zeugmatography）と呼ばれるCT画像再構成と同一の方法を利用して画像を得たことから始まった[8]。これは上記のパルス励起法によって得られたスピンエコー信号を観測する際に画像の画素位置に応じて磁場強度を線形に変える傾斜磁場を併用して，画素の位置の識別を行う手法である。ついで，ノッチンガム大学のマンスフィールド（Peter Mansfield：英国）らは同年に，上記の手法に特定の断面を選択的に励起する方法を組み合わせて任意のスライス厚の断層像を得た[9]。そして，現在のMRIで広く使用されているフーリエ変換法，あるいはスピンワープ（spin warp）法とも呼ばれる手法による画像化が1975年にスイス連邦工科大学のエルンスト（Richard Ernst：スイス）ら[10]，1980年にアバディーン大学のエーデルシュタイン（William Edelstein：英国）ら[11]によってそれぞれなされた。

上記の画像化手法の考案とほぼ並行して，撮像時間を短縮するための高速イメージング法が数多く提案された[12]。まず，傾斜磁場の反転によりMR信号を得るグラディエントエコー（gradient echo）法と呼ばれる手法を利用した最速イメージング法として1977年にMansfieldによってエコープラナー（echo planar）法と呼ばれる方法が提案され[13]，1980年代以降の静磁場の高磁場・高均一化，傾斜磁場の高強度・高速スイッチング化に後押しさ

れて1983年にPykettら[14]により臨床応用されるに至った。一方，きわめて短い励起間隔で生じる定常状態（steady state）と呼ばれる現象をうまく利用した多様な高速グラディエントエコー法が考案された。さらに，スピンエコー系の高速イメージングとして高速スピンエコー（fast spin echo）法が開発され，いずれも広く臨床に適用されている。

ハードウェアとして上記の静磁場・傾斜磁場の高性能化に合わせて，高周波磁場である送受信コイルの高効率・高均一化や多チャネル受信コイルとその構成を利用したパラレルイメージングと呼ばれる画像化法により高画質のリアルタイム撮像ができるまでに至っている。

なお，上記のMRIにかかわる研究者の多くは以下のようにそれぞれノーベル賞を受賞している。

Purcell/Bloch（1952年：物理学）

Ernst（1991年：化学）

Lauterbur/Mansfield（2003年：生理学医学）

12章　磁気共鳴現象

　磁気共鳴現象[1)~9)]は厳密には量子論によって記述されなければならないが，その概念はMRIの主対象である水素（^{1}H）の原子核，つまり1個の陽子（プロトン）における古典力学の観点から見るとわかりやすい。よって，古典力学から量子論の順に磁気共鳴現象を説明する。

12.1　磁気モーメントと歳差運動

　図12.1に示すように原子核を構成している陽子は自転（スピン）しており，その回転運動によりスピン角運動量 $\boldsymbol{J}$ を有するとともに，荷電粒子が回転することにより磁気双極子モーメント $\boldsymbol{\mu}$（以下，磁気モーメントと記す）も有している。この二つの量は

$$\boldsymbol{\mu} = \gamma \boldsymbol{J} \tag{12.1}$$

の関係で表され，比例定数 γ を磁気回転比（magnetogyric ratio）と呼び，その値は核種により異なる。さて，**図12.2**のように磁気モーメント $\boldsymbol{\mu}$ に外部磁場 $\boldsymbol{B}$ をかけると電磁気の法則により回転力（トルク）$\boldsymbol{N} = \boldsymbol{\mu} \times \boldsymbol{B}$ が発生し，コマと同様な歳差運動を行う。ここで，スピン角運動量 $\boldsymbol{J}$ とトルク $\boldsymbol{N}$ とは回転体の運動の法則より

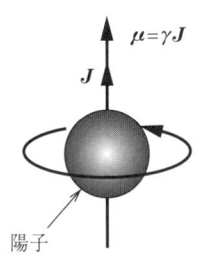

図12.1　磁気モーメント

$d\boldsymbol{J}/dt = \boldsymbol{N}$ という関係にあるので，これら三つの式からつぎの運動方程式が得られる。

$$\frac{d\boldsymbol{\mu}}{dt} = \gamma \boldsymbol{\mu} \times \boldsymbol{B} \tag{12.2}$$

$|\boldsymbol{\mu}| = \mu$, $|\boldsymbol{B}| = B$ とおく。図12.2から $|d\boldsymbol{\mu}| = \mu \sin\theta \cdot |d\phi|$ と表せ，一方，式(12.2)より $|d\boldsymbol{\mu}| = \gamma |\boldsymbol{\mu} \times \boldsymbol{B}| |dt| = \gamma \mu B \sin\theta |dt|$ となりおのおのの右辺から，$|d\phi| = \gamma B |dt|$ が導ける。したがって，角周波数 ω〔rad/s〕の定義（$\omega = d\phi/dt$）より

$$\boldsymbol{\omega} = -\gamma \boldsymbol{B} \tag{12.3}$$

が得られる。なお，負号は磁気モーメントの回転方向を考慮して付与してあることに注意を要する。式(12.3)をLarmorの式，ω をLarmorの角周波数と呼ぶ[†]。さて，磁気モーメントに働くトルクはつねに外部磁場方向に対して垂直である

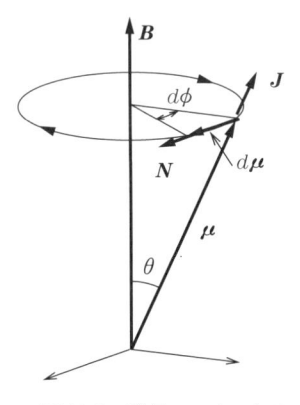

図12.2　磁気モーメントの歳差運動

[†]　次ページの脚注参照のこと。

ために，外部磁場 $\boldsymbol{B}$ と磁気モーメント $\boldsymbol{\mu}$ との間には仕事が発生することがない。したがって，エネルギー的なやりとりがなく，一定の歳差運動を続けようとする。現実には多数存在する磁気モーメント間の相互作用による摩擦により歳差運動は減衰（緩和）していくのである。

12.2 磁気共鳴の量子論的記述

量子論ではスピン角運動量 $\boldsymbol{J}$ の大きさ J は以下のように，単位 $\hbar$（プランクの定数 h を 2π で割った値）により量子化されたとびとびの量として観測されると解釈される。

$$J = I\hbar \tag{12.4}$$

ここで，I をスピン量子数という。陽子と中性子の少なくとも一方が奇数である原子核の場合に $I \neq 0$ であり，整数か半整数の値を有する。生物医学領域で扱われる核種におけるスピン量子数を表 12.1 に示す。量子論では，磁気モーメント $\boldsymbol{\mu}$ と外部磁場 $\boldsymbol{B}$ とのエネルギーの相互作用はその状態を表すハミルトニアン演算子 $\hat{H}$ により $\hat{H} = -\boldsymbol{\mu}\cdot\boldsymbol{B}$ と表せることから，式(12.1)，(12.4)より以下のように表せる。

$$\hat{H} = -\boldsymbol{\mu}\cdot\boldsymbol{B} = -\gamma I\hbar B \tag{12.5}$$

したがって，磁気モーメントの大きさ μ と，式(12.5)の解としてのエネルギー準位はそれぞれ以下のように表せる。

$$\mu = \gamma I\hbar \tag{12.6}$$

$$E_m = -m\gamma\hbar B \tag{12.7}$$

ここで，m は磁気量子数と呼ばれ，つぎのような値を有する。

$$-I, -I+1, \cdots, I-1, +I \tag{12.8}$$

表 12.1 生物医学領域における核種の核磁気共鳴に関するパラメータ

核　種	スピン量子数 I	$\gamma/2\pi$ 〔MHz/T〕	天然存在比 〔%〕	相対感度 (磁場一定)	人体内標準濃度 〔mM〕
^{1}H	1/2	42.57	99.98	1	100 000
^{13}C	1/2	10.71	1.108	2.5×10^{-4}	10
^{14}N	1	3.08	99.63	1.9×10^{-3}	10
^{15}N	1/2	-4.31	0.37	6.8×10^{-6}	10
^{17}O	5/2	-5.77	0.037	1.9×10^{-5}	50 000
^{19}F	1/2	40.05	100	8.5×10^{-1}	—
^{23}Na	3/2	11.26	100	1.3×10^{-1}	80
^{31}P	1/2	17.23	100	8.3×10^{-2}	10
^{35}Cl	3/2	4.17	75.53	6.3×10^{-3}	20
^{39}K	3/2	1.99	93.1	1.0×10^{-3}	45

† （前ページの脚注）本章では ω の使い方に関して回転運動を問題とする場合には回転方向を有する「角周波数」，あるいは「角速度」として，後述の信号を扱う場合にはスカラとしての「周波数」$f(=\omega/2\pi)$ として，適宜使い分けることにする。よって，Larmor の「周波数」としては $f=(\gamma/2\pi)B$ を用いることとする。

このように$(2I+1)$個のエネルギー準位があり，図 **12.3** に示すようにプロトンの場合（$I=1/2$），m は $-1/2$ か $+1/2$ のどちらかとなり二つのエネルギー準位に分かれる。この現象をゼーマン効果といい，エネルギー準位の差 ΔE は式(12.7)より

$$\Delta E = \gamma \hbar B \tag{12.9}$$

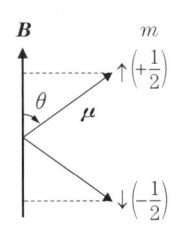

と表せる。図 **12.4** に横軸を外部磁場強度 B としてエネルギー準位を示す。

図 12.3 エネルギー準位

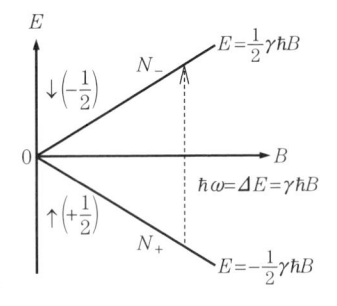

図 12.4 外部磁場強度とエネルギー準位

磁気共鳴現象はこのエネルギー準位間の遷移に起因しており，プランクの法則から ΔE が量子化エネルギー遷移に相当するフォトン（光量子）の角周波数 ω の $\hbar$ 倍となること（$\Delta E = \hbar\omega$）から式(12.9)より $\omega = \gamma B$ となり，式(12.3)と同一の結論を得る。

MRI で観測される信号強度は多数の磁気モーメント **μ** からのエネルギー遷移の数に比例する。熱力学的な平衡状態ではそれぞれのエネルギー準位の占有数（N_+：上向き，N_-：下向き）の比はボルツマン分布に従うことから以下のように表せる。

$$\frac{N_-}{N_+} = \exp\left(\frac{-\Delta E}{kT}\right) \tag{12.10}$$

ここで，k はボルツマン定数，T は絶対温度である。よって，占有数の総数を $N(=N_+ + N_-)$ とおくと，式(12.9)，(12.10)より以下の占有数の差の割合を表す式†が導ける。

$$\frac{N_+ - N_-}{N} = \tanh\left(\frac{\gamma \hbar B}{2 kT}\right) \approx \frac{\gamma \hbar B}{2 kT} \quad (\text{ただし，} \gamma \hbar B \ll kT) \tag{12.11}$$

例えば，1 T（テスラ）の磁場内では体温（37℃）の条件のプロトンの場合，上式の値は約 3×10^{-6} ときわめて小さいものとなる。

12.3 巨 視 的 磁 化

実際のMRIでは，以下の式で表せるある微小領域 V 中における上記の個々の磁気モーメント $\boldsymbol{\mu}_i$ の総和としての巨視的磁化（macroscopic magnetization）$\boldsymbol{M}$ の挙動を見ていることになる。

$$\boldsymbol{M} = \frac{1}{V} \sum_{i \text{ in } V} \boldsymbol{\mu}_i \tag{12.12}$$

ここで，上記の「微小領域」は静磁場の不均一性が無視できるほどに小さいことに留意され

---

† ^{3}He や ^{129}Xe などの希ガスの同位体を用いると，上式の占有数の差が大きくなり MR 信号の強度が増大する。この現象を超偏極（hyperpolarization）と呼ぶ。

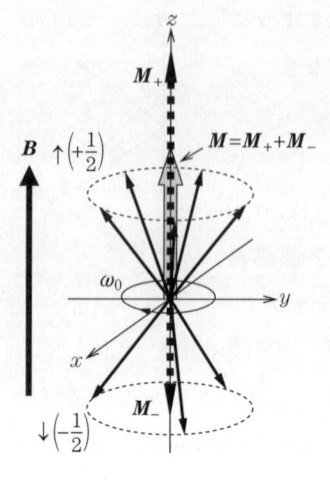

図 12.5　巨視的磁化

たい．したがって，個々の磁気モーメントは同一の角周波数を有すること，すなわち，光学領域での表現で"同色"であることから巨視的磁化は spin isochromat とも呼ばれる．この意味で本書では巨視的磁化を以下「スピン」と記すことにする．さて，微小領域において空間的に別々の位置にある個々の $\boldsymbol{\mu}_i$ を同じ位置に示すと図 12.5 のように表せる．上向き，下向きおのおのの $\boldsymbol{\mu}_i$ は図 12.3 に示したように $\boldsymbol{B}$ との角度が規制されており，その歳差運動の角周波数はすべて同じであるが，ある瞬間における位置はランダムであるために，上向き，下向きおのおののベクトル和はそれぞれ破線で示される $\boldsymbol{M}_+$, $\boldsymbol{M}_-$ となる．したがって，これらのベクトル和であるスピン $\boldsymbol{M}$ は $\boldsymbol{B}$ 方向を向くことになる．

スピンの大きさ M は上記のベクトル和の考え方からエネルギー準位の占有数の差を示した式(12.11)にプロトンの体積密度 ρ と式(12.6)の磁気モーメントの大きさ $\mu=\gamma\hbar/2$ を掛けることで得られ，以下のように表せる．

$$M=\frac{\rho\gamma^2\hbar^2}{4\,kT}B \tag{12.13}$$

上式によりスピンの大きさは外部磁場強度 B に比例することがわかる．

また，式(12.2)について総和をとると以下の式が得られることは明らかである．

$$\frac{d\boldsymbol{M}}{dt}=\gamma\boldsymbol{M}\times\boldsymbol{B} \tag{12.14}$$

ここで，外部磁場 $\boldsymbol{B}$ は静磁場だけでなく時間変動する磁場にも成立することが重要である．

12.4　回転磁場と磁気共鳴現象

図 12.6 に示すように，一般に，静止座標である実験室系 (x,y,z) におけるベクトル $\boldsymbol{\Omega}$ の時間変化 $(d\boldsymbol{\Omega}/dt)_{\text{lab}}$ を角周波数 ω で回転する回転座標系 (x',y',z') で観測した場合には，その $\boldsymbol{\Omega}$ の時間変化を $(d\boldsymbol{\Omega}/dt)_{\text{rot}}$ とおくと，それらは以下の関係となることが知られている[6]．

$$\left(\frac{d\boldsymbol{\Omega}}{dt}\right)_{\text{lab}}=\left(\frac{d\boldsymbol{\Omega}}{dt}\right)_{\text{rot}}+\boldsymbol{\omega}\times\boldsymbol{\Omega} \tag{12.15}$$

式(12.14)はスピン $\boldsymbol{M}$ の実験室系における時間変化であるので，上式において $\boldsymbol{\Omega}$ を $\boldsymbol{M}$ に置き換えること

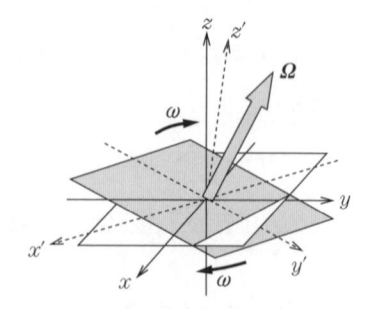

図 12.6　実験室系と回転座標系

で回転座標系におけるスピン M の時間変化は以下のように表現できる。

$$\left(\frac{d\boldsymbol{M}}{dt}\right)_{\mathrm{rot}} = \left(\frac{d\boldsymbol{M}}{dt}\right)_{\mathrm{lab}} - \boldsymbol{\omega} \times \boldsymbol{M} = \gamma \boldsymbol{M} \times \left(\boldsymbol{B}_0 + \frac{\boldsymbol{\omega}}{\gamma}\right) = \gamma \boldsymbol{M} \times \boldsymbol{B}_{\mathrm{eff}} \tag{12.16}$$

$$\boldsymbol{B}_{\mathrm{eff}} = \boldsymbol{B}_0 + \frac{\boldsymbol{\omega}}{\gamma} \tag{12.17}$$

式(12.16)により回転座標系では M は有効磁場 $\boldsymbol{B}_{\mathrm{eff}}$ の周りに歳差運動を行うことがわかる。ここで，式(12.17)から有効磁場 $\boldsymbol{B}_{\mathrm{eff}}$ の $\boldsymbol{\omega}/\gamma$ は回転座標系から観測したことにより生じた仮想磁場と見なせる。

さて，図12.7(a)に示すように外部磁場 B が静磁場 $\boldsymbol{B}_0$ とその周りを角周波数 ω で回転

■ **コラム：H vs. B，および磁性** ■

電磁気学において電場強度 E 〔V/m〕に対応して磁場強度は H 〔A/m〕で表される。磁場強度 H は外部磁場に対して用いられる。一方，この外部磁場 H に曝された物質の内部に誘導される正味の磁場が誘導磁場（magnetic induction field），あるいは磁束密度（magnetic flux density）と呼ばれる B であり，その単位がテスラ〔T〕である。MRI は外部磁場 H 内における物質である人体が対象であるので，"正味の磁場強度"として B を用いなければならない。以下に H と B の単位変換にかかわる関係，および B と磁性の関係を詳述する。

物質が存在しない真空中においては誘導される物質がないために H と B は本質的に同一である。この場合，測定単位を是正するための係数として真空の透磁率 μ_0 を用いて $\boldsymbol{B} = \mu_0 \boldsymbol{H}$ と表す。物質が存在すると物質の不対軌道電子や自由電子と外部磁場との相互作用によって電流が流れ，外部磁場 H を増加，あるいは減少させるように内部スピン M_i が誘導される。したがって，以下のように定式化される。

$$\boldsymbol{B} = \mu_0(\boldsymbol{H} + \boldsymbol{M}_i) = \mu_0(\boldsymbol{H} + \chi \boldsymbol{H}) = \mu_0(1 + \chi)\boldsymbol{H} = \mu_0 \mu_r \boldsymbol{H}$$

$$\boldsymbol{M}_i = \chi \boldsymbol{H}, \quad \mu_r = 1 + \chi$$

ここで，χ は物質の磁化率（magnetic susceptibility），μ_r は物質の比透磁率（relative magnetic permeability）で無次元量である。磁化率 χ の大きさは物質の外部磁場における"磁化しやすさ"を表しており，$\chi > 0$（$\mu_r > 1$）の場合，M_i は H と同方向を向いており，この性質を有する物質は常磁性（paramagnetism）と呼ばれる。一方，$\chi < 0$（$\mu_r < 1$）では M_i は H と逆方向を向いており，この性質を有する物質は反磁性（diamagnetism）と呼ばれる。

反磁性は不対軌道電子をもたない物質で見られ，水や生体組織のほとんどが反磁性であり，磁化率 χ は -1.0×10^{-6} 程度である。常磁性は酸素分子など不対軌道電子を有する物質で見られ，多くの不対軌道電子をもつ Gd の化合物や，血液分解産物で大きな磁化率となる。特にマグネタイトといわれる磁鉄鉱の粒子の磁化率は常磁性体の 100 から 1 000 倍程度となり超常磁性（superparamagnetism）と呼ばれる。さらに，鉄，コバルト，ニッケルでは磁区（magnetic domain）と呼ばれる構造のため外部磁場を取り除いても磁性が残る残留磁気効果を有し，その磁化率は超常磁性体のさらに 10 倍程度と非常に大きい。

MRI で対象となる ^{1}H，^{31}P などの原子では，その原子核の近傍でのみ常磁性を示し，これを核常磁性（nuclear paramagnetism）と呼び，核磁気共鳴の基礎となる。ここで注意すべきは物質のほとんどの磁性は電子が誘導するものであるが，核磁気共鳴は原子核の作用で生じるものであること，核常磁性の効果は電子による常磁性，反磁性の数千分の一と弱いことである。

(a) 線形偏波磁場　　(b) 円偏波磁場

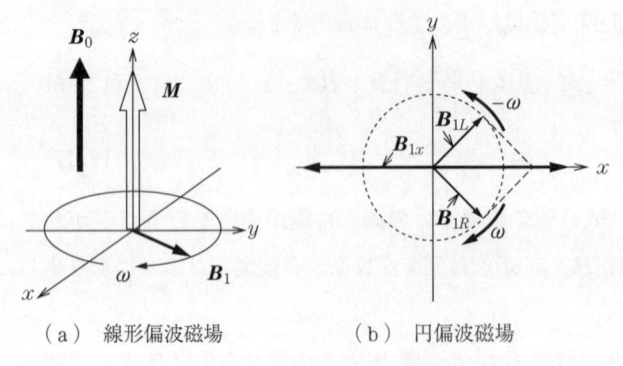

図12.7　回　転　磁　場

する回転磁場 B_1 からなる場合を考える。この場合の回転座標系では有効磁場 B_{eff} は以下のように表せる。

$$B_{\text{eff}} = B_0 + \frac{\omega}{\gamma} + B_1 \tag{12.18}$$

MRI 装置では回転磁場 B_1 は xy 面内で振動する高周波磁場 $B_{1x}(t) = 2B_1 \cos \omega t$ を用いて発生させている（線形偏波磁場，linear-polarized field）。これは，図12.7(b)のように xy 面内において角周波数 ω，および $-\omega$ で回転する二つの回転成分の合成と考えることができる（円偏波磁場，circular-polarized field）。

$$B_{1x}(t) = B_{1L}(t) + B_{1R}(t) = B_1(\boldsymbol{i} \cos \omega t + \boldsymbol{j} \sin \omega t) + B_1(\boldsymbol{i} \cos \omega t - \boldsymbol{j} \sin \omega t) \tag{12.19}$$

ここで，$\boldsymbol{i}$, $\boldsymbol{j}$ はそれぞれ x, y 方向の単位ベクトルを表す。

ω の回転成分 $B_{1R}(t)$ が上記の回転磁場を与え，$-\omega$ の回転成分は共鳴の付近では相対的に 2ω の角周波数となるため磁気モーメントへの影響は無視してよい。円偏波磁場は線形偏波磁場に比べて 1/2 の大きさの高周波磁場強度で回転磁場を形成することができることから効率がよい方式であることに留意されたい。$B_{1R}(t)$ の x, y 方向の回転成分は 90°位相（quadrature）が異なることから quadrature field とも呼ばれ，上記の効率の高さから送信コイル方式の一つである QD コイル（16.6.5項）として採用されている。

さて，この回転磁場 B_1 が Larmor の角周波数である共鳴点（on-resonance）である $\omega = \omega_0 = -\gamma B_0$ で回転する場合は，$B_0 + \omega/\gamma = 0$，すなわち $B_{\text{eff}} = B_1$ となるために，回転磁場 B_1 だけが M と相互作用することになる。この現象が磁気共鳴現象であり，上記の共鳴点の（角）周波数を以下，磁気共鳴（角）周波数と記す。

B_1 を x' 軸に固定したとすれば M は共鳴点では x' 軸の周りに回転運動を行うように見えることになる。この回転運動の様子を実験室，回転座標系のおのおので観測したものを図12.8(a)，(b)に示す。回転座標系における式(12.16)の共鳴点での上記の条件から，M の回転運動の回転角速度 ω_1 [rad/s] は γB_1 となる。したがって，その回転角 α（フリップ角，flip angle）[rad] は回転磁場が作用している時間を t とおくと，$\alpha = \omega_1 t$ より以下のように表せる。

$$\alpha = \gamma B_1 t \tag{12.20}$$

前記のように高周波磁場が回転磁場を発生させており，図12.8(c)のように時間 t だけ

12.4 回転磁場と磁気共鳴現象

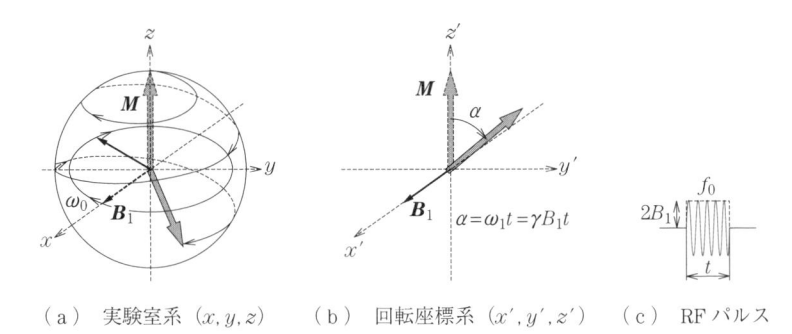

（a）実験室系 (x, y, z)　　（b）回転座標系 (x', y', z')　　（c）RFパルス

図 12.8 共鳴電磁波を照射したときのスピンの挙動

パルス状にラジオで使用されている周波数（radio-frequency：RF）を有する高周波磁場を照射することから，この高周波磁場を RF パルスと呼ぶ。本書では M を $α°$ 倒す B_1 を単に $α°$ パルスと呼ぶ。

以上のように磁気共鳴周波数を有する電磁波が静磁場に対して直交方向（横方向）に照射されるとスピンは横方向の成分である横磁化（M_{xy}）をもつようになる。実験室系で z 方向から xy 面を見た場合には，この横磁化 M_{xy} は図 12.9 に示すように $ω_0$ の角速度で回転するように見える。したがって，例えば x 軸に対して直交した鎖交面をもつコイルを置くと，横磁化 M_{xy} から発生している磁力線が鎖交面を過ぎる際の磁束 $Φ$ が周期的に時間変動することからファラデーの電磁誘導の法則によりコイルに以下の誘起起電力 emf が発生することになる。

$$emf = -\frac{d}{dt}\left(Φ \cos ω_0 t\right) = ω_0 Φ \sin ω_0 t \tag{12.21}$$

この誘起起電力による信号が MR 信号であり，MRI は MR 信号である横磁化の振舞いを観測して画像化する装置と考えてよい。なお，実際に観測される信号は，後述の 12.7 節に示すように緩和により振幅減衰を伴う信号となる。

さて，一方，$ω \neq ω_0$ の場合，すなわち回転磁場の角周波数が磁気共鳴周波数からずれて

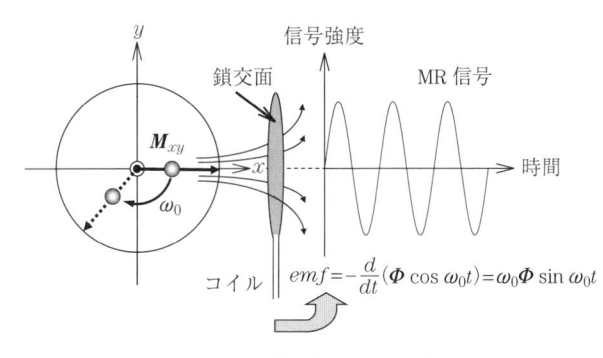

図 12.9 横磁化と MR 信号

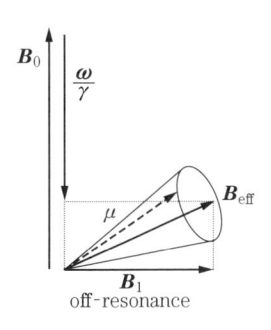

図 12.10 非共鳴点における有効磁場

いる非共鳴点の場合（off-resonance）は図 12.10 に示すように有効磁場は式(12.18)より $B_{\text{eff}} = (B_0 + \omega/\gamma) + B_1$ となり，この有効磁場の周りに歳差運動をすることになる。ここで，ω/γ は共鳴点の近傍で $\omega \cong \omega_0 = -\gamma B_0$ であることから，B_0 に対して逆方向であることに留意されたい。この off-resonance は後述する静磁場の不均一性やケミカルシフトでのシールド効果などで磁気共鳴角周波数とは異なった角周波数で歳差運動をしている場合である。

12.5 緩 和 時 間

12.5.1 縦　緩　和

RF パルスにより z 軸から倒されたスピンは RF パルスを切ると，しだいにはじめの状態である熱平衡状態にある時間（緩和時間）をかけて回復する。この過程を磁気緩和（magnetic relaxation）と呼ぶ。図 12.11 に 90°パルス印加の場合の回転座標系におけるスピン M の挙動を示す。なお，ここ以降，実験室系と回軸座標系の z 方向が一致していることを前提とする。この前提に加えて座標系によらずベクトル M の大きさは不変であることから，M の z 軸，z' 軸，xy 面内，$x'y'$ 面内の成分の大きさである M_z と $M_{z'}$，M_{xy} と $M_{x'y'}$ とはそれぞれ同一であることに留意されたい。図(a)に示すように熱平衡状態での M の大きさを M_0 とする。回復過程における M の変化は図(b)のように z' 軸方向の成分 $M_{z'}$ である縦磁化と前記の横磁化 $M_{x'y'}$ に分けて考えられる。M_z の緩和を縦緩和（longitudinal relaxation），M_{xy} の緩和を横緩和（transverse relaxation）と呼ぶ。

縦磁化 $M_{z'}$ における回復速度 $dM_{z'}/dt$ は熱平衡状態からの差である $(M_0 - M_{z'})$ に比例し，その比例係数（時間の逆数）は実験的に導出され以下のように表現される。

$$\frac{dM_{z'}}{dt} = \frac{M_0 - M_{z'}}{T_1} \tag{12.22}$$

ここで，T_1 を縦緩和時間と呼ぶ。90°パルス印加後の縦緩和の例を図 12.12 に示す。

$M_{z'}$ の回復は微視的にみれば図 12.5 で示したように二つの群にある磁気モーメント μ において RF パルスによって一度，エネルギー的に高い↑(+1/2)群側にきた μ がエネルギーを放出しながら↓(−1/2)群に戻る過程と考えてよい。この放出エネルギーは周囲の陽子（これを格子と呼ぶ）に与えられるため，格子が放出エネルギーを受け取りやすい状態，す

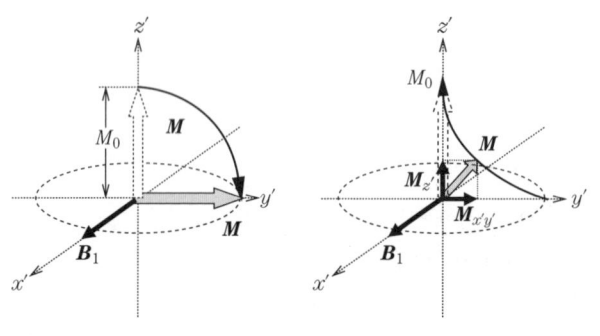

（a）　90°パルス照射直後　　（b）　熱平衡状態への磁気緩和

図 12.11　磁　気　緩　和

なわち磁気共鳴周波数の近傍で揺動しているほかの陽子または電子との双極子-双極子相互作用（dipole-dipole interaction）が起こりやすい状態にあるかどうかを示すのが T_1 ということになる。この意味で縦緩和はスピン-格子緩和 (spin-lattice relaxation) と呼ばれる。

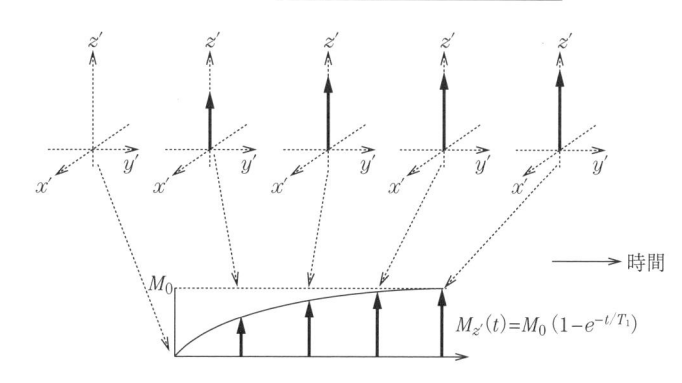

図 12.12　90°パルス印加後の縦磁化の緩和

$M_{z'}(t) = M_0(1 - e^{-t/T_1})$

　上記の相互作用は揺動による磁場が作用するが，そのためには陽子または電子を含む分子が並進・回転運動をしていなければならない。図 12.13 に以下の BPP 理論式（Bloembergen, Purcell, and Pound theory）を表すグラフを示す。このグラフの横軸の相関時間（τ_C）はおおよそ分子の回転周期の 1/2 の値である。自由に動けるという意味の自由水（free water）のプロトン H_f では急速な回転運動のために T_1 緩和に寄与しないために T_1 値は約 4 000 ms と延長する。一方，タンパク質などの高分子内にある動きの制限された（restricted）プロトン H_r ではその回転が磁気共鳴周波数に近いものとなるため H_f の T_1 値よりかなり短縮される。しかしながら，磁場が高くなるとより高い磁気共鳴周波数で運動する陽子が顕著に減少するために図 12.14 に示すように T_1 値は磁場強度が大きくなると延長することになる。一方，結晶など固体では回転運動は磁気共鳴周波数よりかなり遅くなるので T_1 値は非常に長くなる。

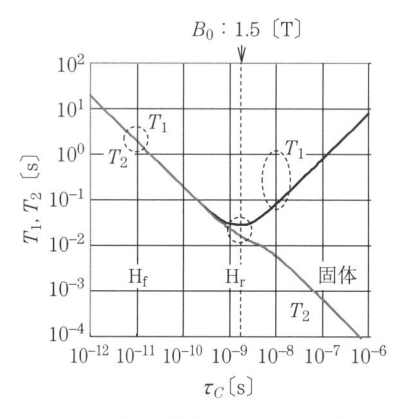

図 12.13　BPP 理論式による T_1，T_2 値

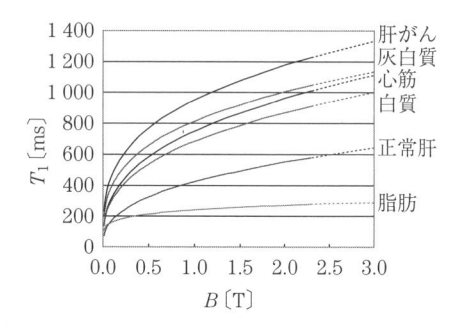

図 12.14　T_1 値の静磁場強度依存性
（破線部分は測定によって得られた T_1 値の近似式[10]を外挿した値）

12.5.2　横　緩　和

図 12.15 に示すようにスピン M に 90°パルスを印加したときの横磁化 M_{xy} は回転座標系

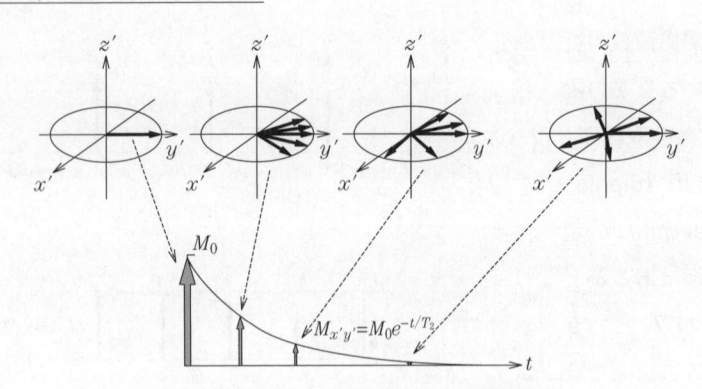

図12.15 90°パルス印加後の横磁化の緩和

では $M_{y'}$ である。磁場 B_0 が完全に一定であればこの横磁化は保たれる。ところが各原子核は周囲の原子核どうしの磁気モーメント μ による局所磁場によって異なった磁場に曝されるために，$M_{y'}$ を構成する個々の μ は磁気共鳴周波数に差が生じ，しだいに回転の位相が進んだり遅れたりすることで位相分散（dephasing）してくる。最終的には同図に示すように μ はバラバラに回転することとなり，ベクトルである μ の総和としてのスピンの横磁化 M_{xy} は消失することになる。この消失過程の時定数を横緩和時間 T_2 と呼ぶ。このように横磁化は，個々の μ が曝される磁場 B_0 が均一ではなく，ある広がりをもつことによって生じる。この広がりは磁気スピンどうしのエネルギーの交換作用によって起こり，その交換作用の起こりやすさが T_2 値を決めるため，横緩和はスピン-スピン緩和（spin-spin relaxation）とも呼ばれる。

この T_2 値も BPP 理論で説明すると，まず H_f では分子の回転運動が速いために局所的な磁場の不均一性は平均化されてほぼ 0 となるために，T_2 値は長くなる。H_r では磁気共鳴周波数の近傍での回転運動となるため T_1 と同様に陽子間の相互作用のために位相の分散が生じることとなり，T_2 値は H_f に比べて短くなる。このように結合水となる生物組織では T_1 緩和を引き起こす機序により T_2 緩和が引き起こされることから T_1 値は T_2 値より大きくなり，その大きさの比は約 10 倍である。さらに，固体では分子はほぼ静止していると見なせるため近傍の陽子による局所磁場が一定値として作用することになり位相の分散はかなり大きくなるため固体の T_2 値は μs オーダときわめて短くなる。

表12.2 に静磁場強度 1.5 T における代表的な正常組織，およびそれぞれの疾患での T_1，T_2 値を示す[10]。自由水である脳脊髄液，結合水となる実質臓器でのおのおのの数値は

表12.2 1.5 T における生体組織の T_1，T_2 値

組織	T_1 [ms]	T_2 [ms]
灰白質（脳）	921	101
白質（脳）	787	92
星状細胞腫（脳）	916	141
正常組織（肝臓）	493	43
肝細胞がん（肝臓）	1 077	84
脂肪	250	60
動脈血	1 200	250
脳脊髄液	4 500	2 200

ほぼ上記の BPP 理論に合っているといえる。

12.5.3 見かけの横緩和

さて，磁場 B_0 の不均一性は上記の磁気スピンどうしの相互作用だけでなく，MRI システムで使用される磁石の磁場不均一性や組織内外の磁化率の違いによって生じる局所磁場などによる磁場の不均一性（ΔB_0）も加わることになる。このときの見かけの横緩和時間を T_2^* と呼び，T_2 との関係は以下のようになる[3]。

$$\frac{1}{T_2^*} \approx \frac{1}{T_2} + \frac{\gamma}{2}\Delta B_0 \tag{12.23}$$

この見かけの横緩和は縦緩和，横緩和とは異なり，複数の微小領域の集合体であるマクロな領域を観測対象としていることに留意すべきである。以下では縦緩和，横緩和，見かけの横緩和を適宜，T_1 緩和，T_2 緩和，T_2^* 緩和と記すことにする。

12.6 Bloch の 式

Bloch はスピン $\boldsymbol{M}$ と外部磁場 $\boldsymbol{B}$ との相互作用の式である式(12.14)に，観測された前記の緩和現象である縦磁化の回復（式(12.22)），および横磁化の減衰を一次の過程で扱えると仮定† して以下の Bloch の式を表した[11]。

$$\frac{d\boldsymbol{M}}{dt} = \gamma \boldsymbol{M} \times \boldsymbol{B} - \frac{M_x \boldsymbol{i} + M_y \boldsymbol{j}}{T_2} - \frac{M_z - M_0}{T_1}\boldsymbol{k} \tag{12.24}$$

ここで，$\boldsymbol{i}$, $\boldsymbol{j}$, $\boldsymbol{k}$ はそれぞれ x, y, z 方向の位置ベクトルである。

$\boldsymbol{B}$ の成分を (B_x, B_y, B_z) とおき，上式を展開して $\boldsymbol{i}$, $\boldsymbol{j}$, $\boldsymbol{k}$ 成分で整理すると

$$\left.\begin{aligned}\frac{dM_x}{dt} &= \gamma(M_y B_z - M_z B_y) - \frac{M_x}{T_2} \\ \frac{dM_y}{dt} &= \gamma(M_z B_x - M_x B_z) - \frac{M_y}{T_2} \\ \frac{dM_z}{dt} &= \gamma(M_x B_y - M_y B_x) - \frac{M_z}{T_1} + \frac{M_0}{T_1}\end{aligned}\right\} \tag{12.25}$$

と表せる。ここで，外部磁場成分 B_z は静磁場であり，B_x, B_y については図 12.7(b) の円偏波磁場 $B_{1R}(t)$ とすれば，$B_z = B_0$, $B_x = B_1 \cos\omega t$, $B_y = -B_1 \sin\omega t$ とおけるので，上式は以下の連立 1 階常微分方程式となる。

$$\left.\begin{aligned}\frac{dM_x}{dt} &= -\frac{1}{T_2}\cdot M_x + \gamma B_0 \cdot M_y + \gamma B_1 \sin\omega t \cdot M_z \\ \frac{dM_y}{dt} &= -\gamma B_0 \cdot M_x - \frac{1}{T_2}\cdot M_y + \gamma B_1 \cos\omega t \cdot M_z \\ \frac{dM_z}{dt} &= -\gamma B_1 \sin\omega t \cdot M_x - \gamma B_1 \cos\omega t \cdot M_y - \frac{1}{T_1} M_z + \frac{M_0}{T_1}\end{aligned}\right\} \tag{12.26}$$

---

† この仮定は液体に対しては正しいが固体の場合は成り立たないことがわかっている。

磁気共鳴現象におけるスピンの振舞いは本方程式を解くことで説明できる。条件を単純化した場合の方程式の解法の一例として 90°パルス励起後に RF パルスを切った状態，すなわち $B_1=0$ における横緩和，縦緩和の式を導出する。

まず，T_1，T_2 緩和を無視した段階から考える。外部磁場成分は $B_z=B_0$ のみが存在するので，式(12.26)は

$$\frac{dM_x}{dt}=\gamma B_0 \cdot M_y, \quad \frac{dM_y}{dt}=-\gamma B_0 \cdot M_x, \quad \frac{dM_z}{dt}=0 \tag{12.27}$$

となる。最初の二つの式をそれぞれ1階微分して整理すると

$$\frac{d^2M_x}{dt^2}=-\omega^2 M_x, \quad \frac{d^2M_y}{dt^2}=-\omega^2 M_y \tag{12.28}$$

となる。ここで，図 **12.16**(a)のように M_x，M_y，M_z のそれぞれの初期値を M_x^0，M_y^0，M_z^0 とおくと，式(12.27)，(12.28)より，以下の一般解が得られる。

$$\left. \begin{array}{l} M_x(t)=M_x^0 \cos \omega t + M_y^0 \sin \omega t \\ M_y(t)=-M_x^0 \sin \omega t + M_y^0 \cos \omega t \\ M_z(t)=M_z^0 \end{array} \right\} \tag{12.29}$$

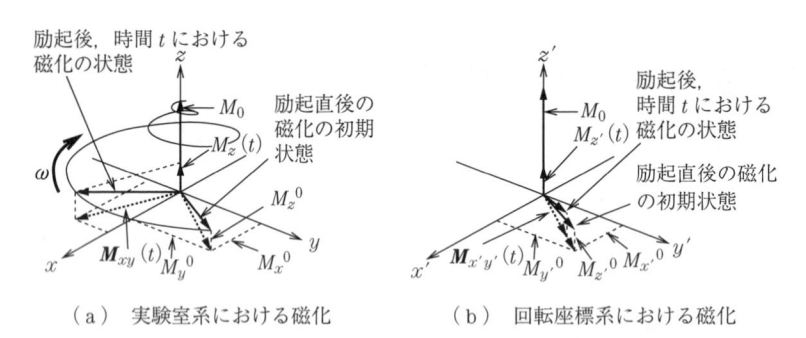

（a） 実験室系における磁化　　　（b） 回転座標系における磁化

図 **12.16** 緩和過程における Bloch の式の解

つぎに T_1，T_2 緩和を考慮すると横磁化成分について式(12.27)は以下となる。

$$\frac{dM_x}{dt}=-\frac{1}{T_2}\cdot M_x+\gamma B_0 \cdot M_y, \quad \frac{dM_y}{dt}=-\gamma B_0 \cdot M_x-\frac{1}{T_2}\cdot M_y \tag{12.30}$$

上式の $(-1/T_2)$ を含む項は一次の減衰過程を意味するので，M_x，M_y の解は式(12.29)に e^{-t/T_2} を掛けた減衰振動となる。したがって，以下のように表せる。

$$\left. \begin{array}{l} M_x(t)=(M_x^0 \cos \omega t + M_y^0 \sin \omega t)\,e^{-t/T_2} \\ M_y(t)=(-M_x^0 \sin \omega t + M_y^0 \cos \omega t)\,e^{-t/T_2} \end{array} \right\} \tag{12.31}$$

ここで，回転成分である横磁化は複素数 $\boldsymbol{M}_{xy}(t)=M_x(t)+iM_y(t)$，$i=\sqrt{-1}$ として扱うと，上式より

$$\boldsymbol{M}_{xy}(t)=(M_x^0+iM_y^0)(\cos \omega t - i \sin \omega t)\,e^{-t/T_2}=\boldsymbol{M}_{xy}^0\,e^{-t/T_2}e^{-i\omega t} \tag{12.32}$$

ここで，$M_{xy}^0 = M_x^0 + iM_y^0$

また，縦磁化については $\dfrac{dM_z}{dt} = -\dfrac{M_z - M_0}{T_1}$，および M_z の初期値 M_z^0 を用いると

$$M_z(t) = M_z^0 \, e^{-t/T_1} + M_0(1 - e^{-t/T_1}) \tag{12.33}$$

となる。式(12.32)，(12.33)は実験室系でのスピンの緩和を表す式であり，その軌跡を図12.16(a)に示した。また，回転座標系においては式(12.32)，(12.33)より横磁化，縦磁化は以下のように表せる。図12.16(b)に z' 軸が z 軸と一致している場合の回転座標系でのスピンの振舞いを示す。

$$\left. \begin{array}{l} M_{x'y'}(t) = M_{x'y'}^0 \, e^{-t/T_2} \\ M_{z'}(t) = M_{z'}^0 \, e^{-t/T_1} + M_0(1 - e^{-t/T_1}) \end{array} \right\} \tag{12.34}$$

上式は後述の各種パルスシーケンスにおける信号値を計算するための基本式として利用する。なお，共鳴条件から $\varDelta\omega$ だけ外れている off-resonance 成分については，回転座標系においても式(12.31)，(12.32)で ω を $\varDelta\omega$ と置き換えた式を使うことで計算できることに留意されたい。

12.7　FIDとスピンエコー

見かけの横緩和時間である T_2^* の項で述べたように，観測対象全体を例えば図12.17(a)のように90°パルスで励起するとMRI装置で用いられる静磁場磁石が作る静磁場の不均一性によって対象の個々のスピンはそれぞれの位置の静磁場強度に対応した磁気共鳴角周波数 ω で歳差運動を行う。よって，励起直後にそろっていた複数のスピンの位相は時間が経つにつれてしだいに図(b)のように分散（位相分散）してくる。その結果，観測対象から観測されるMR信号は図(c)に示すように時定数が T_2^* となる指数関数で減衰する。このMR信

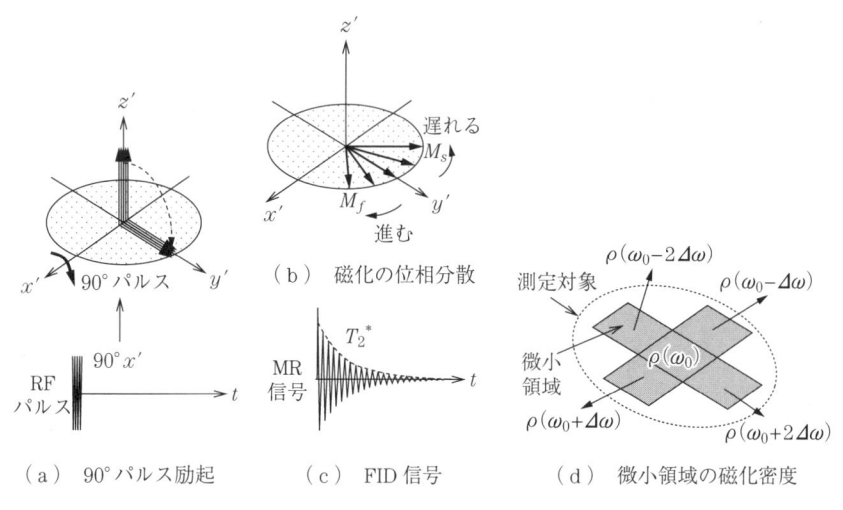

図12.17 自由誘導減衰 (FID)

(a) 90°パルス励起　　(c) FID信号　　(d) 微小領域の磁化密度

号は,「自由」歳差運動するスピンが作る磁束変化によって電磁「誘導」される「減衰」を伴う信号という意味から,自由誘導減衰 (free induction decay: FID) と呼ばれる。FID信号は上記の 90° パルス以外でも横磁化成分が発生し位相分散が起こる場合に生じる最も基本的な MR 信号である。

さて,FID で重要なことは,図(d)のように静磁場の不均一性を無視できうる個々の微小領域での横磁化成分は図 12.15 の T_2 緩和現象のみが生じているということである。このポイントを明示するために数式で上記の FID 信号を表す。すなわち,図(d)のように個々の微小領域におけるスピン密度を $\rho(\omega)$ とおくと観測対象は微小領域の集合体であることから以下のように ω を積分変数とした積分の結果が FID 信号 $s(t)$ として表すことができる。

$$s(t) = \int_{-\infty}^{\infty} \rho(\omega) e^{-i\omega t} e^{-t/T_2} d\omega \approx A e^{-i\omega_0 t} e^{-t/T_2^*} \quad (t \geq 0) \tag{12.35}$$

ここで,FID 信号の振動成分を複素数 $e^{-i\omega t}$,観測対象内における不均一な静磁場強度分布の平均強度 B_0 に対応する磁気共鳴角周波数を ω_0 としている。

MR 画像化の基本は観測される信号のフーリエ変換であることから,FID 信号のフーリエ変換であるスペクトルをここで考える。上式のフーリエ変換は付録の式(A1.21)を利用して

$$\rho(\omega) = \int_0^{\infty} A e^{-i\omega_0 t} e^{-t/T_2^*} e^{-i\omega t} dt = \frac{A}{2} \times \frac{T_2^* - i(T_2^*)^2(\omega - \omega_0)}{1 + (T_2^*)^2(\omega - \omega_0)^2} \tag{12.36}$$

となる。$\rho(\omega)$ の実部と虚部は**図 12.18** に示すようにそれぞれ物理的には吸収・分散モードに対応する。MRI においては一般に上式の絶対値 (modulus),または 12.9 節のケミカルシフトでは吸収モードを扱う。スペクトル線幅を表す半値幅 (FWHM) は両モードともに T_2^* に反比例することから,式(12.23)より静磁場の不均一性 ΔB_0 が大きくなるとスペクトル線幅が広がることに留意されたい。また,$\Delta B_0 = 0$ の場合は T_2 でスペクトル線幅が決まる。

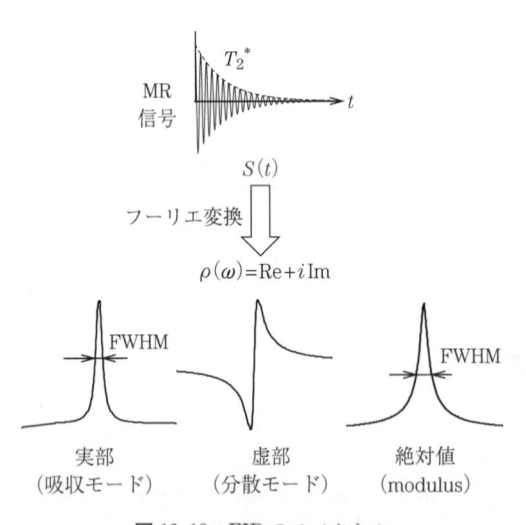

図 12.18 FID のスペクトル

さて,例えば灰白質の T_2 は約 100 ms,一般的な MR 装置の磁石や組織の磁化率の違いなどを考慮すると頭部領域における不均一性はおおよそ 2 ppm となるので,式(12.23)より $B_0 = 1.5$ T の場合,T_2^* は約 7 ms となる。したがって,T_2 緩和現象と FID における位相分散の程度は T_2 緩和現象のほうがはるかに小さい。

12.7 FIDとスピンエコー

そこで，図 12.19（c）のように，ある時間 τ 経過後に x' 軸回りに 180°パルスを印加すると，T_2^* の効果で分散したそれぞれのスピンが x' 軸回りに 180°回転させられるため，図（d），（e）のように時間 2τ で $-y'$ 軸上で再び重なり横磁化が発生する。このような横磁化の再収束（rephasing，あるいは refocusing）による MR 信号を総称して，スピンエコー（spin echo）と呼び，2τ をエコー時間 T_E（echo time）と呼ぶ。以下，再収束の機能を有する 180°パルスを 180°再収束パルスと記す。この方式により磁場の不均一性 ΔB_0 がキャンセルされるため，上記の原理からスピンエコーのピークの強度は T_2 緩和に従って減衰することとなるのである[12),13)]。ただし，再収束前後の過程は T_2^* 効果によるので信号の形はFID 信号そのものであることに留意されたい。つまり，スピンエコーはほぼ鏡面対称関係にある二つの FID で形成されていると考えてよい。

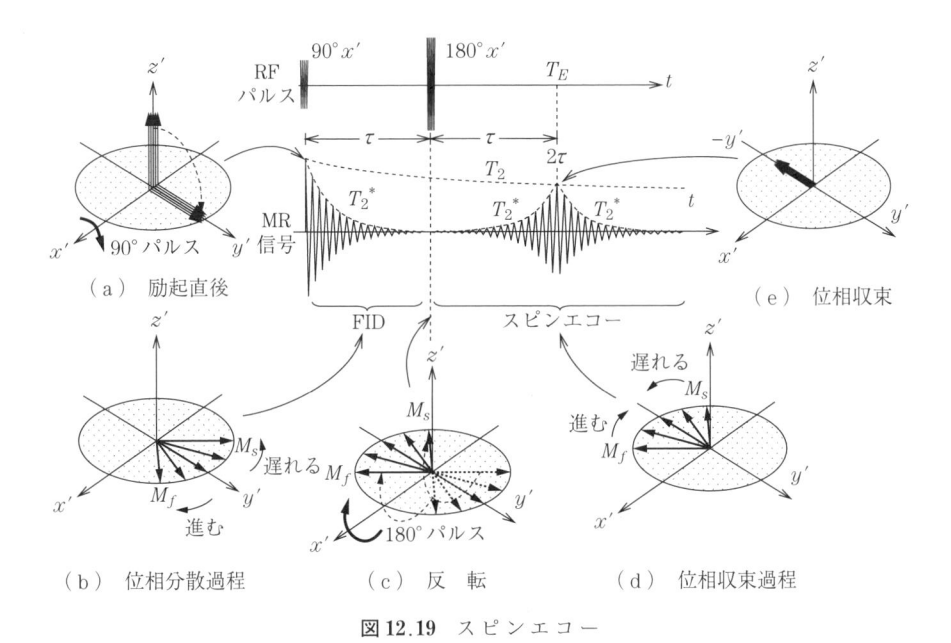

図 12.19 スピンエコー

さて，再収束の原理から，図 12.20 のように最初の 180°再収束パルス印加から T_E 後に再度 180°再収束パルス印加をすることで再度スピンエコーが生成できることがわかる。これをマルチスピンエコー（multi-spin echo）と呼ぶ。前記のスピンエコーでは 180°再収束パルスを 90°パルスと同一の x' 軸回りに印加しているが，図（a）のように初期のマルチスピンエコー法では不完全な 180°再収束パルスによる位相反転誤差 $\Delta\theta$ が累積するため，スピンエコーのピーク値が T_2 緩和より早く減衰してしまう。そこで図（b）のように 180°再収束パルスを y' 軸回りに印加することで偶数番目の位相反転後に $\Delta\theta$ が相殺され，$\Delta\theta$ が累積することのない方法として CPMG（Carr-Purcell-Meiboom-Gill）法[14)] が考案された。この手法によるマルチスピンエコーのピーク値から T_2 を測定することが可能となった。

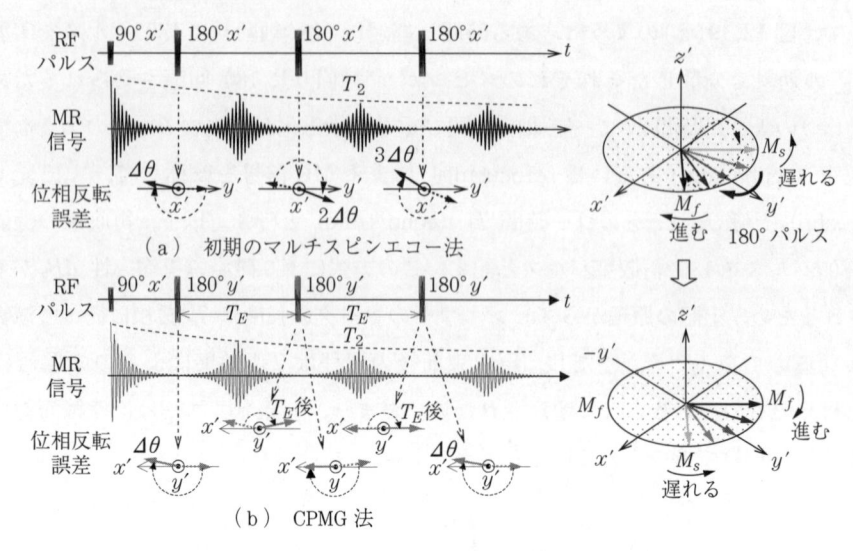

図 12.20 初期のマルチスピンエコー法と CPMG 法

12.8 ハーンエコーと誘発エコー

上記の 90°-180° パルスペアを用いたスピンエコーに対して，それ以外の任意のフリップ角を有する RF パルスペアによるスピンエコーをハーンエコー（Hahn echo）という[12]。一例として，90°-90° パルスペアを用いた場合を図 12.21 に示す。図（c）のように 2 番目の 90° パルスにより $x'z'$ 面に倒された位相分散された複数のスピンの横磁化成分 M' が図（d），

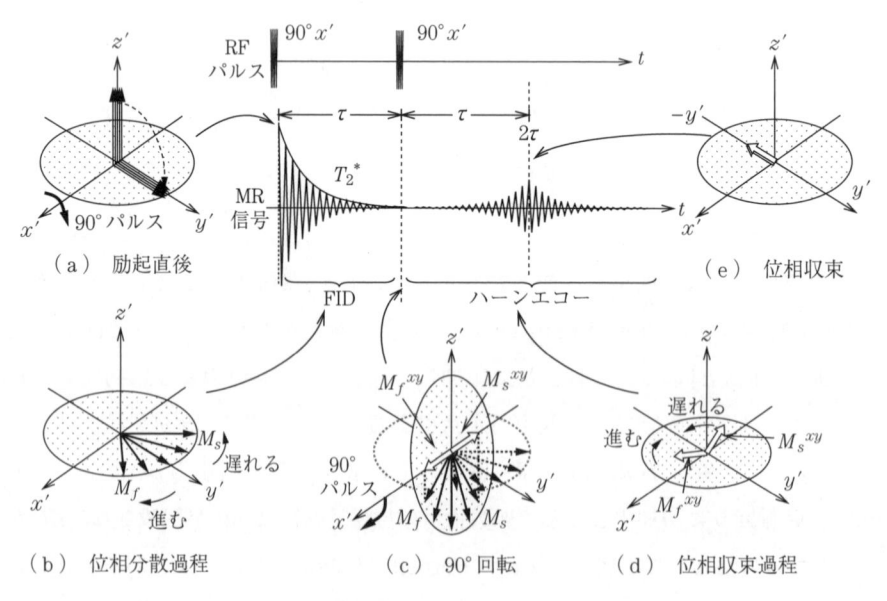

図 12.21 ハーンエコー

(e)のように再収束することによってハーンエコーが生成されるのである。

さらに，**図 12.22** のように任意のフリップ角を有する 3 個の RF パルス（以下，α_1，α_2，α_3 と記す）では SE 1～SE 5 の 5 個のスピンエコーが発生する。SE 1 は α_1 による FID 信号に対する α_2 によるハーンエコー（一次），SE 3 は SE 1 の FID 信号成分に対する α_3 によるハーンエコー（二次），SE 4 は α_2 による FID 信号に対する α_3 によるハーンエコー（一次），SE 5 は α_1 による FID 信号に対する α_3 によるハーンエコー（一次）である。ここで，簡単化のため 3 個の RF パルスをすべて 90°パルスとする。図(a)のように α_2 直後の $x'z'$ 面の複数のスピンにおける縦磁化成分は α_3 までの時間 τ_2（$\ll T_1$）の間は保持される[†]ため，図(b)のように α_3 直後に $x'y'$ 面に倒された後に図(c)のように位相再収束・分散が生じる。このような現象により発生するスピンエコー SE 2 を誘発エコー（stimulated echo）と呼ぶ[15]。

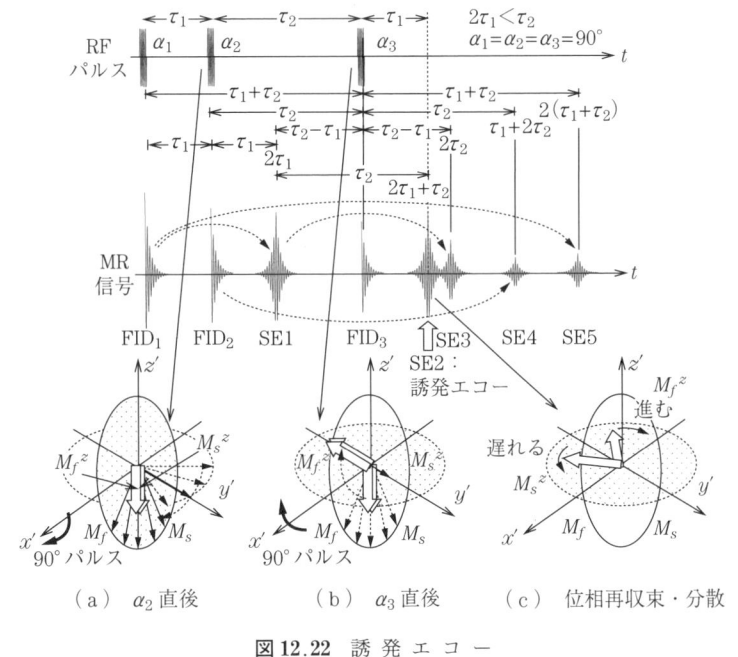

図 12.22 誘 発 エ コ ー

12.9 ケミカルシフト

図 12.23(a)のように原子核を取り巻く電子雲は外部静磁場 B_0 があるとその磁場を打ち消すように B_0 とは逆方向に微小磁場 δB_0 を発生させる円電流を誘起する。この現象はシールド（遮へい）効果（shielding）と呼ばれる。上記の原理から δB_0 は B_0 に比例するので，

[†] このような縦磁化成分の保存効果を phase memory と呼ぶ。

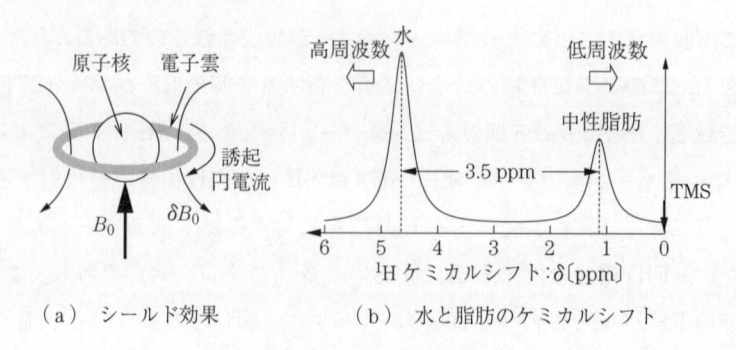

図12.23 ケミカルシフト

(a) シールド効果
(b) 水と脂肪のケミカルシフト

その比例定数を σ（遮へい定数）†とおくと，原子核そのものが感じる局所的な磁場は $B_0(1-\sigma)$ と表せる。

遮へい定数 σ に影響を与える電子雲の状況は分子構造の違いによって異なることから，ある核種の磁気共鳴周波数は分子構造によってそれぞれ異なることになる。この磁気共鳴周波数の差は一般に核種ごとに決められた基準となる分子における磁気共鳴周波数からのずれとして表現されることからケミカルシフト（chemical shift）と呼ばれる[16),17)]。ケミカルシフトの大きさは周波数差である Hz 単位で表現できるが，上記のように静磁場強度に比例するので，その依存性を避けるために無次元量として以下のように定義される（一般には〔ppm〕オーダで表現される）。

$$\delta = \frac{f_{\text{sample}} - f_{\text{ref}}}{f_{\text{ref}}} \tag{12.37}$$

ここで，ある静磁場強度において f_{ref}, f_{sample} はそれぞれ基準分子と対象分子における核種の磁気共鳴周波数である。基準分子は遮へい定数が最も大きいもの，すなわち磁気共鳴周波数としては最も低い周波数のものが用いられ，^{1}H の場合，TMS（テトラメチルシラン）である。この分子に対して水，および中性脂肪の δ はそれぞれ 4.65，1.15 ppm である。図12.23(b)におのおのの信号成分の吸収モードに相当するスペクトルを示す。このようにケミカルシフトのスペクトルを表す場合は左側を δ が大きくなるように表示することに注意されたい。

12.10 磁 化 移 動

12.5.2項で説明したように生体内の動きの制限されたプロトン H_r の T_2 は自由水のプロトン H_f の T_2 に比べて短い。その値は後述の MR 信号収集開始までの時間に対して 200 μs 以下ときわめて小さいために，H_r は MRI には寄与しない。しかしながら，H_r と H_f は磁

---

† 生体にかかわる代謝物質では遮へい定数 σ は $10^{-6} \sim 10^{-4}$ である。

12.10 磁化移動

気的な相互作用である磁化の交換による交差緩和（cross relaxation）現象が認められるために，H_r への作用（緩和や飽和）を交差緩和を通して H_f に反映させることが可能となる。このような過程を磁化移動（magnetization transfer）と呼ぶ[18),19)]。

H_r への作用法の一つが磁化飽和移動法（saturation transfer）である。MR 信号のスペクトル線幅は 12.7 節で述べたように T_2 に反比例することから，H_r と H_f のスペクトルは**図 12.24** のようにそれぞれ広い範囲（>10 kHz）と狭い範囲（<100 Hz）となる。ここで，H_f の磁気共鳴周波数から大きく離れた周波数（off-resonance）を有する RF パルスを照射することにより H_r を選択的に飽和させると，この飽和は磁化移動によって H_f にも広がり，H_f の信号強度を低下させることになる。この手法は 21.1 節の MR アンギオグラフィなどにおける画像コントラスト改善に応用されている。

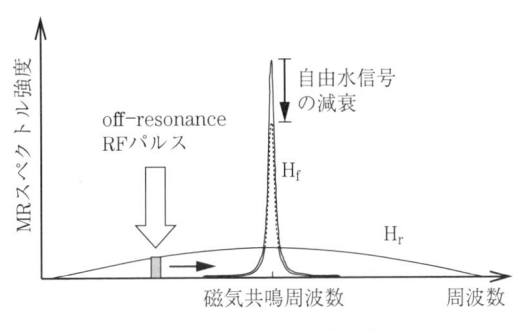

図 12.24 磁化移動

13章　MRIの撮像原理

12章で説明したようにMR信号や回転磁場B_1であるRFパルスは磁気共鳴周波数を有する電磁波である。磁気共鳴周波数は1.5 Tの場合，約64 MHzで電磁波の波長は生体内ではおよそ60 cmにもなる（16.6.2項参照）。一般に電磁波や音波を用いた物体の識別は基本的にはその波長が限界であるため，MRIではなんらかの手段を用いないと生体内の画像化はできないことになる。そこで，磁気共鳴周波数が外部磁場に比例することを利用して空間的にわずかに異なる外部静磁場を形成し，各空間点でのスピンにおける磁気共鳴周波数に差を生じさせ，その差を用いて画像化する手法が考案されたのである。まず上記の磁場形成について述べる。

13.1　傾　斜　磁　場

図13.1（a）に示すようにz方向の均一な静磁場B_0に対して図（b）のようにz方向の磁場強度B_zが$x=0$，すなわちy軸を中心としてx方向の距離に比例して増減する磁場成分$G_x x = (\partial B_z / \partial x) x$を考える。このような磁場成分を傾斜磁場（gradient magnetic field）と呼び，その傾斜の度合いを表す係数G_xを傾斜磁場強度と呼ぶ。G_xの単位はその定義から〔T/m〕であるが，一般的には〔mT/m〕が用いられる。この傾斜磁場$G_x x$を静磁場B_0に重畳することで図（c）のようにx方向に関して異なる磁場強度となる外部静磁場環境を作ることができる。

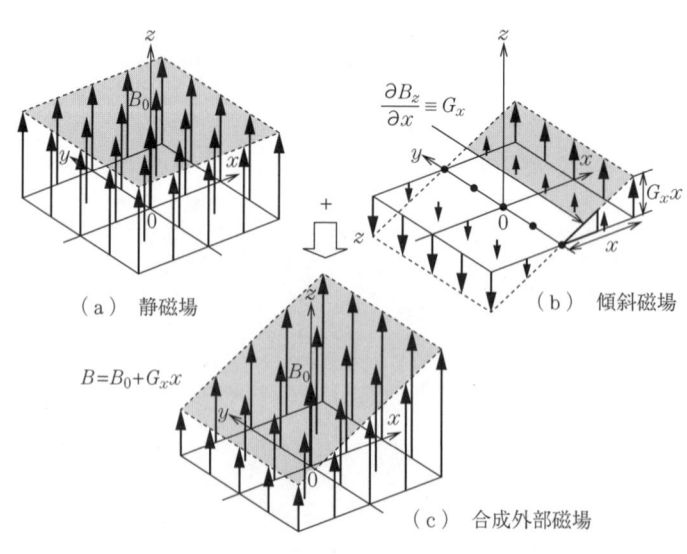

図13.1　傾　斜　磁　場

さらに三次元空間の任意の点で異なる磁場強度となる外部静磁場環境を作るには**図13.2**（b）に示すように $G_x x$ とは90°だけ回転した関係となる y 方向の傾斜磁場 $G_y y$，および図（c）のように xy 面からの z 方向の距離に比例して増減する傾斜磁場 $G_z z$ を導入する。これら三つの傾斜磁場成分を用いることで位置 (x,y,z) での外部静磁場強度 $B(x,y,z)$ は次式で表せることになる。

$$B(x,y,z) = B_0 + (G_x x + G_y y + G_z z) \tag{13.1}$$

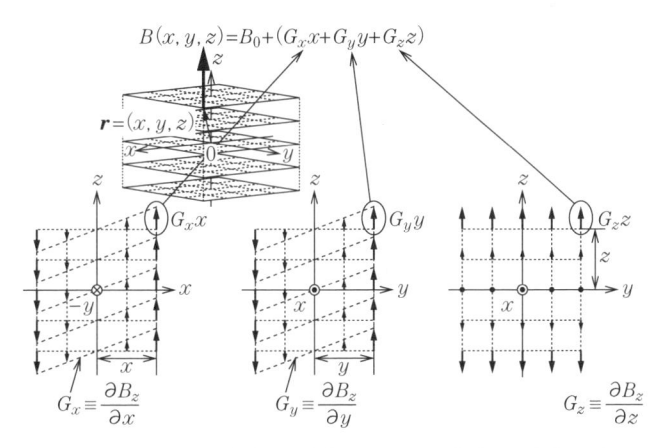

（a） x 方向傾斜磁場　（b） y 方向傾斜磁場　（c） z 方向傾斜磁場

図 13.2 3方向の傾斜磁場

13.2　周波数エンコードと信号サンプリング

13.5節の選択励起法により撮像対象の xy 面内のスピンのみが励起され，その励起後に**図13.3**のように x 方向の傾斜磁場 $G_x x$ が時間 t だけかけられたとする。撮像対象の位置 x の静磁場強度は式(13.1)より $B_0 + G_x x$ となるため，撮像対象における各微小領域での磁気共鳴角周波数 $\omega(x)$ は以下のように表せる。

$$\omega(x) = 2\pi f(x) = \gamma(B_0 + G_x x) = \omega_0 + \gamma G_x x \tag{13.2}$$

よって，x 方向の位置に応じた角周波数を有するFID信号が，各微小領域から発生することになる。このように，傾斜磁場 $G_x x$ はFID信号の角周波数成分である $\gamma G_x x$ に位置情報を織り込んでいることから，周波数エンコード（frequency encoding）と呼ばれ

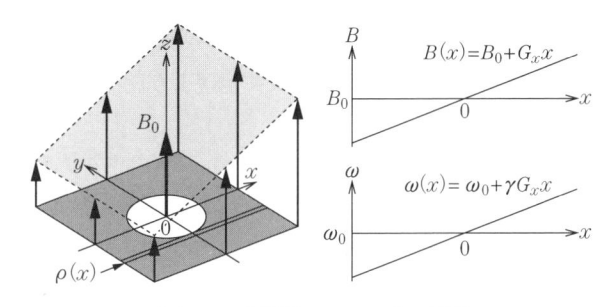

図 13.3 周波数エンコードの原理

る。以下，簡単化のため FID 信号での T_2^* 効果による減衰を無視すると，ある微小領域での FID 信号 $ds(x,t)$ は前章の式(12.35)より以下のように表せる。

$$ds(x,t) = \rho(x)\,dx\,e^{-i\gamma(B_0+G_x x)t} \tag{13.3}$$

観測される MR 信号 $s(t)$ はすべての微小領域からの FID 信号の総和であることから以下の積分表現で表せる。

$$s(t) = \int_{\text{object}} \rho(x)\,e^{-i\gamma(B_0+G_x x)t}dx = \left[\int_{-\infty}^{\infty}\rho(x)\,e^{-i\gamma G_x xt}dx\right]e^{-i\omega_0 t} \tag{13.4}$$

実際には MRI では観測される信号を参照角周波数 ω_0 で位相検波することにより上式において搬送角周波数の項 $e^{-i\omega_0 t}$ を除去した［　］内の項を扱うことから，改めてその検波信号を $S(t)$ と書くと以下のように表せる。

$$S(t) = \int_{-\infty}^{\infty}\rho(x)\,e^{-i\gamma G_x xt}dx \tag{13.5}$$

さて，MRI では周波数エンコード期間中に発生する MR 信号を読み出すことから周波数エンコード用傾斜磁場を読出し傾斜磁場（readout gradient）と呼び，その傾斜磁場強度を G_r と記す。

図 13.4(a) に示すように撮像対象はその中心が傾斜磁場中心となるようにおかれており，図(b)のように上記の読出し傾斜磁場パルスの前に逆極性の傾きとなる補償用傾斜磁場（14.3節を参照のこと）をかける。読出し傾斜磁場パルスの印加時間に対応するサンプリング時間を T_s とおく。対象の大きさを表す

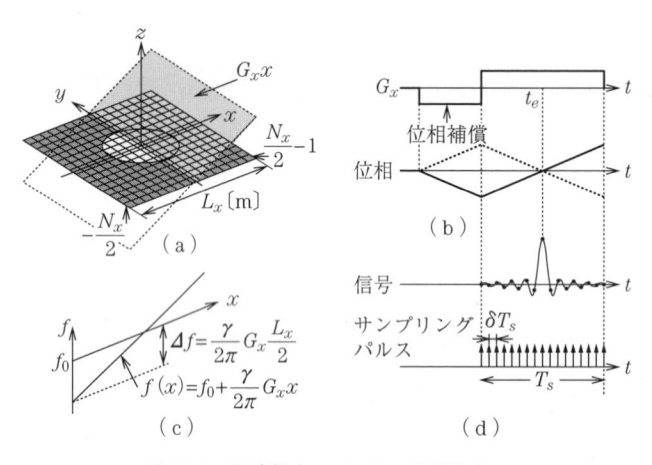

図 13.4 周波数エンコードと信号読出し

FOV（field of view）の x 方向の距離を $L_x[\text{m}]$ とすると，図(c)のように FOV にわたる読出し傾斜磁場 G_x による信号 $S(t)$ の最大周波数 Δf[†] は $(\gamma/2\pi)G_x(L_x/2)$ となる。したがって，ナイキストのサンプリング定理より読出しサンプリング間隔 δT_s は以下となる。

$$\delta T_s = \frac{1}{2\Delta f} = \frac{1}{(\gamma/2\pi)G_x L_x} \tag{13.6}$$

ここで，撮像対象の x 方向のピクセル（画素）数を N_x（偶数）とおくと，サンプリング数

---

† 信号の帯域幅 BW（band width）は $-\Delta f$ から $+\Delta f$ の帯域である $2\Delta f$ であることに留意されたい。この BW は周波数バンド幅ともいう。

は $N_x=T_s/\delta T_s$ となる。したがって，上式より読出し傾斜磁場強度 G_x は以下のように表せる。

$$G_x=\frac{N_x}{(\gamma/2\pi)T_sL_x}=\frac{1}{(\gamma/2\pi)T_s\Delta x} \tag{13.7}$$

ここで，ピクセルサイズを $\Delta x=L_x/N_x$ [m] とおいた。連続時間 t を離散時間 $l\delta T_s$ ($l=-N_x/2,\cdots,0,N_x/2-1$) と置き換え，上式を用いると周波数エンコード量は以下のように表せる。

$$\gamma G_x xt=2\pi l\left(\frac{x}{L_x}\right) \tag{13.8}$$

13.3 位相エンコード

図13.5(a)，(b)に示すように読出し傾斜磁場とは垂直方向にある y 方向の傾斜磁場 $G_y y$ を時間 T_p だけ印加すると y 座標に対応してスピンの回転位相 ϕ_y は $\gamma G_y y T_p$ と表せる[†]。図(c)の下向き矢印で示す縦方向は傾斜磁場強度を δG_y とした場合の位相回転の様子を示している。この1回のステップでは各 y 座標からのベクトル和を一つの信号として観測することになるので，これだけではある y 座標の信号強度は不明である。そこで，y 方向傾斜磁場強度を1ステップ δG_y として段階的に変化させて y 方向の画素数と同じ数の信

(b) 位相エンコード傾斜磁場　　(c) 位相回転　　(d) 位相回転周波数

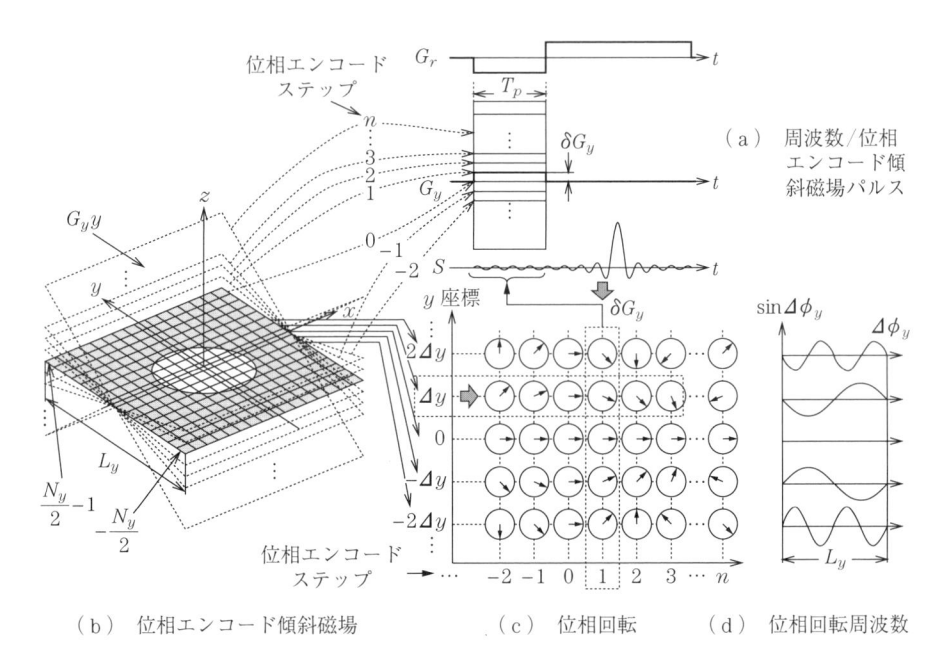

図13.5 位相エンコードの原理

[†] 読出し傾斜磁場と垂直なもう一つの方向である z 方向にも y 方向と同様の位相エンコード傾斜磁場を印加することで三次元空間の画素であるボクセル（voxel）からの信号を識別することも可能である（13.4節参照）。

号を収集し，図（c）の右向き矢印の横方向に示すように各 y 座標に対応した位相回転周波数を有する信号として識別する．このようにステップ状に y 方向の傾斜磁場強度 G_y を変えることで y 方向の位置情報が位相回転周波数に織り込まれることから，上記傾斜磁場の印加手法を位相エンコード（phase encoding），この傾斜磁場を位相エンコード傾斜磁場（phase encoding gradient）と呼び，その傾斜磁場強度を G_p と記す．

上記を式(13.5)と同様の連続量として取り扱うために δG_y を無限小とした場合は位相エンコードにおける信号は以下のように表せる．

$$S(t) = \int_{-\infty}^{\infty} \rho(y) e^{-i\gamma G_y y T_p} dy \tag{13.9}$$

さて，y 方向の画素数を N_y（偶数）とすれば位相エンコード傾斜磁場強度0を中心に $-N_y/2$ から $(N_y/2-1)$ まで位相エンコードを行うことになる．各ステップ間の y 座標に対応した位相変化が分解できるにはFOVの両端での位相差が 2π になる必要がある．すなわち y 方向のFOVを L_y[m]とすると，各ステップ間の傾斜磁場強度差である δG_y（図13.5(c)の下向き矢印が示す縦方向に相当）が時間 T_p だけ印加されることから，以下の式が必要条件となる．

$$\gamma \delta G_y L_y T_p = 2\pi \tag{13.10}$$

位相エンコード傾斜磁場強度 G_y をステップ化された位相エンコード傾斜磁場強度 $m\delta G_y$ （$m = -N_y/2, \cdots, 0, N_y/2-1$）と置き換え，式(13.10)を用いると式(13.9)の回転位相項は

$$\gamma G_y y T_p = 2\pi m \left(\frac{y}{L_y} \right) \tag{13.11}$$

となる．なお，N_y ステップ分の位相エンコード傾斜磁場強度 G_{pM} は以下のように導ける．

$$G_{pM} = N_y \delta G_y = \frac{1}{(\gamma/2\pi) T_p \Delta y} \tag{13.12}$$

ここで，y 方向のピクセルサイズを $\Delta y = L_y/N_y$[m]とおいた．

後述のパルスシーケンスでは図(a)に示すように y 方向の位相エンコード傾斜磁場パルスをオフした後に x 方向の読出し傾斜磁場パルスを印加して信号を収集する．したがって，読出し傾斜磁場パルス印加時の各 y 方向の位置ごとのMR信号の初期位相が位相エンコードによる上記の回転位相となる．よって，式(13.5)，(13.9)よりスライス面から得られるMR信号の検波後の信号は以下のように表せる．

$$S(t) = \iint \rho(x,y) e^{-i\gamma G_x x t} e^{-i\gamma G_y y T_p} dx dy \tag{13.13}$$

13.4 k 空間

式(13.13)において x, y 方向それぞれの位相項を1回転分の 2π と原点からの距離 x, y

13.4 k 空間

で割った値,すなわち単位距離当りの波数を表す空間周波数 k [m^{-1}] の概念をもち込んで以下のように置き換える。

$$k_x = \left(\frac{\gamma}{2\pi}\right)G_x t, \quad k_y = \left(\frac{\gamma}{2\pi}\right)G_y T_p \tag{13.14}$$

上記の空間周波数を用いるとMR信号は以下のように表せる。

$$S(k_x, k_y) = \int_{-\infty}^{\infty}\int_{-\infty}^{\infty} \rho(x, y) e^{-i2\pi(k_x x + k_y y)} dx dy \tag{13.15}$$

この式からMR信号はスピン密度分布 $\rho(x,y)$ の二次元フーリエ変換になっていることがわかる。したがって,図 **13.6**(a)の $\rho(x,y)$ を得るには図(b)の二次元の空間周波数を有する周波数空間 (k_x, k_y) (k 空間)の k_x を時間方向とする連続的なMR信号 $S(k_x, k_y)$ を計測して以下のように二次元逆フーリエ変換すればよい。

$$\rho(x, y) = \int_{-\infty}^{\infty}\int_{-\infty}^{\infty} S(k_x, k_y) e^{i2\pi(k_x x + k_y y)} dk_x dk_y \tag{13.16}$$

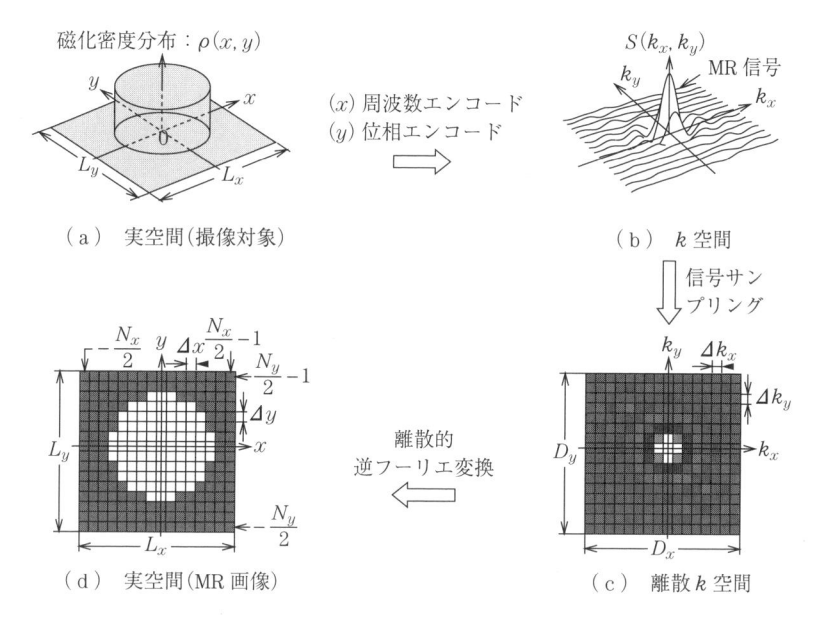

図 **13.6** 実空間と k 空間

このように,フーリエ変換に基づく画像化法をフーリエイメージング法と呼ぶ。

さて,MR信号は前記のように信号サンプリングによって離散化されるため,離散化されている位相エンコード方向である k_y と合わせて k 空間は離散化される。図(c)にMR信号の実数部の大きさに輝度を対応させて離散 k 空間を図示した。この離散 k 空間の離散的逆フーリエ変換 (discrete inverse Fourier transform) によって図(d)のMR画像が得られることになる。MR画像のマトリクス数を $N_x \times N_y$,ピクセルサイズを Δx, Δy,k 空間の

大きさ（波数の多さ）を $D_x \times D_y$，その離散単位を Δk_x, Δk_y とおくと，式(13.8)，(13.11)，および(13.14)より以下の関係となる。

$$\left.\begin{aligned}\Delta k_x &= \frac{D_x}{N_x} = \left(\frac{\gamma}{2\pi}\right) G_x \delta T_s = \frac{1}{L_x} = \frac{1}{N_x \Delta x} \\ \Delta k_y &= \frac{D_y}{N_y} = \left(\frac{\gamma}{2\pi}\right) \delta G_y T_p = \frac{1}{L_y} = \frac{1}{N_y \Delta y}\end{aligned}\right\} \tag{13.17}$$

式(13.14)において，$t = l\delta T_s$，$G_y = m\delta G_y$ の置換えから，$(k_x, k_y) = (l\Delta k_x, m\Delta k_y) \equiv (l, m)$ と簡略表現をとる。図13.7(a)にマトリクス数が 16×16 の場合の離散 k 空間を示す。例えば，$m = 0$（k_x 軸上）において $l = 1, 4, 7$ ではFOVの大きさ L_x 当り同数の波数を有する空間周波数となる。このように離散 k 空間では中心部がフーリエ級数における低周波成分，周辺部が高周波成分と表せることから，中心部が画像の大まかな構造，周辺部が画像の細かな構造を担っていると解釈できる。

(a) 16×16マトリクスの離散 k 空間　　　　(b) 複素共役対称性

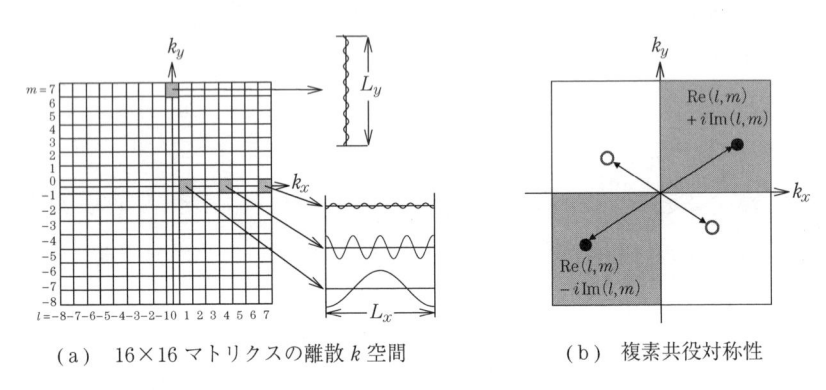

図 13.7　離散 k 空間の性質

また，MR信号は式(13.15)より複素数信号であることからその実数部，虚数部は以下のようにそれぞれ偶関数となる cos 成分，奇関数となる sin 成分となる。

$$S(k_x, k_y) \equiv S(l, m) = \mathrm{Re}(l, m) - i\,\mathrm{Im}(l, m) \tag{13.18}$$

ここで

$$\left.\begin{aligned}\mathrm{Re}(l, m) &= \iint \rho(x, y) \cos 2\pi (l\Delta k_x x + m\Delta k_y y)\, dxdy \\ \mathrm{Im}(l, m) &= \iint \rho(x, y) \sin 2\pi (l\Delta k_x x + m\Delta k_y y)\, dxdy\end{aligned}\right\} \tag{13.19}$$

k 空間では図13.7(b)に示すように原点に対する対称点で，実数が等しく虚数部は符号が反転する。この性質を複素共役対称という。

フーリエイメージング法を三次元の撮像対象（ボリューム）に拡張するには，ボリューム全体の励起直後に z 方向にも N_z 回ステップ状に位相エンコード傾斜磁場 $\delta G_z z$ を時間 T_{pz}

だけかけて，初期位相に z 方向の位置情報も織り込み，得られた MR 信号を三次元逆フーリエ変換することにより以下のように三次元スピン密度分布 $\rho(x,y,z)$ が得られる。

$$\rho(x,y,z)=\int_{-\infty}^{\infty}\int_{-\infty}^{\infty}\int_{-\infty}^{\infty}s(k_x,k_y,k_z)e^{i2\pi(k_xx+k_yy+k_zz)}dk_xdk_ydk_z \tag{13.20}$$

ここで，$n=-N_z/2,\cdots,0,\cdots,N_z/2-1$ とすると，z 方向の撮像対象の大きさ L_z，画素サイズ Δz は以下のように表せる。

$$k_z=\left(\frac{\gamma}{2\pi}\right)G_zT_{pz}=\frac{n}{L_z}=n\Delta k_z, \quad \Delta k_z=\left(\frac{\gamma}{2\pi}\right)\delta G_zT_{pz}=\frac{1}{L_z}=\frac{1}{N_z\Delta z} \tag{13.21}$$

なお，式(13.14)，(13.21)での空間周波数 k の定義式では傾斜磁場パルスは矩形を前提としていたが，一般に任意形状の傾斜磁場パルスの時間積分として k を以下のように定義できる。

$$k_x=\frac{\gamma}{2\pi}\int_0^t G_x(t)\,dt, \quad k_y=\frac{\gamma}{2\pi}\int_0^t G_y(t)\,dt, \quad k_z=\frac{\gamma}{2\pi}\int_0^t G_z(t)\,dt \tag{13.22}$$

13.5 選択励起法

前節のフーリエイメージング法では，ある一定の厚みを有する断層面（以下，スライス面と記す）における磁気モーメントを励起していることを前提としていた。以下にこの前提となるスライス選択励起法について述べる。

図 13.8(a)に示すようにスライス面を傾斜磁場中心を通る xy 面とし，その面に垂直な z 軸方向の傾斜磁場 G_zz をかけると，位置 z における磁気共鳴周波数 $f(z)$ は以下のように表せる。

$$f(z)=\frac{\gamma}{2\pi}(B_0+G_zz)=f_0+\frac{\gamma}{2\pi}G_zz \tag{13.23}$$

選択励起とはスライス厚 Δz 内のすべての磁気モーメントが励起後に同一の位相とフリップ角を有する状態にすることである。実際の励起 RF パルスである高周波磁場 B_1 は周波数

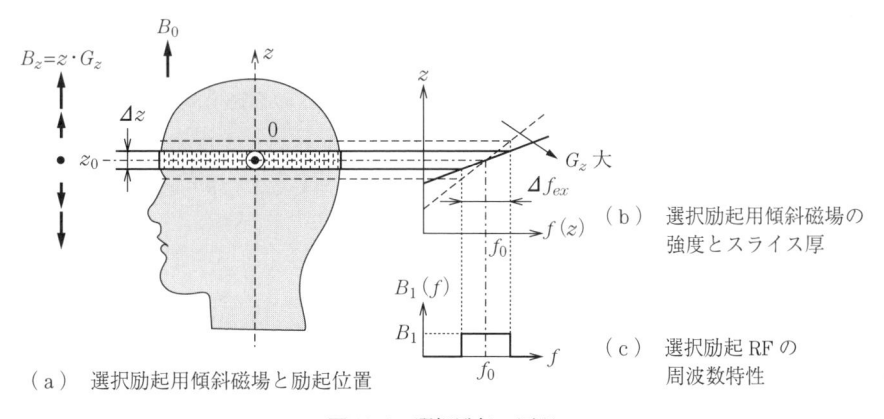

(a) 選択励起用傾斜磁場と励起位置

(b) 選択励起用傾斜磁場の強度とスライス厚

(c) 選択励起 RF の周波数特性

図 13.8 選択励起の原理

の幅 (band) を有し，その幅を図(b)のように Δf_{ex} とすると，上式より以下のように導ける。

$$\Delta f_{ex} = \frac{\gamma}{2\pi} G_z \Delta z, \quad \text{または} \quad \Delta z = \frac{1}{\gamma/2\pi} \frac{\Delta f_{ex}}{G_z} \tag{13.24}$$

したがって，上式よりスライス厚 Δz は傾斜磁場強度 G_z に反比例する。ここで，励起パルスの設計法として簡便なフーリエ変換法の考え方を適用すると[†]，選択励起の定義から $B_1(t)$ はその周波数スペクトル $B_1(f)$ が図(c)に示すようにバンド外では0，バンド内では一様となるようにすればよいことがわかる。したがって，$B_1(t)$ は以下のように導ける。

$$B_1(t) = \int_{-\infty}^{\infty} B_1(f) e^{i2\pi ft} df = \int_{f_0 - \Delta f_{ex}/2}^{f_0 + \Delta f_{ex}/2} B_1 e^{i2\pi ft} df \propto \Delta f_{ex} \operatorname{sinc}(\pi \Delta f_{ex} t) e^{i2\pi f_0 t} \tag{13.25}$$

よって，$B_1(t)$ は**図 13.9**(a)のようにキャリア周波数 f_0 を有し，包絡線 (envelope) が sinc 関数となる振幅変調波となる。sinc 関数は $t = (-\infty, \infty)$ の関数であるが，実用上は同図のように有限の時間 t_s で用いることになる。

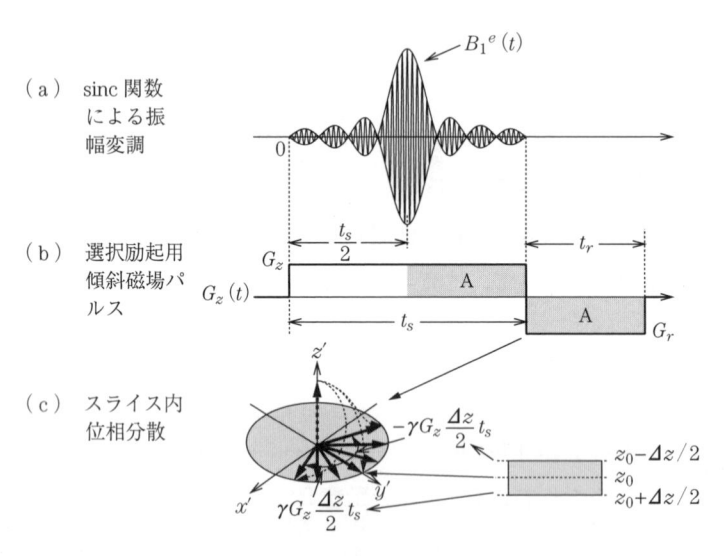

図 13.9 選択励起パルス

さて，選択励起されたスライスにおいて z 方向の位置での横磁化の時間 t における回転磁場での位相は z_0 に対して $\phi(z,t) = \gamma G_z z t$ で表せることから，スライス厚 Δz の対象全体での位相は図(c)のように位相が分散することになる。したがって，観測される MR 信号 $s(t)$ は 0 となる（z_0 におけるスピン密度を $\rho(z_0)$ とする）。

$$s(t) \approx \rho(z_0) \int_{z_0 - \Delta z/2}^{z_0 + \Delta z/2} e^{i\phi(z,t)} dz \to 0 \tag{13.26}$$

[†] フーリエ変換法が適用できるのはフリップ角を α とおくと $\sin \alpha \approx \alpha$ と近似できるほど小さな α の範囲内である。選択励起中の磁気モーメントの振舞いは非線形となるため，厳密には Bloch の式を解く必要がある。しかしながら，実験結果によれば α が 90° まではフーリエ変換法が許容できる。

そこで，上記の分散した位相を再収束するために図(b)のように励起パルスをオフした後に逆極性の再収束傾斜磁場（rephase gradient）$G_r z$ を以下の条件が成立するようにかける†。

$$-\frac{G_z t_s}{2} = G_r t_r \tag{13.27}$$

さて，図 13.10(a)に示すように $t = (-\infty, \infty)$ で定義される sinc 関数の場合にはその周波数スペクトルは矩形状になるのに対して，励起用 RF パルスでは包絡線が時間 t_s で打ち切られる sinc 関数となるために，その周波数スペクトルは図(b)のように打切りの影響（truncation effect）でスライス面内のフリップ角が一様にはならず，また裾野が広がることから後述のマルチスライス法におけるクロストーク（cross talk）の原因となる。

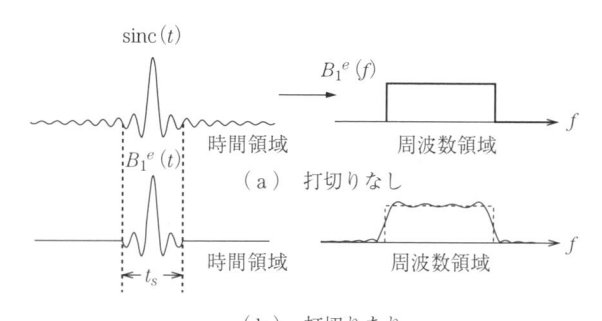

図 13.10　sinc パルス打切りの影響

図 13.11 のように一定の傾斜磁場 $G_z z$ がかかっているときに，三つのスライス面 S_h，S_0，S_l の中心での磁気共鳴周波数は式(13.23)より原点 0 からの z 方向の距離に対応することから，同図のようにそれぞれのスライス中心面での磁場強度に対応する磁気共鳴周波数を有する RF パルスを用いることで三つのスライス面を分離して励起することができる。この選択

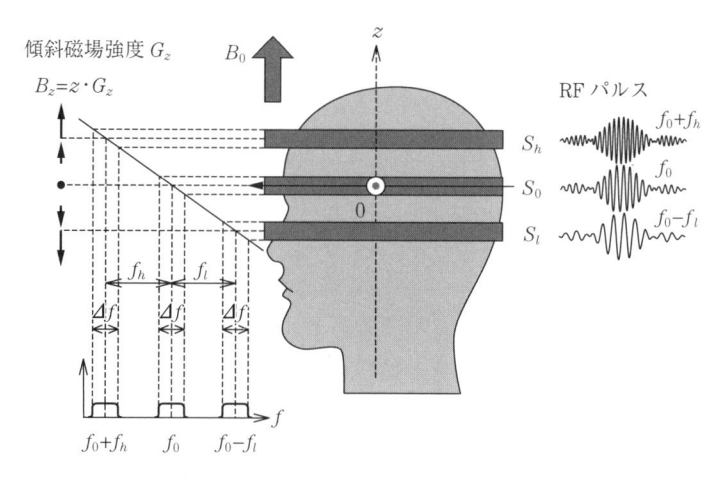

図 13.11　マルチスライス選択励起

---

† 式(13.27)の条件はフーリエ変換法を用いているため正確なものではない。一般には励起中の磁気モーメントの位相分散は RF パルスの形状に依存しており，厳密には Bloch の式を解く必要がある。

励起の方法をマルチスライス法と呼ぶ。

以上のように選択励起用 RF パルスとの組合せで傾斜磁場 $G_z z$ は励起されるスライス位置と厚みを選択していることからスライス選択傾斜磁場（slice selective gradient）と呼び，その傾斜磁場強度を G_s と記す。

ここまでの説明では撮像に必要な三つの役割である周波数/位相エンコード，およびスライス選択用に傾斜磁場 $G_x x$, $G_y y$, $G_z z$ をそれぞれ用いたが，これらの傾斜磁場は独立して等方性を有しているので，上記の役割に対して三つの傾斜磁場を自由に割り当てることが可能である。したがって，アキシャル（axial，横断面）/コロナル（coronal，冠状断面）/サジタル（sagittal，矢状断面）の断面変更や，**図 13.12** に示すようなオブリーク（oblique，斜方）断面は，その断面の法線ベクトル $\boldsymbol{n}_s$ が x, y 軸となす角度を ϕ_s, θ_s，実効スライス選択傾斜磁場強度 G_s を $G_{ss}=\sqrt{G_x^2+G_y^2+G_z^2}$ とおくと，以下のように三つの傾斜磁場強度を調整することによって実現できる。

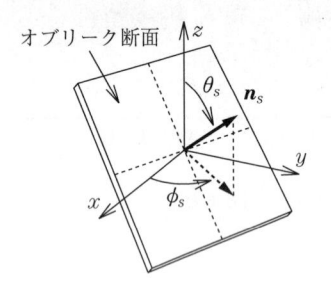

図 13.12 オブリーク断面の選択励起

$$\left.\begin{aligned}G_x &= G_{ss}\sin\theta_s\cos\phi_s\\G_y &= G_{ss}\sin\theta_s\sin\phi_s\\G_z &= G_{ss}\cos\theta_s\end{aligned}\right\} \tag{13.28}$$

14章　基本的なパルスシーケンス

13章で説明したようにMRIの画像撮像ではその原理に基づいて，時系列波形（シーケンス）としてRFパルス，および3方向の傾斜磁場パルスを制御している。制御されるこれら四つの時系列パルスをパルスシーケンス（pulse sequence）と呼ぶ。通常の形態画像から特殊な機能画像まで種々の画像に対応した多くのパルスシーケンスがあるが，本章では基本となるパルスシーケンスと高速撮像に用いられるパルスシーケンスについて説明する[1)~3)]。

なお，各種パルスシーケンスにおける信号値の導出を行う場合，ある時刻 t の直前，直後をおのおの t_-，t_+ と表記する。

14.1　スピンエコー法

スピンエコー（SE）法は12章の図12.19で述べた90°励起パルス，および180°再収束パルスを用いたスピンエコー信号を利用する手法である。したがって，磁場の不均一性の影響を受けにくく，MRIにおいて最も基本的なパルスシーケンスとなっている。

図14.1にSE法のパルスシーケンスと k 空間走査を示す。90°選択励起パルスとスライス選択傾斜磁場 G_s によりスライス選択を行い，ついで周波数エンコードの準備として k 空間で正方向の半分だけ位相を進めるために位相エンコード用傾斜磁場 G_p と同時に正方向の傾斜磁場を加え，G_p は最初の初期位相として負方向の最大値（a_1）をかけることで k 空間で

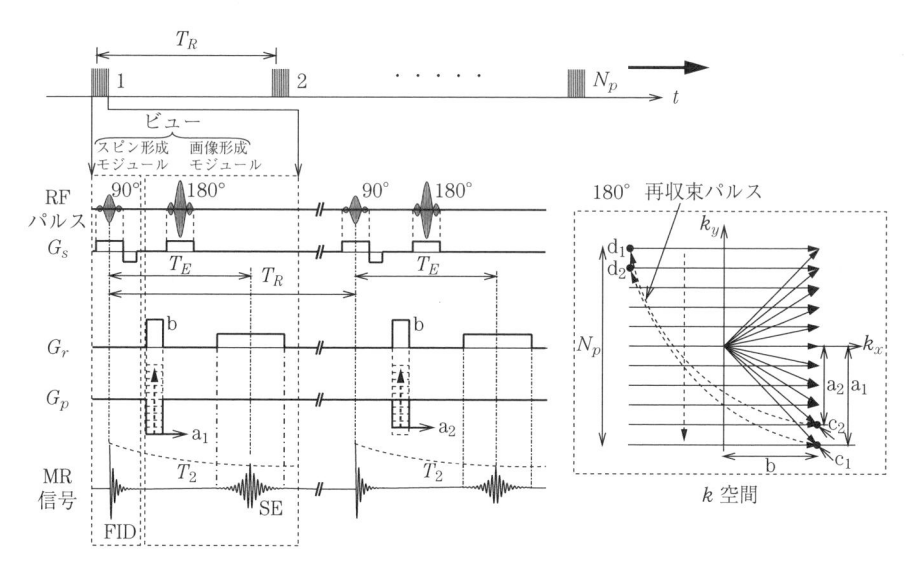

図 14.1　SE（スピンエコー）法

は c_1 の位相点とする。90°選択励起パルスから $T_E/2$ 後に 180°再収束パルスを G_s と同時に加えてスライス面の磁気モーメントの位相を反転することで，k 空間では c_1 から d_1 へ位相が移動し，その後，読出し傾斜磁場 G_r により SE 信号の読出しを行う。このように 90°励起パルスによる横磁化スピン形成（スピン形成モジュール）から k 空間走査による信号読出し（画像形成モジュール）を合わせて本編ではビュー（view）と呼ぶことにする。繰返し時間 T_R 後の 2 回目のビューでは G_p を a_2 の大きさとして k 空間では c_2 を位相点とし，上記と同一の原理で d_2 から SE 信号の読出しを行う。以上を位相エンコード方向の読出し回数に相当する N_p 回の励起を繰り返すことで，k 空間のすべての位相点をサンプルする。

　本 SE 法だけでなく，繰返し励起を必要とするパルスシーケンスにおいては定常状態（steady state）での信号を観測する必要があるために，エコーピーク値はまず 1st ビュー以降で形成された縦磁化を算出したうえで，それに対してつぎのビューでの 90°励起パルスによって生じる横磁化成分の T_2（または T_2^*）緩和による緩和効果を適用して算出する。以下では最初の励起前の縦磁化を M_0 とし，n 番目のビューの磁化成分を表すために $M_{z'}^{(n)}(t)$ などのように添え字 (n) を用いる。

　図 14.2 に回転磁場における SE 法の縦磁化 $M_{z'}(t)$，横磁化 $M_{x'y'}(t)$ の振舞いを示す。$M_{z'}^{(1)}(0_+) = 0$ から $T_E/2$ 後において縦磁化は 180°再収束パルスにより反転することから 12 章の式 (12.34) より $M_{z'}^{(1)}((T_E/2)_+) = -M_0(1-e^{-(T_E/2)/T_1})$ となる。この時点から 2nd ビューの 90°励起パルスまでの時間が $T_R - T_E/2$ であることから，式 (12.34) の $M_{z'}^0$ が上記の $M_{z'}^{(1)}((T_E/2)_+)$ に相当するので，2nd ビューの 90°励起パルス印加直前の縦磁化 $M_{z'}^{(2)}(0_-)$ は以下のように計算できる。

$$M_{z'}^{(2)}(0_-) = -M_0(1-e^{-(T_E/2)/T_1})e^{-(T_R-T_E/2)/T_1} + M_0(1-e^{-(T_R-T_E/2)/T_1}) \tag{14.1}$$

よって，2nd ビューにおける SE 信号のピーク値 A_{SE} は式 (12.34) における $M_{z'}^0$ を $M_{z'}^{(2)}(0_-)$ と置き換えることで以下のように表せる。

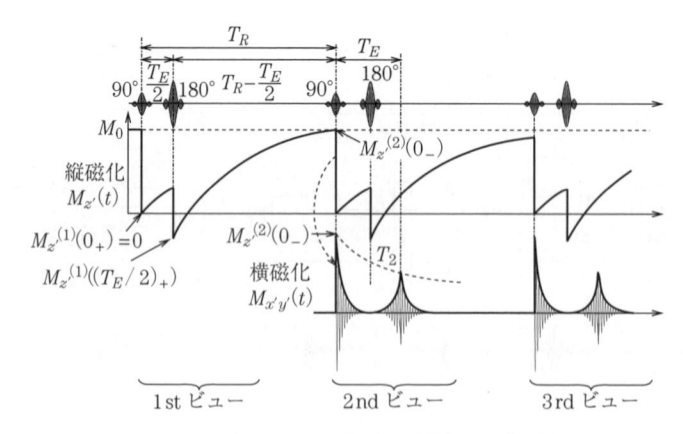

図 14.2　SE 法における縦磁化と横磁化の振舞い

$$A_{SE} = M_0(1 - 2\,e^{-(T_R - T_E/2)/T_1} + e^{-T_R/T_1})\,e^{-T_E/T_2} \tag{14.2}$$

実際は $T_E \ll T_R$ となるので上式は以下のように簡単化される。

$$A_{SE} = M_0(1 - e^{-T_R/T_1})\,e^{-T_E/T_2} \tag{14.3}$$

上式より SE 法では T_1, T_2 コントラストが T_R, T_E の設定により重み付け（weighting）されることがわかる。すなわち，T_R を T_1 より十分に長く設定した条件では $(1 - e^{-T_R/T_1})$ の項が 1 に近づく（T_R ごとの各励起前にスピンがほぼもとの状態に戻ることに相当）ために，T_E を短くすると M_0 と等価な PD 強調画像（PDW（プロトン密度強調）画像，proton density weighted image），T_E を長く設定すれば組織間の T_2 値の違いを反映した T_2 強調画像（T_2 W 画像，T_2 weighted image）が得られる。また，T_R を T_1 より短く設定すると $(1 - e^{-T_R/T_1})$ の項が小さくなり（スピンがもとの状態に戻る前につぎの励起が行われるため MR 信号が飽和（saturation）して弱くなることに対応），さらに T_E を短くすると e^{-T_E/T_2} の項が 1 に近づくために T_2 効果は少なくなり T_1 値の違いを反映した T_1 強調画像（T_1 W 画像，T_1 weighted image）が得られる。図 14.3 に正常肝と転移性肝がんを例とした SE 法におけるコントラストの付き方を示すダイアグラムを示す。

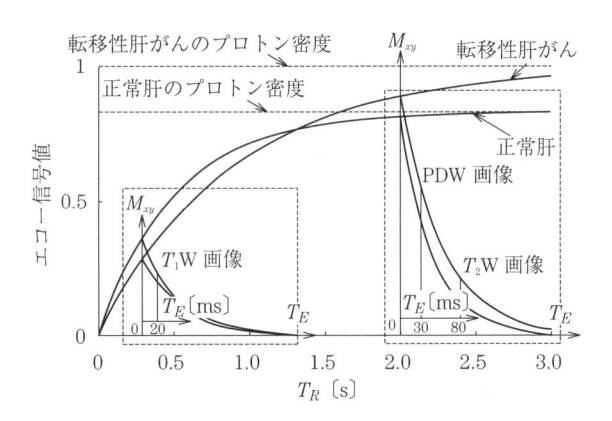

図 14.3 SE 法におけるコントラスト

180°再収束パルスを最初のスピンエコー信号収集後にさらに加えて，上記の T_E の異なる二つのスピンエコー信号を 1 回の励起で収集するマルチエコー法（図 14.4）が利用されることもある。この場合上記の原理から，1st エコーは PD 強調画像，2nd エコーが T_2 強調画像となる。

また，T_2 強調画像シーケンスなどにおいて，長い T_R の時間を利用して，13.5 節の"選択励起法によるスライス面選択"で説明したマルチス

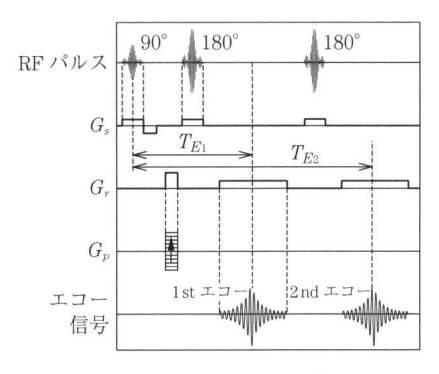

図 14.4 マルチエコー法

ライス法によって，異なる複数の選択スライス面でのスピンエコー信号を収集することも一般に行われている。図 14.5 に T_R 間に別の四つのスライスからそれぞれのスライス位置に対応した磁気共鳴周波数を有する RF パルスを用いてエコー信号を収集している例を示す。

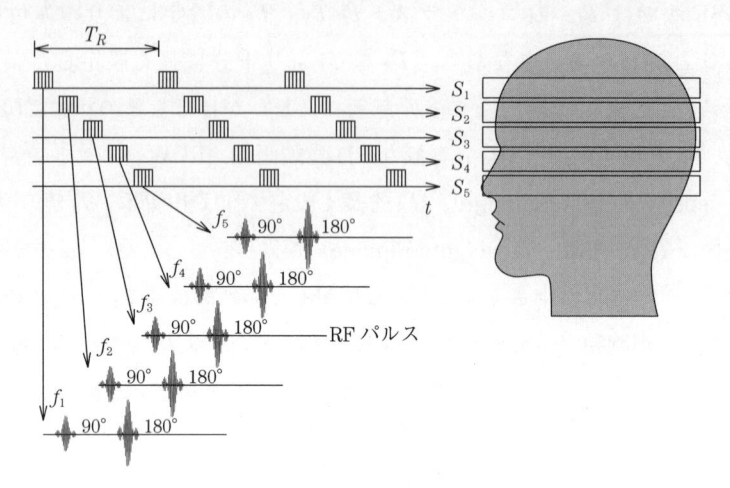

図 14.5 マルチスライス法

14.2 インバージョンリカバリ法

T_1 強調の別の方法として，最初に 180° パルスを用いてスピン M_0 を反転させ，T_1 緩和によって縦磁化が戻る途中で SE 法を使って MR 信号を収集する方法をインバージョンリカバリ（inversion recovery：IR）法という。このパルスシーケンスを図 14.6 に示す。最初の 180° パルス（inversion パルス）を印加した後，T_I（inversion time）時間だけ待って SE 法と同様に 90°/180° パルスによってエコー信号を生成し，この MR 信号から画像を再構成する。

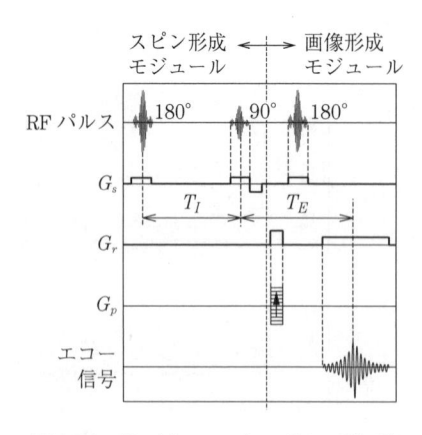

図 14.6 IR（インバージョンリカバリ）法

IR 法による SE 信号のピーク値 A_{IR} は，SE 法での計算と同様に 2 nd ビューにおける 90° 励起パルス直前の縦磁化を求め，それに e^{-T_E/T_2} をかけることで得られる。図 14.7 に示すように，T_I 後に 90° パルスによる励起を行うことからいったん，縦磁化は 0 となり，さらに $T_E/2$ 後の 180° 再収束パルス直後の縦磁化は $M_{z'}^{(1)}((T_I+T_E/2)_+) = -M_0(1-e^{-(T_E/2)/T_1})$ となる。ここから 2 nd ビューのインバージョンパルスまでの $T_R - (T_I+T_E/2)$ の間に縦磁化が回復するために，2

14.2 インバージョンリカバリ法

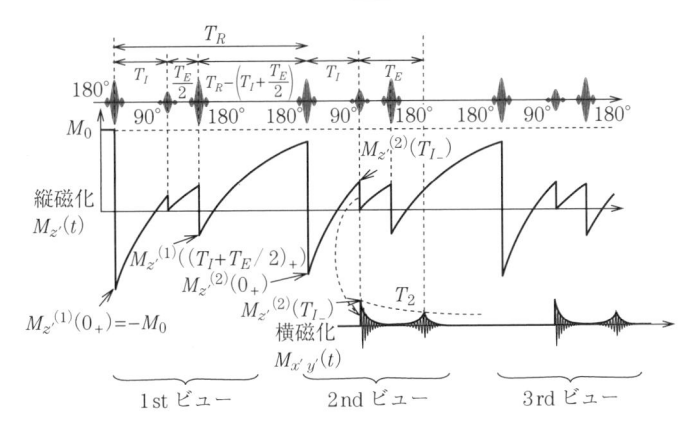

図 14.7 IR 法における縦磁化と横磁化の振舞い

番目のインバージョンパルス直後の縦磁化は 12 章の式(12.34)より以下となり

$$M_{z'}^{(2)}(0_+) = -M_0(1 - 2\,e^{-(T_R - T_I - (T_E/2))/T_1} + e^{-(T_R - T_I)/T_1}) \tag{14.4}$$

よって，T_I 後の 90° 励起直前の縦磁化は

$$M_{z'}^{(2)}(T_{I_-}) = M_0(1 - 2\,e^{-T_I/T_1} + 2\,e^{-(T_R - (T_E/2))/T_1} - e^{-T_R/T_1}) \tag{14.5}$$

となることから，上記の値を横磁化の初期値として，IR 法による SE 信号のピーク値 A_{IR} は以下のように表せる。

$$A_{IR} = M_0(1 - 2\,e^{-T_I/T_1} + 2\,e^{-(T_R - T_E/2)/T_1} - e^{-T_R/T_1})\,e^{-T_E/T_2} \tag{14.6}$$

実際は $T_E \ll T_R$ となるので上式は以下のように簡単化される。

$$A_{IR} = M_0(1 - 2\,e^{-T_I/T_1} + e^{-T_R/T_1})\,e^{-T_E/T_2} \tag{14.7}$$

T_R を T_1 より十分に長く設定することにより e^{-T_R/T_1} の効果が無視でき，T_E を短縮することで信号値を大きくして $2\,e^{-T_I/T_1}$ の項により T_1 強調画像となることがわかる。

この IR 法は**図 14.8** に示すように T_1 値の違いを利用して，組織間の脂肪や脳脊髄液からの信号を抑制したい場合にも利用される。すなわち，脂肪は T_1 値が短いので T_1 強調画像で高信号となり脂肪に埋もれた組織病変が診断しにくい場合がある。本 IR 法において T_I を脂肪のスピンがマイナス側から回復してほぼゼロになる時間に設定することで，IR 画像上で脂肪の信号が抑制される。この効果を利用して，脂肪からの信号を抑制する方法が STIR (short time inversion recovery) 法と呼ばれ，腹部や関節部などの診断に利用されている。同じ原理を使った長い T_I によって脳脊髄液の信号を抑制する方法は FLAIR (fluid attenuated inversion recovery) 法と呼ばれ，脳脊髄液に接する脳表面部分の病変や頭部外傷の診断に用いられる。

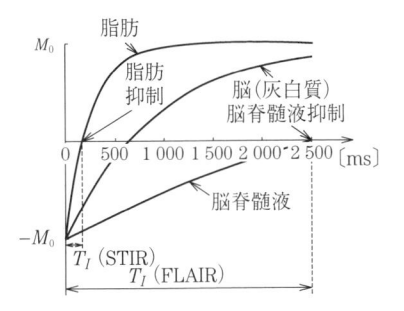

図 14.8 IR 法による脂肪，脳脊髄液抑制

14.3　グラディエントエコー法

SE 法の 180°再収束パルスの代わりに読出し用傾斜磁場 G_r の極性を反転させてエコー信号を発生させる方法をグラディエントエコー（gradient echo：GRE）法[†]と呼び，そのパルスシーケンスを図 14.9(a)に示す。図(b)に読出し用傾斜磁場 G_r の正方向に一定間隔（$\Delta r, 2\Delta r, \cdots$）に位置する微小領域の横磁化成分を示す。すなわち，複数の微小領域が存在する画素サイズの領域を扱うことに留意されたい。G_r が負方向に印加されている間に，磁場中心からの距離に比例して横磁化の位相 ϕ （$=\gamma G_r r t$）が遅れるが，G_r を反転させることで上記とは逆に位相が進むことになる。したがって，ある一定時間にそれらの微小領域の位相が再び収束しエコー信号が得られる。このエコー信号をグラディエントエコー（GRE）信号という。SE 法との本質的な違いは GRE 法では 180°再収束パルスを用いていないことからスピンの状態には変化がないことである。したがって，スピンの静磁場の不均一性の影響をキャンセルできないため，T_2^* 効果の減衰により十分な GRE 信号を集めることができない。この傾向は高磁場 MRI ほど顕著に現れる。しかしながら，GRE 法は RF 励起パルスのみを用いることで T_R の短縮が図れ，後述の高速イメージング系の基本となる一手法であり，縦磁化の飽和効果を軽減するために小フリップ角を用いることが特徴である。

(a)　GRE 法のパルスシーケンス

(b)　GRE 法における横磁化の位相

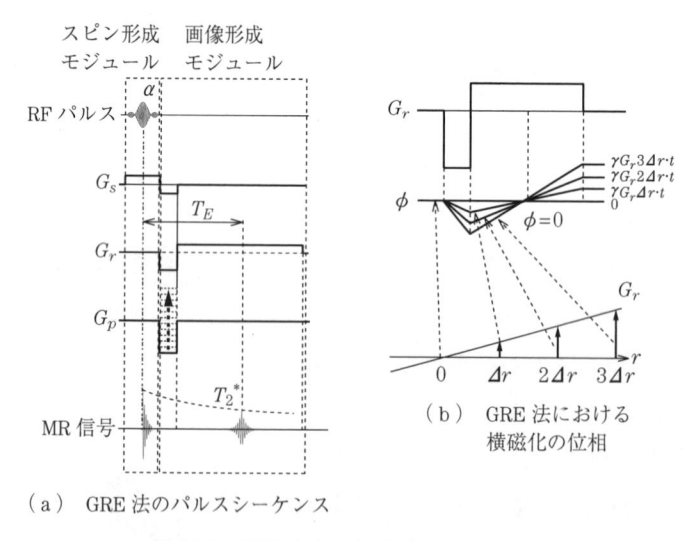

図 14.9　GRE（グラディエントエコー）法

さて，以下に GRE 法による GRE 信号のピーク値 A_{GRE} を求める。まず，簡単化のため，$T_R \gg T_2$ とし，連続する RF 励起パルスの直前では横磁化は完全に分散し消失していると仮定する。n 番目の RF 励起パルス直前の縦磁化 $M_{z'}^{(n)}(0_-)$ は図 14.10 に示すように 12 章の

[†] 別名：gradient recalled echo 法，field gradient 法

式(12.34)より以下のように表せる。なお，以下フリップ角 α の RF 励起パルスを「α 励起パルス」と記す。

$$M_{z'}^{(n)}(0_-) = M_{z'}^{(n-1)}(0_+) e^{-T_R/T_1} + M_0(1-e^{-T_R/T_1}) \tag{14.8}$$

α 励起パルス前後の縦磁化の関係式である

$$M_{z'}^{(n-1)}(0_+) = M_{z'}^{(n-1)}(0_-) \cos\alpha$$

および定常状態における α 励起パルス直前の縦磁化を $M_{z'}^{ss}$ とおくと，

$$M_{z'}^{(n-1)}(0_-) = M_{z'}^{(n)}(0_-)$$
$$= M_{z'}^{ss}$$

が定常状態における条件であることから，上式より $M_{z'}^{ss}$ は以下のように導ける。

$$M_{z'}^{ss} = \frac{M_0(1-e^{-T_R/T_1})}{1-\cos\alpha\, e^{-T_R/T_1}} \tag{14.9}$$

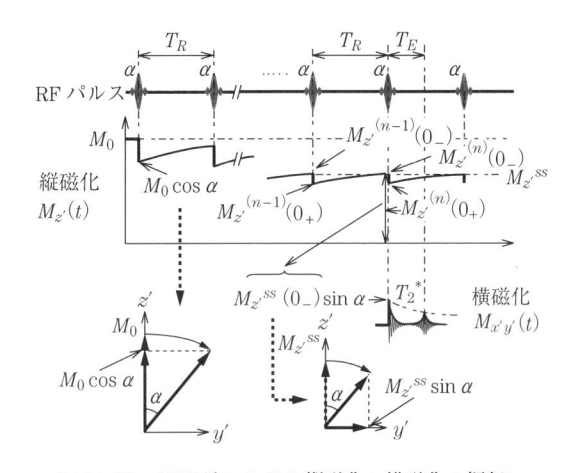

図 14.10 GRE 法における縦磁化と横磁化の振舞い

$M_{z'}^{ss}$ に対して α 励起パルスによって生じた横磁化成分である $M_{z'}^{ss}\sin\alpha$ に T_2^* 効果による緩和が加わったのが A_{GRE} となることから，その値は以下のように表せる。

$$A_{GRE} = \frac{M_0(1-e^{-T_R/T_1})}{1-\cos\alpha\, e^{-T_R/T_1}} \sin\alpha\, e^{-T_E/T_2^*} \tag{14.10}$$

この式から GRE 法は T_1 強調，T_2^* 強調画像となることがわかる。特に T_2^* 強調画像は GRE 法の特徴であり，エコー時間 T_E により調整される。T_1 強調画像については小フリップ角である α 値に依存することになり，$\cos\alpha \approx 1$ と近似できるほどに α が小さい場合は $A_{GRE} \approx M_0 \sin\alpha\, e^{-T_E/T_2^*}$ となることから PD 強調画像，あるいは T_2^* 強調画像となる。

なお，上式はある α（Ernst 角，α_E）で最大値をとることが知られており[4]，その角度は上式を α で微分して得られる式より $\cos\alpha_E = e^{-T_R/T_1}$ となることから

$$\alpha_E = \cos^{-1} e^{-T_R/T_1} \tag{14.11}$$

と表せる。

15章　高速スキャンイメージング

　より高速に撮像を行うことは，患者や検査医が求める基本的なニーズであり，動きのある対象を撮像する場合には必須となる。MRIの撮像時間 T_{acq} は基本的には k 空間の中で必要とするサンプル点を収集するのに要する時間と定義できる。例えば，SE法では位相エンコード数と等価な励起回数 N_P，繰返し時間 T_R から $T_{acq} = N_P \times T_R$ である。さらに，1位相エンコード内に複数回（N_A）の励起を行い，それらの加算平均を行うことで画像の信号雑音比（signal-to-noise ratio：SNR，18.2節参照）を向上させる場合があり，一般には $T_{acq} = T_R \times N_P \times N_A$ となる。高速化は画像 SNR をある程度維持しつつ行う必要があることから，T_R の短縮，あるいは N_P の減少を行う方法に帰着する[1),2)]。

　T_R の短縮では GRE 法を利用した手法（高速グラディエントエコー法），励起回数 N_P の減少ではフーリエイメージングにおける k 空間の充てんという観点から，1回の励起で複数の k_y 方向のラインを収集する手法（高速スピンエコー法，エコープラナーイメージング法）と，k 空間の性質を利用して必要なライン数そのものを減少させる手法（ハーフフーリエ法など）がある。以下にこれらの高速化手法を説明する。

15.1　高速グラディエントエコー法

　14章で述べた GRE 法では $T_R \gg T_2$ とし，各励起前には横磁化が消失していることを前提として，定常状態となった縦磁化成分からエコー信号を得ていた。高速グラディエントエコー（高速 GRE）法とは T_R を T_2 と同程度かそれ以下に設定した GRE 法であり，横磁化が残っている状態で励起することになる。高速 GRE 法にはこの残留横磁化を積極的に消失させる方法（spoiled GRE 法）と，定常状態となる縦磁化と横磁化の両方を利用する方法（balanced SSFP 法）がある。

　これらの方法には多岐にわたる変形手法や命名法があるが，以下では基本となる手法について述べることにする。

15.1.1　Spoiled GRE 法

　残留横磁化を消失させる方法の一つとして傾斜磁場による手法の代表である FLASH 法（fast low angle shot[3),4)]）のパルスシーケンスを**図 15.1** に示す。この手法は励起パルスの前にスライス方向，および読出し方向に傾斜磁場をかけることで強制的に位相分散をはかることで位相消失を行うもので，gradient spoiling† と呼ばれる。この働きを有する傾斜磁場を

---

† この「消失」とは，微小領域では磁気モーメントは残っているので，「見かけ上の消失」を行うことである。つまり，傾斜磁場を用いて微小領域の集合体としての画像ボクセル内磁気モーメントのベクトル和を0としているのである。

spoiler(あるいは crasher)gradient と呼ぶ.

残留横磁化を消失させるもう一つの手法は RF spoiling と呼ばれるもので，連続する励起パルスの位相（15.1.2項の共鳴オフセット角に相当）を一定量ずつ変化させ，画素内の微小領域での横磁化の位相の総和が 2π となるようにする方法である．この代表がSPGR (spoiled gradient-recalled acquisition in the steady state) 法である．

これら二つの手法では，定常状態における縦磁化 $M_{z'}^{ss}$ は GRE 法と同一と考えてよく，

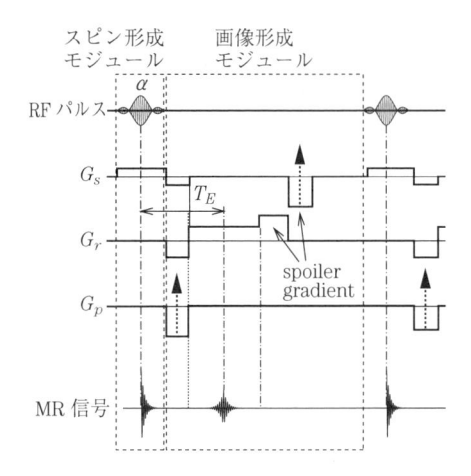

図 15.1 FLASH 法のパルスシーケンス

$E_1 = e^{-T_R/T_1}$ の置換えから14章の式(14.9)を用いて，以下のように表せる．

$$M_{z'}^{ss} = \frac{M_0(1-E_1)}{1-\cos\alpha\, E_1} \tag{15.1}$$

さて，定常状態になるまでに必要な励起回数を知ることは重要である．以下にその算出法を述べる．14章の式(14.4)は $M_{z'}^{(n-1)}(0_+) = M_{z'}^{(n-1)}(0_-)\cos\alpha$ より

$$M_{z'}^{(n)}(0_-) = M_{z'}^{(n-1)}(0_-)\cos\alpha\, E_1 + M_0(1-E_1) \tag{15.2}$$

と表せる．ここで $M_{z'}^{(n-1)}(0_-) = M_{z'}^{(n-2)}(0_-)\cos\alpha\, E_1 + M_0(1-E_1)$ の置換えを $\cos\alpha\, E_1$ の係数が $M_{z'}^{(0)}(0_-)$，すなわち最初の励起パルス直前の状態である M_0 になるまで繰り返し行うと上式は以下のようになる．

$$M_{z'}^{(n)}(0_-) = M_0(\cos\alpha\, E_1)^n + M_0(1-E_1)\sum_{l=0}^{n-1}(\cos\alpha\, E_1)^l \tag{15.3}$$

頭部領域における T_1 値とプロトン密度値を用い，$T_R = 40$ ms，$\alpha = 20°$ における $M_{z'}^{(n)}(0_-)$ を図 **15**.2（a）に示す．定常状態での縦磁化 $M_{z'}^{ss}$（式(15.1)）と上式の差 $\Delta M_{z'}$ を計算し，

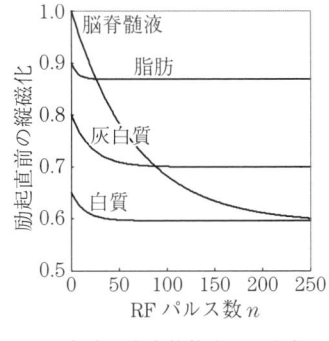

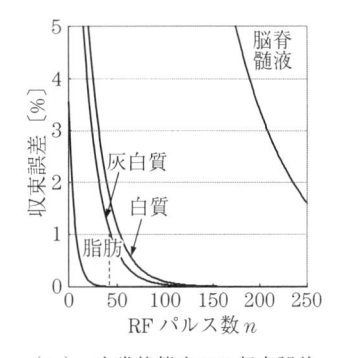

（a）定常状態までの過程　（b）定常状態までの収束誤差

図 15.2 Spoiled GRE 法における定常状態（$T_R = 40$ ms，$\alpha = 20°$）

$M_{z'}{}^{ss}$ で正規化すると以下のように定常状態への収束誤差として表せる。

$$\frac{\Delta M_{z'}}{M_{z'}{}^{ss}} = \frac{M_{z'}{}^{(n)}(0_-) - M_{z'}{}^{ss}}{M_{z'}{}^{ss}} = \frac{(\cos\alpha\, E_1)^n\, E_1(1-\cos\alpha)}{1-E_1} \tag{15.4}$$

図（b）に上記と同一の T_R，α の条件における収束誤差の例を示す。例えば，灰白質の場合，収束誤差が1％以内となるのは50個以上のRF励起パルス数以降となることがわかる。

15.1.2 Balanced SSFP 法

高速GRE法において図15.3（a）に示すように連続する等間隔（T_R）の励起パルスにおけるMR信号は，FID信号だけでなく12章の図12.22の三つの連続する励起パルスによって発生するエコー信号であるスピンエコー（SE）と誘発エコー（STE）を考慮する必要がある。すなわち，励起パルス間隔である τ_1 と τ_2 が等しくなることからSE1とSTEが重畳（SE/STE）し，さらにFID3も重なることになる。したがって，図15.3（b）のように例えば，（$n+1$）番目の励起パルス直後のFID信号（$FID^{(n+1)}$）には二つ前の励起パルスにかかわるSE/STE信号（$SE/STE^{(n-1)}$）が重なることになる。

さて，残留横磁化の消失を行わないと上記の連続する励起パルスの印加の過程で縦磁化と横磁化の両方が定常状態に達する。この現象はSSFP（steady-state free precession）と呼ばれ，以下のように定性的に説明できる[5]。ここでは，図15.4に示すtrue FISP（true fast imaging with steady-state）法におけるスピンを回転座標系で観測するものとする。

スピンがBlochの式に従い熱平衡状態に戻る緩和過程において，共鳴条件から外れるoff-resonance成分は図15.5（a）に示す λ cone と呼ばれる円錐状の曲面上を自由歳差運動を行いながら運動する（12章の図12.15（a）に相当する）。一方，共鳴条件を満たすon-resonance成分は λ cone と $y'z'$ 面との交線上を運動する。on-resonance成分は $-\alpha/2$ パルスによる励起後に α パルスと $-\alpha$ パルスを交互に複数回印加されると図15.5（b）の①に位置し，T_R 間にその大きさをほぼ保ったままで②までわずかに緩和する。ここでスピンが α パルスで励起されると③にフリップするが T_R

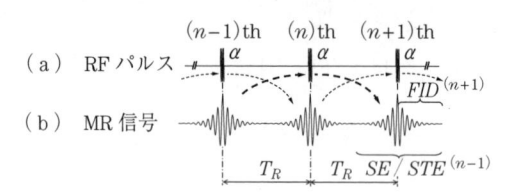

図15.3 SSFPにおけるMR信号

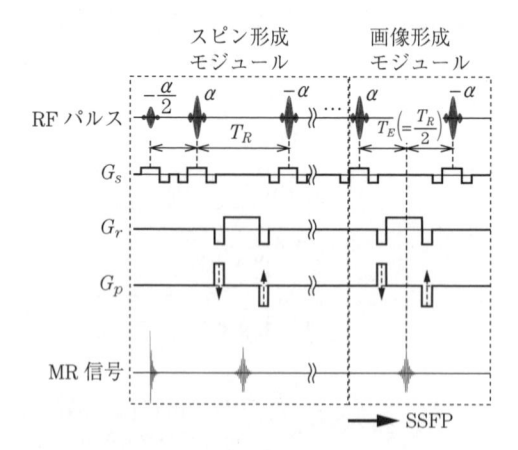

図15.4 True FISP 法のパルスシーケンス

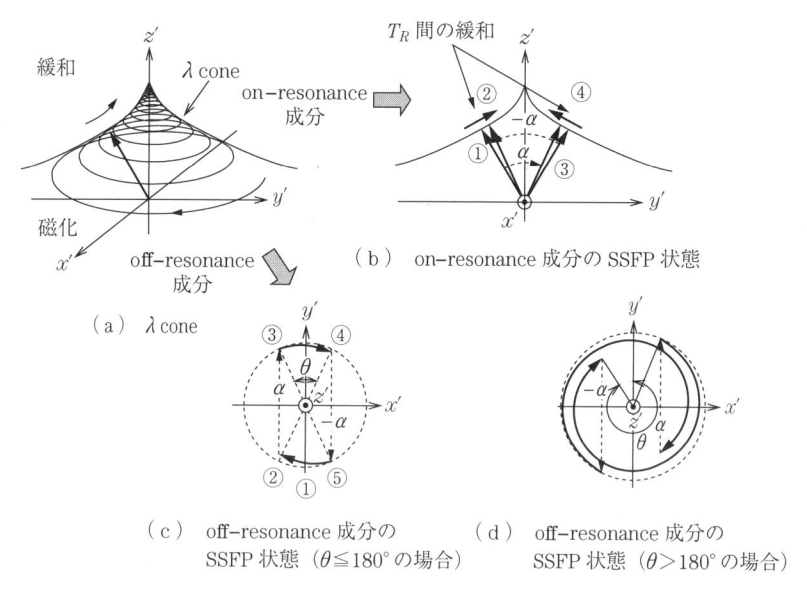

15.1 高速グラディエントエコー法

図15.5 Balanced SSFP法におけるSSFP状態

(a) λcone
(b) on-resonance成分のSSFP状態
(c) off-resonance成分のSSFP状態（$\theta \leqq 180°$の場合）
(d) off-resonance成分のSSFP状態（$\theta > 180°$の場合）

間に④まで緩和する。ついで$-\alpha$パルスで励起されるとスピンは①に戻りつぎのT_R間に②まで緩和する。したがって，$\pm\alpha$パルスを交互に受けることでon-resonance成分はSSFP状態になる。

さて，off-resonance成分の動きをz'軸から$x'y'$面内の投影図（図15.5(c)）として見る。上記と同様のRFパルスが複数回印加されることによってスピンが①にフリップ後，$T_R/2$間に緩和しながら$x'y'$面で$\theta/2$だけoff-resonance成分が回転する。この回転角度を共鳴オフセット角（resonance offset angle）という。ついでスピンがαパルスで励起されると③にフリップするがT_R間に④まで緩和しながらθだけ回転する。さらに$-\alpha$パルスで励起されるとスピンは⑤にフリップし，つぎのT_R間に②まで緩和回転する。したがって，$\pm\alpha$パルスを交互に受けることでoff-resonance成分もSSFP状態になる。この現象はθが180°未満で成立し，マルチスピンエコーの発生と同様にエコー時間（$T_E = T_R/2$）ごとに正負のy'軸上でスピンがフリップした側で収束することになる[6]。

一方，θが180°を超えると上記とは異なり図15.5(d)のようにスピンがフリップした側とは逆側で収束してしまう。したがって，θが180°の整数倍となる領域では信号が消失しdark bandと呼ばれる現象が発生する。

さて，上記の共鳴オフセット角θは画素内の複数の微小領域が磁場の不均一性ΔBと励起パルス間に存在する傾斜磁場により異なる磁場を感じるために生じるもので，その大きさは以下の式のように表せる。

$$\theta(T_R) = \gamma \Delta B T_R + \gamma \, \boldsymbol{r} \cdot \int_0^{T_R} \boldsymbol{G}(t)\, dt \tag{15.5}$$

true FISP シーケンスでは T_R 間ですべての傾斜磁場による積分項が 0, すなわち balance[†] しているために上式より θ は ΔB だけに依存することになる.

さて, balanced SSFP では定常状態における各磁化成分は 12 章の式(12.31)において ω を $\Delta \omega$ ($=\gamma \Delta B$) と置き換えることで計算できる[7]. 画像コントラストを理解するため, 定常状態における励起直後の横磁化成分 $M_{x'y'}{}^{ss}(0_+)$ について結果の式を示すと, $T_R \ll T_2$, T_1 の条件下で true FISP のように励起パルスを x' と $-x'$ 軸の周りに交互に印加して, 共鳴オフセット角を 180° に近い値となるようにした場合, 以下のように簡単化される.

$$M_{x'y'}{}^{ss}(0_+) = \frac{M_z^0}{1 + T_1/T_2 - (T_1/T_2 - 1)\cos \alpha} \sin \alpha \tag{15.6}$$

フリップ角 $\alpha=90°$ とすれば, 上式はさらに以下のように簡単化される.

$$M_{x'y'}{}^{ss}(0_+) = \frac{M_z^0}{1 + T_1/T_2} \approx \frac{T_2}{T_1} M_z^0 \quad (T_1 \gg T_2) \tag{15.7}$$

したがって, balanced SSFP の画像は T_2/T_1-強調のコントラストを有することになる.

15.2 高速スピンエコー法

CPMG パルス系列を用い, 複数のエコー信号をそれぞれ異なる位相エンコード量のもとで収集する技術は RARE (rapid acquisition with relaxation enhancement) 法[8] というが, 一般的には高速スピンエコー (fast spin echo: FSE) 法と呼ばれていることから本書では FSE 法という呼称を用いる. 図 15.6 に 1 回の励起で三つのエコー信号を収集し, 4 回の励起で k 空間の必要なラインを埋める場合の例を示す. このマルチエコー数, およびエコー間隔をそれぞれ ETL (echo train length), ESP (echo spacing) と呼ぶ. この手法により励起回数は 1/ETL に減少することになる. MRI 画像のコントラストは k 空間でのゼロエンコード付近の成分によってほとんど決まるので, ゼロエンコード付近に割り当てたエコー信号の T_E 値で画像のコントラストはほぼ決まる. この T_E 値を実効エコー時間 (effective T_E : $T_{E\text{eff}}$) という. したがって, FSE 法では $T_{E\text{eff}}$ と T_R の組合せで SE 画像と同様のコントラストを得ることが可能である. しかしながら, 以下のように SE 法に対して FSE 法はいくつかの点で留意すべき画質上の特質がある.

すなわち, 図 15.6 の位相エンコードのかけ方により, k 空間図に示すように位相エンコード方向で見ると各励起における 1st エコーがセグメントを形成することになる. ここで, k 空間の各ラインに対応するエコー信号の T_2 緩和効果が信号の大きさに影響することにな

[†] 傾斜磁場がバランスすることで後述の流速補正が成立しているため, 血管内が高信号になることに留意すべきである.

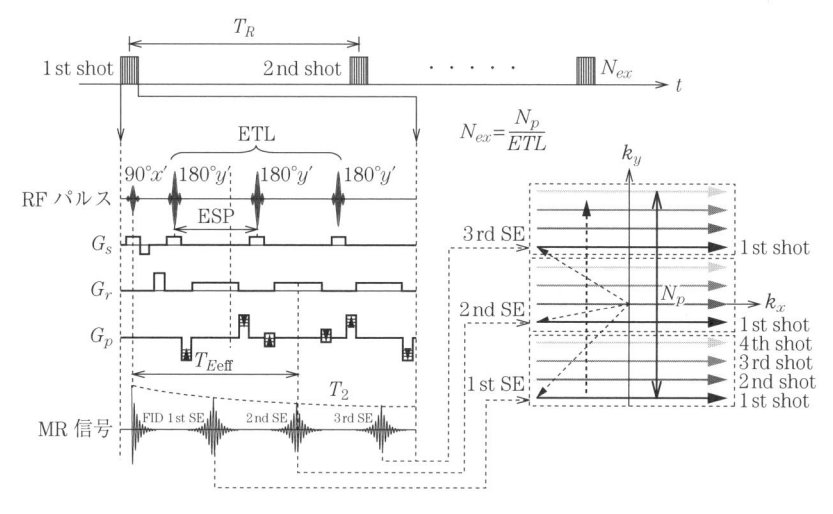

図 15.6　FSE 法のパルスシーケンスと k 空間軌跡

る。図 15.7 に ETL=7 における k 空間セグメントと位相エンコード方向におけるエコーピーク値の分布とそのフーリエ変換である点広がり関数[†]（point spread function：PSF）を示す。

図 (a) に前記の interleaved order 方式の場合，図 (b) に 1st エコーのセグメントを位相エンコードの中心となるようにする centric order 方式の場合をそれぞれ示す。ゼロ位相エ

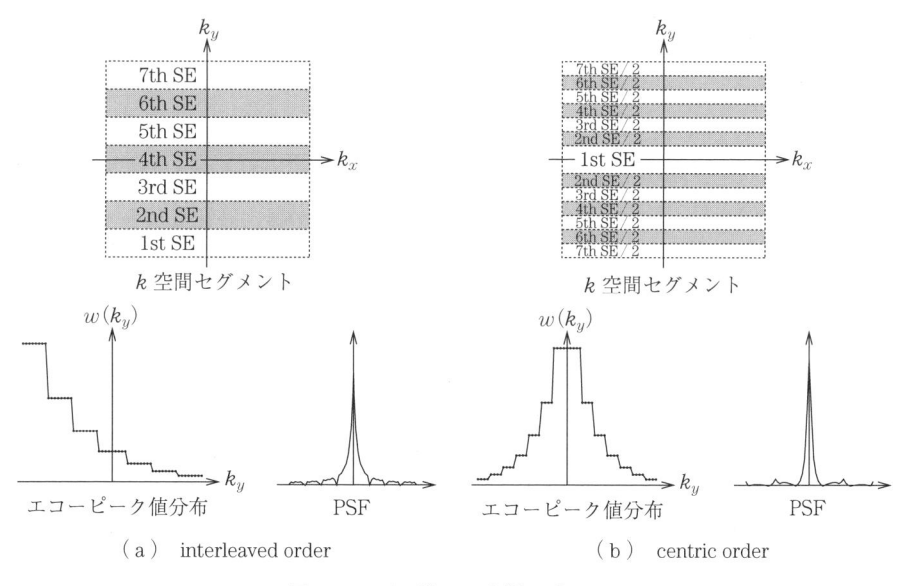

図 15.7　FSE 法の k 空間セグメント

[†] 付録 A 1.5 のコンボリューションにおいて撮像系を線形システムと考えた場合，PSF はインパルス応答 $h(x)$ に相当し，撮像対象物と PSF とのコンボリューションが撮像画像となる。

ンコード付近に位置するエコーセグメントを考えると centric order 方式のほうがより大きいエコーピーク値を使えることからコントラストのより高い画像となる。このように位相エンコードの順番を変えることで画像コントラストが変わることになる。

また，SE 法や GRE 法では各エコー信号は新たな励起パルスを用いて発生させているため複数のエコー信号間での緩和過程の影響は無視できた。したがって，エコーピーク値の分布は平坦となることから PSF はデルタ関数となり画像ボケは原理的には発生しない。しかしながら，FSE 法では両セグメント方式ともにエコーピーク値の分布が T_2 緩和効果と不連続性のために PSF は広がりを有し，リンギングと呼ばれる振動成分が現れていることから，画像ボケ (blurring) とゴースト (ghost) が生じやすい。また，マルチスライス法を FSE 法に適用し ESP の短い多数の再収束用 RF パルスを印加する場合，隣りの断面は off-resonance 周波数を照射されるため MT 効果によりコントラスト低下が見られる。

CSF のような非常に長い T_2 を有する撮像対象では ETL を大きく設定することで，1 回の励起（single shot）ですべてのエコーを収集することも可能となる。k 空間の複素共役対象性を利用して k 空間の半分のラインを収集する後述のハーフフーリエ法を利用した single shot FSE を特に HASTE，FASE などと呼ぶ。

15.3 エコープラナーイメージング法

エコープラナーイメージング（echo planar imaging：EPI）法は基本的に 1 回の励起により傾斜磁場を高速に時間変化させることで k 空間の充てんに必要な MR 信号をすべて収集する超高速スキャン法である[9]。**図 15.8**(a) に典型的な EPI シーケンスとその k 空間充てん図を示す。この場合はスピンエコー信号を発生する 90-180°励起パルス列を用いるため SE-EPI 法と呼ばれる。励起パルス列間に位相/読出し傾斜磁場をかけて k 空間の a 点に移動させ，180°再収束パルスによって b 点に移動させる。その後，読出し傾斜磁場を正負方向に高速にスイッチングして印加することで k 空間上では k_x 方向において正負交互に走査される。さらに，読出し傾斜磁場のスイッチング間に位相エンコードを k 空間の 1 ライン分移動させるだけの量をかけることで k 空間が充てんされることになる。上記の位相エンコードは blip と呼ばれている[10]。

SE-EPI 法ではゼロ位相エンコードの時点でエコーピークとなること，および 14 章の式 (14.3) において $T_R=\infty$ であることからその画像は T_2 コントラストを有することになる。SE 法と同様の考え方で，そのエコーピーク前後のエコー信号は T_2^* によって減衰することになるため画像の分解能が低下することや画像ボケが大きいことが EPI 法の本質的な問題である。そのため，できるだけ速く必要な信号を収集するために読出し傾斜磁場には高強度，高速スイッチングが要求される。

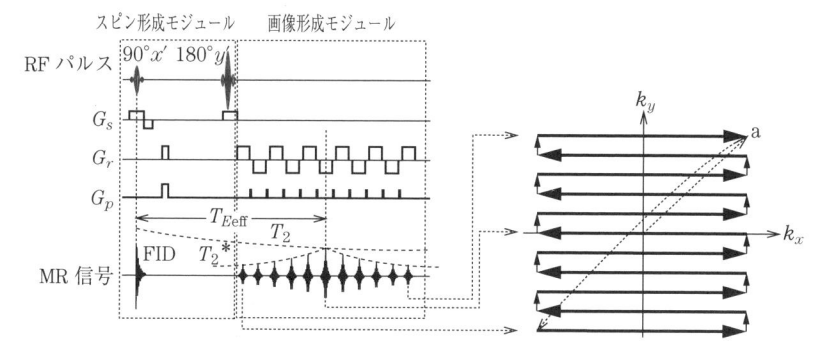

(a) SE-EPI 法のパルスシーケンスと k 空間軌跡

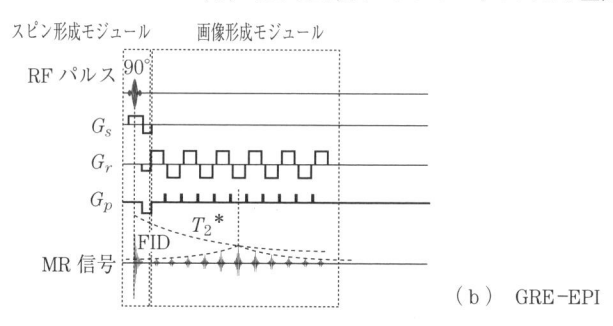

(b) GRE-EPI

図 15.8　EPI 法のパルスシーケンスと k 空間軌跡

　図 15.8(b) には 1 個の励起パルスのみを用い GRE 法と同様に FID 信号を反転傾斜磁場を用いて再収束させ，上記と同様の読出し傾斜磁場正負交互スイッチングと位相エンコードの blip を行う GRE-EPI 法を示す．この場合は T_2^* コントラストとなる．

　上記の 1 回励起による EPI 法（single-shot EPI）は 50〜100 ms の超高速の撮像が可能となる反面，局所的な磁場変化で特に位相エンコード方向に画像がひずみやすい欠点も有している．いずれにしても，MRI の撮像方法としては最も高速であり，動きのある臓器の診断や時間分解能を要求されるダイナミックスキャンや後述の拡散強調画像（diffusion）の撮像などに使われる．なお，上記の signle-shot EPI 法に対して，複数回の励起による EPI を multi-shot EPI 法と呼ぶ．

15.4　k 空間トラジェクトリと高速スキャン

　これまで説明したパルスシーケンスでは k 空間を直交座標として行方向に信号サンプリング，縦方向に位相エンコードステップによりスキャンし，原理的には位相点をサンプリングしている．しかし，必ずしも上記のようにラスタ状にスキャンする必要はなく，k 空間を任意形状の軌跡（k 空間トラジェクトリ（trajectory））でスキャンし，その軌跡から直交座標上の位相点を求めてフーリエイメージング法を適用してもよい．本節では k 空間トラ

ジェクトリと高速スキャンへの応用について述べる。

15.4.1 任意形状の k 空間トラジェクトリ

図 15.9(a) は k 空間において原点を通り角度が $\delta\theta_r$ 単位で増加する直線で放射状にスキャンしていることからラジアルスキャン（radial scan）と呼ばれる。この手法は極座標でサンプリングしていることになる。図(b) はラジアルスキャンの変形型で，ある角度で FSE 法または EPI 法などを利用して平行な複数ラインをスキャンし，その角度を順次増加させるもので，PROPELLAR（periodically rotated overlapping parallel lines with enhanced reconstruction）と呼ばれる。両手法ともに各放射状ラインは k 空間の原点，あるいはその近傍を通るため信号強度が高くなることがわかる。さらに撮像対象が大きく動いた場合の信号収集ラインを使わなくても他の収集ラインから補正が正確に可能であることから体動に強い撮像法となる。

(a) ラジアルスキャン

$\tan\theta_r = k_x/k_y$

$G_x = G_0 \cos\theta_r$
$G_y = G_0 \sin\theta_r$

(b) PROPELLAR

(c) スパイラルスキャン

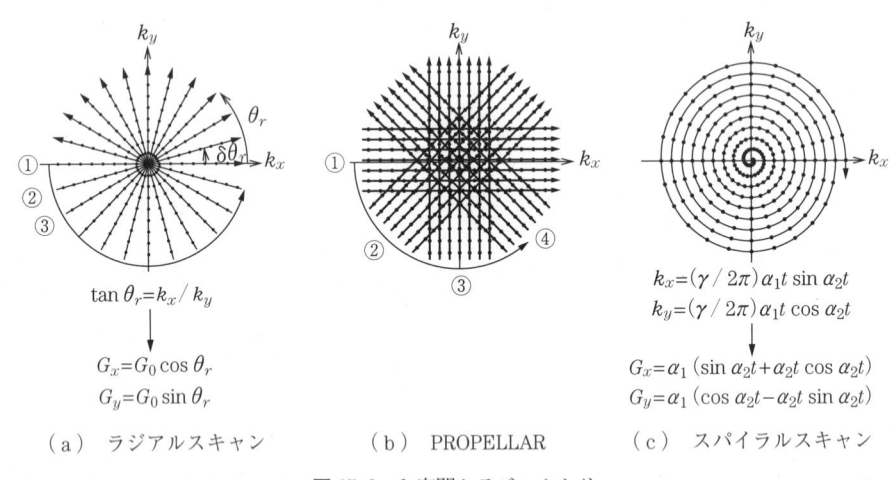

$k_x = (\gamma/2\pi)\alpha_1 t \sin\alpha_2 t$
$k_y = (\gamma/2\pi)\alpha_1 t \cos\alpha_2 t$

$G_x = \alpha_1(\sin\alpha_2 t + \alpha_2 t \cos\alpha_2 t)$
$G_y = \alpha_1(\cos\alpha_2 t - \alpha_2 t \sin\alpha_2 t)$

図 15.9 k 空間トラジェクトリ

図(c) は k 空間を螺旋状の軌跡となるように二つの傾斜磁場波形をそれぞれ時間経過とともに振幅が増大する sin 関数，cos 関数となるようにし，一定の角度間隔でサンプリングする手法で，スパイラルスキャン（spiral scan）と呼ばれる。この図は 1 回の励起でサンプリングする場合のもので，single-shot EPI 法に対応するものである。

15.4.2 k 空間の部分充てん手法

13 章の図 13.7(b) に示したように k 空間は複素共役対称であることから，この原点に対する対称性を利用すれば理論的には k 空間の例えば上，または右半分のデータを収集して全空間のデータを計算することができる[11]。実際には後述の磁場系の不均一性や体動などにより対称性は不確かとなるため通常上半分以上，または右半分以上を用いる必要がある。
上半分の場合をハーフフーリエ（half Fourier）法，または部分フーリエ（partial Fourier）

法と呼び，**図15.10**(a)のようにk_y方向の数ラインを余分に収集し，収集していないラインの算出の際の位相補正に用いることが行われている。この手法により約2倍の高速化がはかれることになる。また，k空間の右半分を用いることは図15.10(b)のようにエコー信号の右半分を用いることに対応しており，部分エコー（partial echo）法と呼ぶ。

(a) ハーフフーリエ法　　(b) 部分エコー法

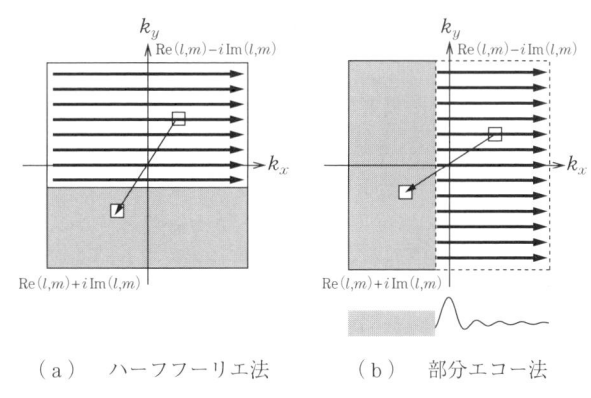

図15.10 k空間の部分充てん法

この手法は高速GRE法においてT_Eが極端に短い場合に励起パルスとの重なりを避ける目的で使用されるもので，T_R短縮に寄与する。両手法ともに使用される信号は約半分であるためSNRは約$1/\sqrt{2}$に低下することに注意を要する。

k空間は中心領域が撮像対象の大まかな構造を担う低周波成分であることから**図15.11**(a)のように中心領域の位相エンコードのみを行い高周波成分であるk_y方向の上下領域を0で充てんすることにより高速化がはかれる（0充てん補間法）。また，図(b)のようにk_x方向も中心領域のみを用いて周辺領域を0充てんすることでさらなる高速化を行う場合がある[†]。

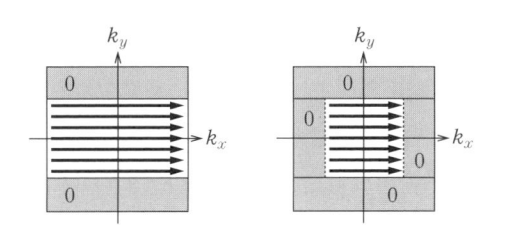

(a) 位相エンコード方向　(b) 位相/周波数エンコード方向

図15.11 0充てん補間法

この手法では信号量が少ないためSNRが低く，高周波成分が用いられないためボケが多くなるなどの問題がある。しかしながら，位相エンコード方向の見かけの空間分解能を向上させることの利点は大きく，その目的で用いられることが多い。

[†] この手法の変形例として，時系列画像である心臓イメージングなどにおいて最初の画像のみk空間の全データを収集し，その後のダイナミック画像は中心部だけ収集し周辺部は最初の画像のデータを用いる手法をkeyhole imagingと呼ぶ。

16章　MRIの装置構成

　MRIは撮像原理から，一定強度の静磁場と時間変動する傾斜磁場・高周波磁場にかかわる装置によって構成されることは理解できよう。本章ではMRIシステム構成の概要説明と個々の装置について役割と動作原理を説明する。

16.1　システム構成

　15章までにMRIの撮像法に関する説明を行った。すなわち，静磁場の環境下における撮像対象に撮像目的に応じたパルスシーケンスを用いて傾斜磁場と高周波磁場をコントロールして作用させ，発生したMR信号を逆フーリエ変換により実画像に変換（再構成）することである。したがって，MRI装置は図16.1に示すように，三つの磁場を発生する静磁場系（磁石），傾斜磁場系（傾斜磁場コイル/アンプ），高周波磁場系（RFアンプとRFコイル）の装置とそれらを制御するパルスシーケンサ，MR信号の受信系，再構成系，撮像対象である人体を静磁場内に設置するための架台寝台系，および画像データの表示や保存などを含む全体制御のためのコンピュータシステムが構成要素となる。

　三つの磁場系は基本的にはコイルに電流を流すことで発生させるが，傾斜磁場と高周波磁場は時間的な変動が大きいことから近接する導電体に電磁誘導電流（渦電流）が発生することや，傾斜磁場コイルでは静磁場中に電流が流れることから電磁力が発生することなど周りの電磁環境と相互作用があることに留意されたい。

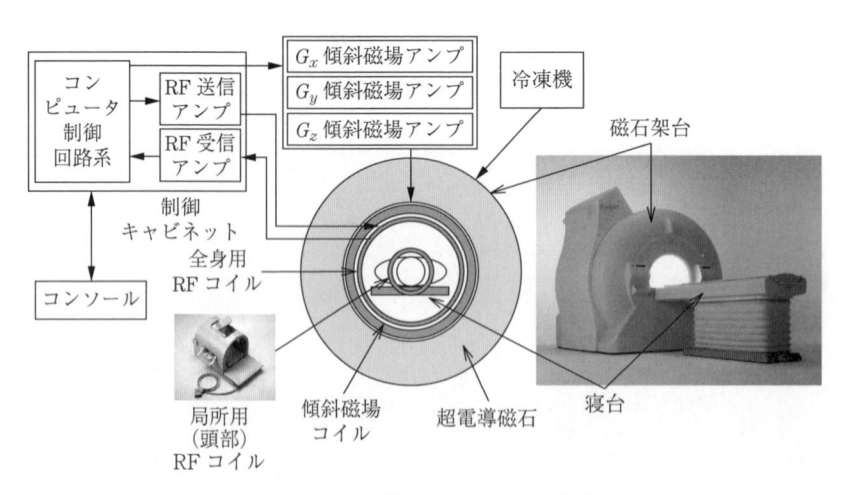

図16.1　超伝導MRIシステムの構成

16.2 ループコイルによる磁場

静磁場,傾斜磁場,および RF コイルの一部は円形(ループ)コイルを利用してそれぞれの磁場を形成している。まず,基本となる単一ループ電流による磁場から説明する。**図16.2**(a)のように半径 a の円形電流が z 軸上に作る磁場 $B_z(z)$ は Biot-Savart の法則により以下のように表せる[1]†。

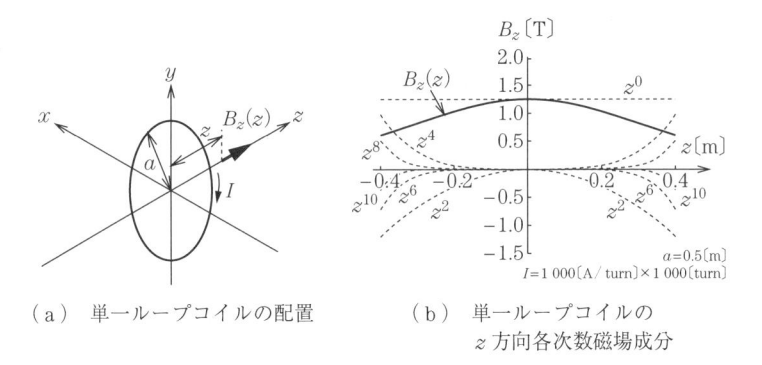

(a) 単一ループコイルの配置

(b) 単一ループコイルの z 方向各次数磁場成分

図 16.2 単一ループコイル

$$B_z(z) = \frac{\mu_0 I}{2} \cdot \frac{a^2}{(z^2 + a^2)^{3/2}} \tag{16.1}$$

ここで,上式を z に関してテイラー展開して多項式に分解すると以下のように表せる。

$$B_z(z) = \frac{\mu_0 I}{2} \left\{ \frac{1}{a} z^0 - \frac{3}{2a^3} z^2 + \frac{15}{8a^5} z^4 - \frac{35}{16a^7} z^6 + \cdots \right\} \tag{16.2}$$

図 16.2(b)に例として同図に記載されている条件で計算した $B_z(z)$ と上式の各次数による磁場分布を示す。z^0 は均一磁場成分,z^2 以降の高次成分は磁場ひずみ成分を表しており,低次成分ほど中心付近の磁場の不均一性に影響していることがわかる。

さて,MRI では一般に**図 16.3**(a)に示すように対向する円形電流を用い,両コイルには順方向,逆方向に電流を流すことで静磁場,z 方向傾斜磁場 (G_z) をおのおの形成する。z 軸上に形成される磁場 $B_z(z)$ は式(16.1)を利用することで以下のように表せる。

$$B_z(z) = \frac{\mu_0 I}{2} \left\{ \frac{a^2}{((d-z)^2 + a^2)^{3/2}} \pm \frac{a^2}{((d+z)^2 + a^2)^{3/2}} \right\} \tag{16.3}$$

上式における"±"は,電流の向きが順方向の場合に"+",逆方向の場合に"−"である。この式も前記同様に z に関してテイラー展開すると以下のように表せる。

---

† z 軸上以外の任意の点の磁場は球面調和(spherical harmonics)関数と呼ばれる関数によって記述できるが,本書では簡単のために式としては z 軸上の磁場のみを用いて原理の理解をはかる。

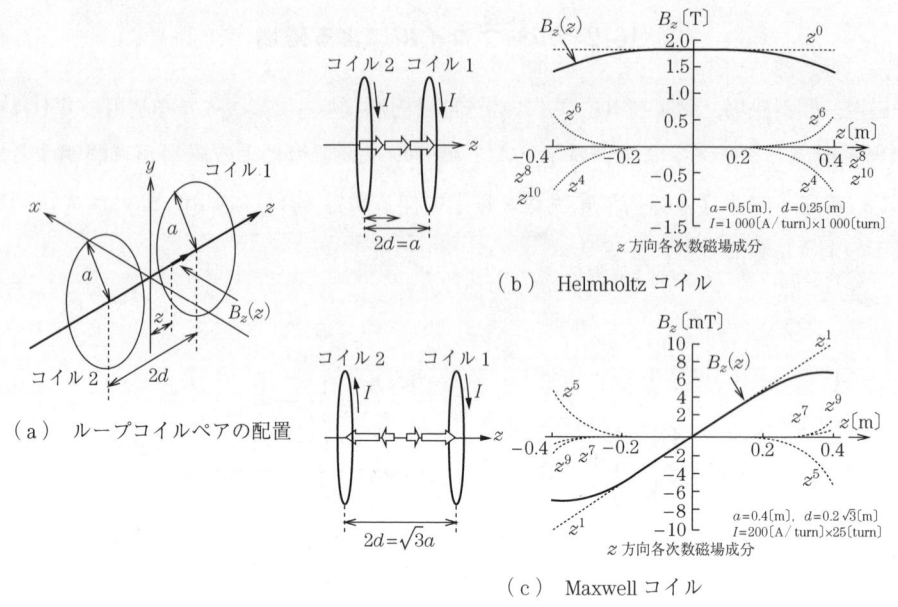

図16.3　ループコイルペア

（a）ループコイルペアの配置

（b）Helmholtzコイル

（c）Maxwellコイル

（順方向）
$$B_z(z) = \frac{\mu_0 I a^2}{2}\left\{\frac{2}{R^3}z^0 - \frac{3(a^2-4d^2)}{R^7}z^2 + \frac{15(a^4-12a^2d^2+8d^4)}{4R^{11}}z^4 - \cdots\right\} \quad (16.4)$$

（逆方向）
$$B_z(z) = \frac{\mu_0 I a^2}{2}\left\{\frac{6d}{R^5}z^1 - \frac{5d(3a^2-4d^2)}{R^9}z^3 + \frac{21(5a^4d-20a^2d^2+8d^5)}{4R^{13}}z^5 - \cdots\right\} \quad (16.5)$$

ここで，$R = \sqrt{a^2 + d^2}$

順方向では，$2d = a$ とすることで最もひずみの大きい二次成分を消去することができる。このようなループコイルペアをHelmholtzコイルといい，図16.3（b）にその磁場 $B_z(z)$ と各次成分が作る磁場分布を示す。このコイルペアは静磁場を形成する基本となるコイルである。

逆方向の場合は，$2d = \sqrt{3}\,a$ とすることで三次成分を消去することができる。このループコイルペアをMaxwellコイルといい，図16.3（c）にその磁場 $B_z(z)$ と各次成分が作る磁場分布を示す。本コイルは後述の z 方向の傾斜磁場コイルとして利用される。

16.3　静磁場系

MRIにおける磁石は，その撮像原理からわかるように，撮影領域内で高い磁場強度と高均一性，および時間的な安定性を必要とされる。現在，おもに用いられている磁石は磁場発

生方式により超電導磁石，永久磁石に分けられる[†]。超電導磁石のほとんどは水平磁場を利用するトンネル型，永久磁石は垂直磁場を利用するオープン型の架台システムにそれぞれ利用されている[2]。

16.3.1 静磁場の指標

（1）静磁場強度 静磁場強度は全身用システムとして臨床用で0.2～3Tまで，研究用で8Tまでが実現されている。12章の式(12.13)，(12.21)からスピンの大きさとRFコイルにおける誘導起電力はおのおの静磁場強度に比例するため，両者の効果よりMR信号は静磁場強度の2乗に比例する。一方，静磁場強度の増大に伴ってMR信号ノイズが後述のように増大する。したがって，MR信号のSNRはおおよそ静磁場強度に比例すると考えてよく，高磁場ほど画像SNRが良好となる[3]。しかしながら，高磁場になるほどT_1値が12章の図12.13のように延長すること，後述のケミカルシフトアーチファクトなどいくつかの画像アーチファクトが顕著になること，および高周波磁場も比例して増大するために種々の人体作用の諸問題が発生することなどから，それらの問題を回避することが高磁場システムには必要になる[4),5)]。

（2）磁場強度の空間均一性 撮像領域における静磁場の空間均一性はフーリエイメージングの原理より個々の微小領域での位相のばらつきを抑えるためにきわめて重要な指標である。この指標は一般にある一定の直径（mm単位）で指定される球状領域（diameter of spherical volume：DSV）における値として定義される。すなわち，ある静磁場強度に対する磁場不均一性の割合をDSV内にわたって計測し，その2乗平均値（RMS値）をppm単位で表すことになっている。一般には400 DSVで数ppm以内であることが要求される。

（3）磁場強度の時間安定性 磁場強度そのものの時間変動は中心周波数のずれ，すなわち励起周波数そのものがずれることになり画像劣化の原因になることから，この変動も極力小さくする必要がある。1時間における磁場強度変化率としてppm/hで表す。通常，0.01 ppm/h以内であることを求められる。

（4）漏えい磁場 磁石の外部に漏えいする磁場を漏えい磁場といい，原理的には磁場強度は磁場発生点からの距離の3乗に比例して減衰するため，磁石から遠ざかるにつれ急激に弱まる。漏えい磁場の強度が0.5 mT以上の領域が磁場作業管理区域として規定されるため，この0.5 mTラインを囲む直方体の大きさ（m単位）で漏えい磁場の範囲を表す。この範囲が小さいほどMRI検査室の設置面積を小さくできるメリットがある。

16.3.2 超電導磁石システム

超電導磁石は電気抵抗が0の超電導体をコイル材料としているため電力損失がない。し

[†] かつて常温でコイルに電流を流して磁場を発生させる常電導磁石があったが，電源変動による磁場の不安定性，および発生できる磁場強度の限界（0.2 T程度）などにより，現在ではほとんど使用されていない。

16章 MRIの装置構成

がって，大電流を流せることで高磁場の発生が容易である．また，後述の永久電流モードで使用するために，磁場の時間安定性が 0.01 ppm/h 以下と優れていることが特徴である．**図16.4** に磁石以外の構成要素も含めた超電導磁石架台の典型的な概略断面図を示す．

（a） MRI磁石架台の断面図　　（b） 等磁場分布

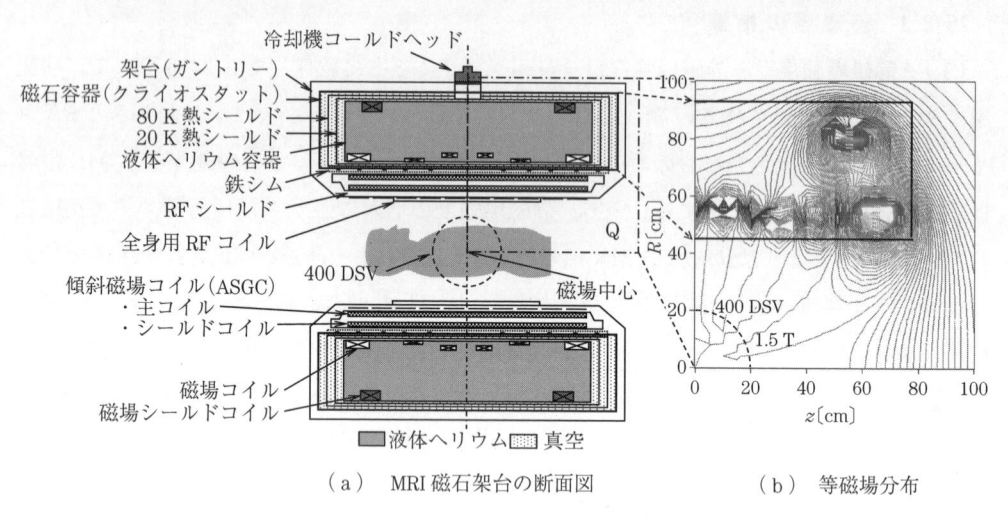

図16.4 MRI磁石架台の断面図

図（a）に示すように超電導コイルは，Helmholtzコイルのようなループコイルペアが複数利用されて磁場の空間均一性をある一定のDSVにわたって確保するために最適に配置される．つまり，式(16.4)においてHelmholtzコイルの1組だけでは四次成分（z^4）以上をゼロにできないからである．それら主磁場を形成する磁場コイルの外側に磁場シールド用コイル（アクティブシールドコイル）が配置され，磁場コイルとは逆方向にコイル電流を流すことで漏えい磁場を小さくしている．図（a）の断面において対称となる1/4の領域における等磁場分布を図（b）に示す．また，**図16.5**(a)に1/4の領域における等磁場分布，図（b）

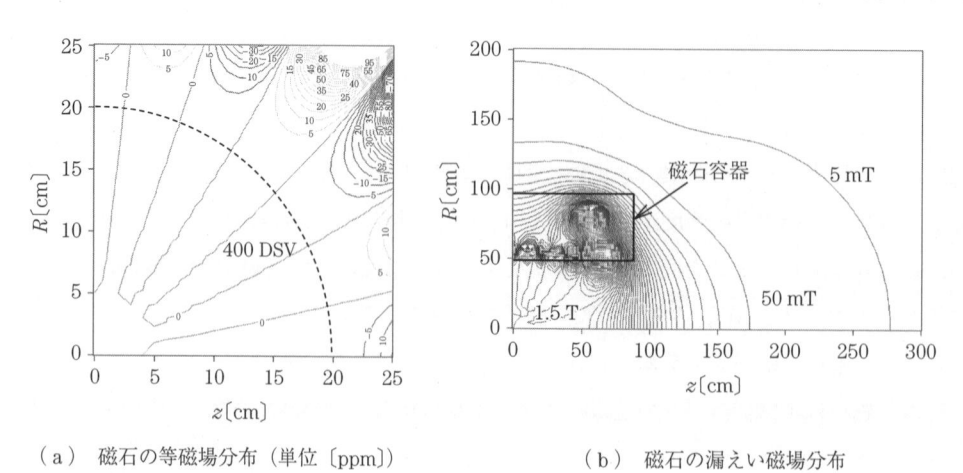

（a） 磁石の等磁場分布（単位 [ppm]）　　（b） 磁石の漏えい磁場分布

図16.5 磁石の静磁場分布

に漏えい磁場分布を表す。

超電導は超電導状態になる温度（臨界温度：T_c），流せる最大電流密度（臨界電流密度：J_c），および超電導が維持できる最大の外部磁場（臨界磁場）の三つの臨界条件の範囲内でのみ成立する。これら3条件を満たすコイル材料として，T_c が 7.7 K であり，液体ヘリウム温度（4.2 K）において 8 T までの範囲で最も J_c の大きい Nb-Ti（ニオブチタン）が多く用いられている。コイルは，この超電導材料を多数の細いフィラメント状にして銅などの常電導母材に埋め込んだ構造（極細多心線）になっている。超電導コイルは液体ヘリウム容器内に浸され，容器全体が熱の侵入を防ぐクライオスタットと呼ばれる真空容器で囲まれている。クライオスタット内には極低温冷凍機†によって約 20 K，80 K に温度が維持されているアルミ製の熱輻射シールド板があり，真空効果も含めて液体ヘリウムがほとんど気化しないようにしている。

超電導コイルはフィラメント構造のわずかなずれなどの擾乱によって局所的に常電導の芽ができ，そこでの抵抗によるジュール熱によって導体の他の部分が温められ常電導性が転移拡大する。その結果，超電導状態が崩壊し，液体ヘリウムの蒸発が急激に起こる場合がある。この現象をクエンチング（quenching）と呼び，多くの安全対策がはかられている。すなわち，クライオスタットからの大量のヘリウムガスを検査室外へ排気する構造になっており，ガス化によって高圧とならないように安全弁が設置されている。さらに，被検者の安全性確保のため検査室の酸素濃度が低下したことを警告するため酸素モニタが設置されている。なお，上記の極細多心線における母材はその安全対策の一つである。

超電導磁石の励磁は**図 16.6** の回路図に示すように永久電流スイッチのヒータをオンにして超電導線を局部的に加熱し非超電導状態とすることにより外部電源よりコイルに電流が供給される（図(a)）。ヒータのスイッチをオフにすると超電導ループができ永久電流モードとなり外部電源を切り離すことができる（図(b)）。非常時に磁場を下げる緊急遮断ユニットはこのヒータに接続されており，動作させるとコイルはクエンチし消磁する。この場合，コイルがクエンチにより損傷を受けないように保護用の抵抗を組み込んだ構成となっている。

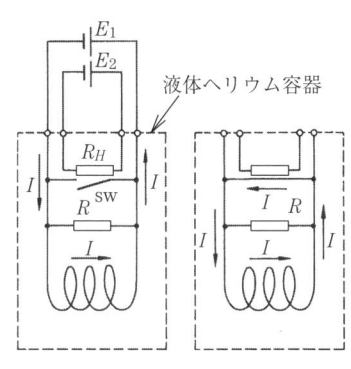

(a) 励磁モード　(b) 永久電流モード

E_1：励磁用電源
E_2：永久電流スイッチ用電源
sw：永久電流スイッチ
R：保護抵抗
R_H：永久電流スイッチ用ヒータ

図 16.6 超電導コイルの回路とモード

---

† 冷凍技術が十分ではなかった時代は，液体窒素（77 K）で熱シールド板を冷凍していた。

16.3.3 永久磁石システム

永久磁石は一度着磁すると磁場を発生するのにエネルギーを必要としないため経済的である。永久磁石材料としての特性パラメータである残留磁場強度（B_r），保持力（H_{cB}），最大エネルギー積（$(BH)_{max}$）がすべて高値を示す Nd-Fe-B（ネオジウム・鉄・ボロン）系の素材が開発されたことから 0.4 T までの磁場強度を達成している。ただし，この素材の B_r 温度特性が約 0.1%/℃と大きいため，温度変動を抑えるために温度制御された検査室に置く必要がある。

形状はいくつかのタイプがあるが図 16.7 に示すような C 型が主流である。構造的には対向する軟鉄のヨークとコラムにより永久磁石を支持し，磁場の均一性をはかり漏えい磁場を軽減するために形状を工夫した磁極片（ポールピース）間に垂直磁場を形成している。永久磁石によって発生する磁束は上記の C 型構造の中で磁気回路を構成することが重要である。この磁気回路によって磁束線連続の法則から撮像領域であるギャップに永久磁石が発生する総磁束を効率よく利用できるからである。

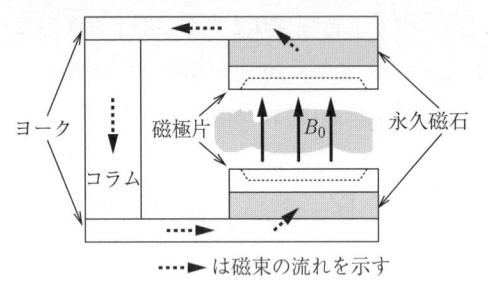

図 16.7 永久磁石システム

このような垂直磁場システムはトンネル型に比べて開放感があり，患者へのアクセスが楽であることから撮像しながら治療を行うインタベンション装置として利用できることが最大の特徴である。ただし，超電導磁石のように高磁場を得られないことと，緊急時に磁場を遮断できないことに留意しなければならない。

16.3.4 シ ミ ン グ

磁場均一性の確保は，上記の Helmholtz コイルの最適配置だけでは不十分である。つまり，磁石の製造誤差に起因した磁場分布の誤差や，検査室の周囲環境にある鉄骨などにより磁場均一性が劣化するからである。また，磁石内に反磁性を示す人体が入ることにより組織ごとの磁化率に応じて撮像領域での均一性がわずかに乱される[†]。そこで，磁場均一性を補正するための調整操作を行う必要がある。この補正をシミング（shimming）と呼び，その手法としては，磁石円筒の内側表面に磁性体を配置するパッシブシミングとコイルを利用したアクティブシミングに分けられる[6]。

パッシブシミングでは磁性体がその近傍に存在する磁力線を変化させることで磁場分布を調整する。これは通常，磁石の検査室への据付け前後にわたって数回行われるもので，磁石

[†] 12章のコラム「H vs. B，および磁性」を参照のこと。

内の特定位置の磁場強度を計測し，その強度分布より磁性体の大きさ，形状，位置を算出して調整する。

アクティブシミングは磁場分布の基本成分である一次（3成分），二次（5成分），あるいは三次（8成分）を発生するコイルパターンを有するシムコイル（shim coil）によって，前記の人体による磁場ひずみを補正するものである。特に後述のケミカルシフトイメージングなど磁場均一性が要求される撮像法で多用される。磁場ひずみを測定するための撮像法によって得られた画像から補正に必要な上記の基本成分の磁場強度を算出し，それぞれのシムコイルに対応した電流を定電流型のシムアンプより供給することで磁場均一性の補正を行っている。

16.4 傾斜磁場システム

13章の図13.2で示したように三つの傾斜磁場（$G_x x$，$G_y y$，$G_z z$）は静磁場に重畳されることによりスピンに位置情報をエンコードする機能を有する。以下に傾斜磁場システムの構成要素である傾斜磁場コイルとコイルに電流を供給する傾斜磁場アンプについて説明する[7]。

16.4.1 傾斜磁場コイル

13.1節で説明した傾斜磁場を発生するコイルが傾斜磁場コイルであり，G_x，G_y，G_z に対

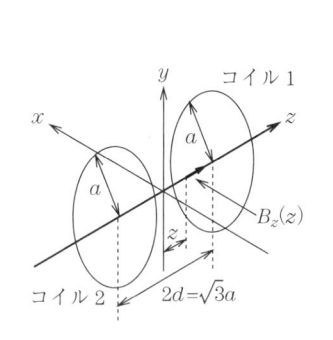

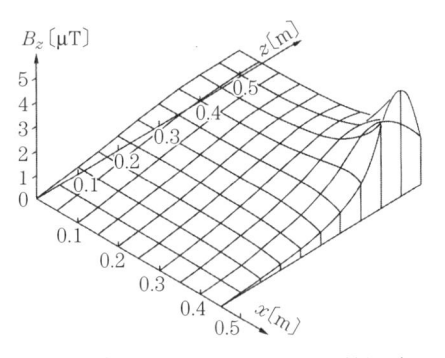

（a）Maxwell コイルによる G_z 傾斜磁場コイル　　（b）Maxwell コイルによる磁場分布

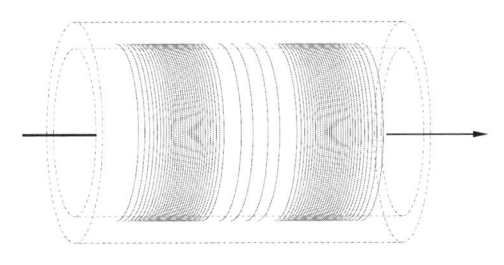

（c）典型的な G_z 傾斜磁場コイル

図 16.8　z 方向（G_z）傾斜磁場コイル

応して3組のコイルで構成されている。

G_z 傾斜磁場は 16.2 節で示したように原理的には**図 16.8(a)** の Maxwell コイルを用いる。図(b)に xz 面における Maxwell コイルが発生する磁場分布を示す。さて，EPI に代表される高速スキャンイメージングでは高い傾斜磁場強度を必要とすることから Maxwell コイルに大電流を流し，かつコイル巻数（turn 数）を多くする必要がある。一方で，超電導コイルシステムでは大きな患者でも撮像できるようにできるだけ開口を大きくする必要がある。したがって，コイルの巻配置は径方向には1層にしなければならないために，実際には図(c)のように円筒上の広い範囲に分布した巻方となる。

G_x 傾斜磁場は，**図 16.9(a)** に示すように4個のサドルコイルに図示した方向に電流を流すことによって得られる。x 軸上の z 方向の磁場強度は基本的にはビオ・サバールの法則である電流素が作る磁場をコイル全体に数値積分することで求められる。図(b)内に記載のサドルコイルの大きさと配置とした形状のものを Golay type gradient コイルと呼び，この形状の xz 面における z 方向の磁場分布を示す。このコイル配置からわかるように例えば $a = 0.4$ m とするとコイルの z 軸方向の全長は3mにもなる。患者の閉所恐怖感を軽減し，患者へのアクセスを向上させるために，より短軸・大口径化するように実際の G_x 傾斜磁場コイルでは図(c)のように複数のサドルコイルが円筒状に1層で分布配置されている[8]。なお，G_y 傾斜磁場は G_x 傾斜磁場のサドルコイル配置を z 軸を中心軸として90°回転することで発生させている。

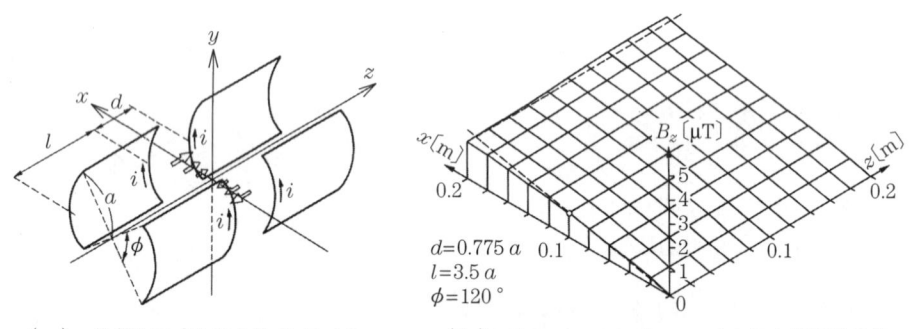

（a）サドルコイルによる G_x コイル　　（b）Golay type gradient コイルによる磁場分布

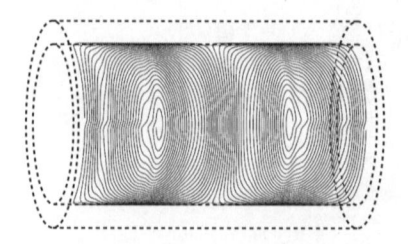

（c）典型的な G_x 傾斜磁場コイル

図 16.9 x 方向（G_x）傾斜磁場コイルの形状

16.4 傾斜磁場システム

さて，G_x 傾斜磁場の B_z 磁場強度分布を図 16.4(a) の Q 領域で求めると**図 16.10**(a) に示すようにサドルコイルの外側にも磁場を発生させており，その漏えい磁場が磁石内部に存在する導電体である熱シールド板（アルミ製）に鎖交する。傾斜磁場は前節までは矩形状パルスとして表現してきたが実際は図(b)のように基本的には台形波状であり，その立上り，立下り時にファラデーの電磁誘導の法則によりその磁場の時間変動を打ち消すような磁場を発生する渦電流（eddy current）が導体表面に誘起され，その減衰時定数は約 150 µs となる。この渦電流によって発生した渦磁場（eddy field）は，傾斜磁場と重ね合わさり同図の破線で示すように台形波に大きなひずみを生じることになる。したがって，13 章の式 (13.22) から k 空間の波数である周波数エンコード，位相エンコードのステップ量に誤差が生じ，画像アーチファクトをもたらすことになる。

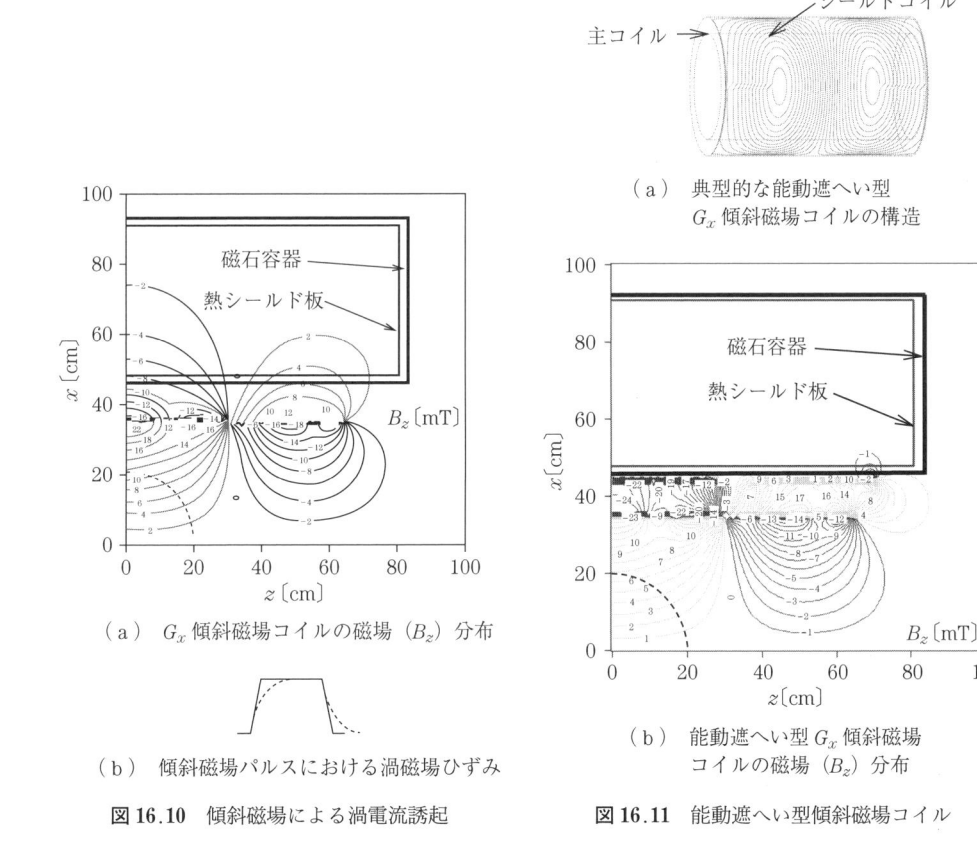

(a) G_x 傾斜磁場コイルの磁場 (B_z) 分布

(b) 傾斜磁場パルスにおける渦磁場ひずみ

図 16.10 傾斜磁場による渦電流誘起

(a) 典型的な能動遮へい型 G_x 傾斜磁場コイルの構造

(b) 能動遮へい型 G_x 傾斜磁場コイルの磁場 (B_z) 分布

図 16.11 能動遮へい型傾斜磁場コイル

そこで，傾斜磁場コイルの外側を**図 16.11**(a) のように内側の主コイルとほぼ同様なコイルパターンで囲み，逆電流が流れるようにすることで図(b)のように上記の漏えい磁場を相殺する方法が一般的に用いられている。このような二重構造を有する傾斜磁場コイルを能動遮へい型傾斜磁場コイル（actively shielded gradient coil）と呼ぶ[9],[10]。

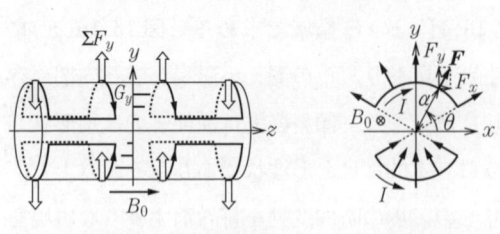

傾斜磁場コイルに流れる電流には静磁場により電磁力（ローレンツ力）が作用する。例えば，G_y 傾斜磁場コイルが Golay type の場合，図16.12(a)に示したように静磁場方向に対して電流が直交するコイルの円弧部分で，中央付近では上方向，端部では下方向に電磁力が働く。図(b)に円弧部分における y 方向の電磁力の積分値 F_y を求めると以下のようになる。

(a) y 方向 (G_y) 傾斜磁場コイルにおける電磁力　(b) G_y 傾斜磁場コイルの円弧部における電磁力

図16.12 傾斜磁場コイルと電磁力

$$F_y = \int_{\pi/6}^{5\pi/6} IaB_0 \sin\theta d\theta$$
$$= \sqrt{3} IaB_0 \text{[N]} \tag{16.6}$$

したがって，$a=0.4$ m，$I=100$ A，$B_0=1.5$ T の場合，$F_y \approx 104$ N となる。実際にはコイルの巻数は20ターン程度であること，および上下の円弧を考慮しておおよそ4000N以上の力がパルス状にコイルを支持している円筒体に加わることから機械振動により"バン，バン"という騒音が発生する。この騒音は式(16.6)から静磁場強度に比例するため特に超電導型高磁場 MRI において問題となる。一部の MRI システムでは傾斜磁場コイルの円筒支持体全体を真空容器内に入れることで上記の騒音を大幅に軽減している。

16.4.2　傾斜磁場アンプ

傾斜磁場系は図16.13(a)に示すようにインダクタンス L，抵抗 R で表せるインピーダンスを有する傾斜磁場コイル負荷に，傾斜磁場波形と同じ形状の電流を供給する電流源としての傾斜磁場アンプが接続されている電気回路として表せる。この回路においてコイル両端の電圧 V は以下の式より求められる。

$$V = L\frac{dI}{dt} + RI \tag{16.7}$$

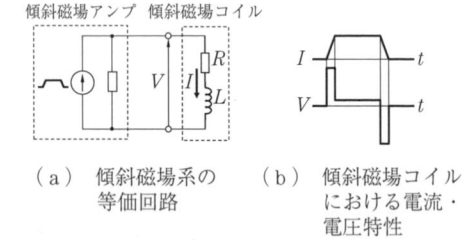

図16.13(b)に上記の電流・電圧特性を図示する。EPI で必要とされる傾斜磁場強度と立上り時間をそれぞれ，例えば，30mT/m，150μs とし，その傾斜磁場強度を発生させるのに $I=300$ A が必要とすれば，負荷インピーダンスが $L=1$ mH，$R=0.2$ Ω の場合，式(16.7)より $V=2060$ V となる。一般に電流源は実現できないため傾斜磁場アンプでは同図の電流波形となるように出力電圧を制御する電力アンプの構成をとっている。電力アンプでは上記のような高電圧を効率よく発生させ

(a) 傾斜磁場系の等価回路　(b) 傾斜磁場コイルにおける電流・電圧特性

図16.13 傾斜磁場系の等価回路

るため図 16.14 に示すような PWM（pulse width modulation）方式が広く使用されている。PWM 方式の四つのスイッチング素子には高電圧を高速にスイッチング可能な IGBT（insulated gate bipolar transistor）と呼ばれる半導体スイッチがおもに

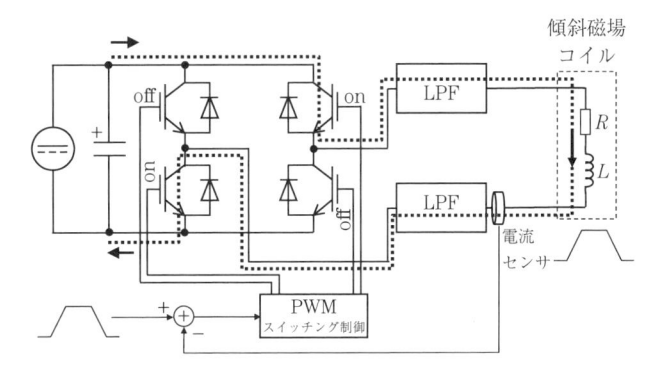

図 16.14 PWM 方式傾斜磁場アンプ

使用されており，それぞれの on/off を PWM 制御し，低域通過フィルタ（low pass filter：LPF）により積分することによってコイル負荷に対して任意の波形電流を流している。

なお，傾斜磁場強度を台形波の立上り時間で割った値をスルーレート（slew rate）と呼び，傾斜磁場システムの性能指標として用いられている。スルーレートの単位はその定義から〔mT/m/ms〕，または〔T/m/s〕である。上記の例の場合，200 mT/m/ms となる。

16.5 送受信システム

RF システム[11] は被検体に励起用あるいは再収束用などの RF パルスを印加（送信）し，MR 信号を検出（受信）するシステムである。図 16.15 に現在主流となっているディジタル

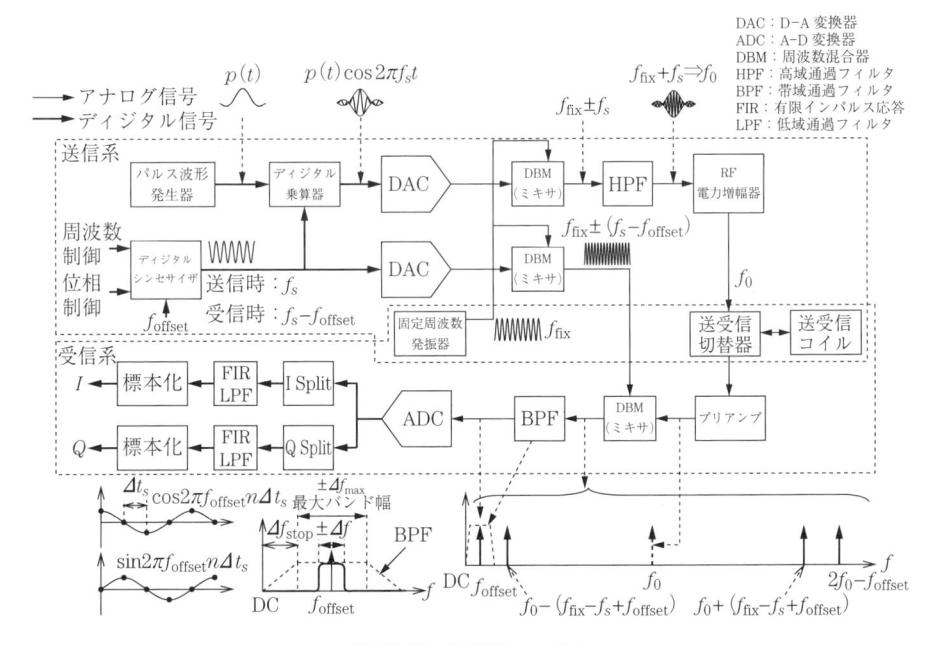

図 16.15 送受信システム

送受信回路[12]を有する代表的なブロック図を示す。以下に，静磁場強度が 1.5 T の場合を前提として，送信から受信までの過程における機能を順に説明する．RF コイルについては 16.6 節で説明する．

16.5.1 送信回路系

13.5 節ですでに述べたように RF パルスは磁気共鳴周波数 f_0 をキャリア（搬送）周波数とし，sinc 関数などを包絡線とした振幅変調波である．搬送波の周波数 f_0 のもととなる周波数発振器は二つあり，ディジタルシンセサイザからの周波数 f_s と固定周波数発振器からの固定周波数 f_{fix} の和が f_0 となるように出力される（$f_0 = f_s + f_{fix}$）．このように，二つの発振器を使用するのは，受信系に磁気共鳴周波数 f_0 の成分が漏れないようにするためである．f_s は選択励起断面位置とスライス選択傾斜磁場強度により求められる Δf_{ex}（13 章の式 (13.24)），および CPMG 法の ±180°交互パルスや balanced SSFP 法における共鳴オフセット角などで利用される位相量 $\Delta \phi_s$ から決められる．以下では簡単のため Δf_{ex}，$\Delta \phi_s$ ともに 0 として説明する．

パルス波形発生器は包絡線 $p(t)$ を出力し，上記のディジタルシンセサイザからの搬送波 $\cos 2\pi f_s t$ と $p(t)$ をディジタル乗算器により振幅変調波である $p(t)\cos 2\pi f_s t$ が出力され，ディジタルアナログ変換器（DAC）によりアナログ信号としての振幅変調波に変換される．ここで，DBM（double balanced mixer，周波数混合器）と呼ばれるアナログ乗算器[†1]により固定周波数発振器からの余弦波 $\cos 2\pi f_{fix} t$ と振幅変調波が乗算され，二つの周波数 $f_{fix} \pm f_s$ を有する振幅変調波が出力される．ついで高域通過フィルタ（HPF）により $f_{fix} + f_s = f_0$ となる磁気共鳴周波数を有する RF パルスが出力される．

16.5.2 送信アンプ

上記の RF パルスを電力増幅するのが送信アンプである．RF パルスの高周波磁場 B_1〔T〕を生じさせるために必要な送信コイルにおける高周波電力 P〔W〕は，送信コイル内空の大きさ（体積）V〔m³〕，コイルの Q 値[†2]を Q とおくと以下の式で表せる[13),14)]．

$$P \approx \frac{B_1^2 f_0 V}{9 \times 10^{-8} Q} \tag{16.8}$$

上式より，ある静磁場強度下において一定の B_1 を得るために，送信コイルの大きさに比例し，Q に逆比例した電力が必要となることがわかる．したがって，できるだけ撮像対象の大きさに合わせた送信コイルを選択し，コイルの Q 値を大きくすることで効率よく励起が行える．しかし，高い Q では帯域幅が狭いので，RF パルスの立上り時間が延長すると

---

†1 二つの信号の乗算は，$\cos\theta_1 \cos\theta_2 = (\cos(\theta_1 + \theta_2) + \cos(\theta_1 - \theta_2))/2$ より二つの周波数の和と差を有する信号を発生することになる．
†2 Q 値とは一般に L，C，R で表せる共振回路の共振の先鋭度を示すパラメータで，直列共振回路の場合には $Q = 2\pi f_0 L/R$ で表せる．

いう問題があるため，適当な値に調整しなければならない．

さて，スピンをパルス幅 t〔s〕のRFパルスで α〔rad〕（フリップ角）だけ倒すのに必要な高周波磁場 B_1 は12章の式(12.20)より $\alpha/\gamma t$ と表せることから，例えば，0.4 ms の180°パルスを仮定した場合に B_1 は約 30 μT となる．したがって，この B_1 を発生させるのに必要な電力 P は式(16.8)において長さ 0.8 m，内径 0.6 m の送信コイル，$Q=100$ とした場合には約 1.4 kW を必要とする．実際のシステムでは送信コイルの外部環境によりさらに大きな電力を必要とする場合がある．

16.5.3 送受信切替器

送受信切替器は，RFコイルを送受信兼用コイルとして用いる場合に，送信時には上記のような大きな高周波電力を効率よく送信コイルに供給し，受信系のプリアンプの入力回路を保護し，かつ，受信時には 1～100 μV 程度の微弱な MR 信号をプリアンプに出力する装置である．

16.5.4 受信回路系

受信コイルで検出された MR 信号 $s(t)$ はプリアンプで 100 mV オーダに増幅された後に，磁気共鳴周波数 f_0 を有する参照信号による位相検波（phase sensitive detection：PSD）が行われる．位相検波の手法として，回転座標系における横磁化の振舞いを位相の進み，遅れとして観測するために，たがいに 90°だけ位相が異なった二つの参照信号 $\cos 2\pi f_0 t$，$\sin 2\pi f_0 t$ を用いた直交位相検波（quadrature phase detection：QPD）が用いられる．**図16.16** に従来のアナログでの QPD 回路を示す．MR 信号 $s(t)$ は13章の式(13.6)で表され，その帯域 $\pm \Delta f$ は 13.2 節のように周波数エンコードに対応する $\pm(\gamma/2\pi)G_x(L_x/2)$ であることに留意されたい．例えば，$B_0=1.5$ T，$G_x=10$ mT/m，$L_x=0.2$ m の場合は $\pm \Delta f \approx \pm 128$ kHz となる．

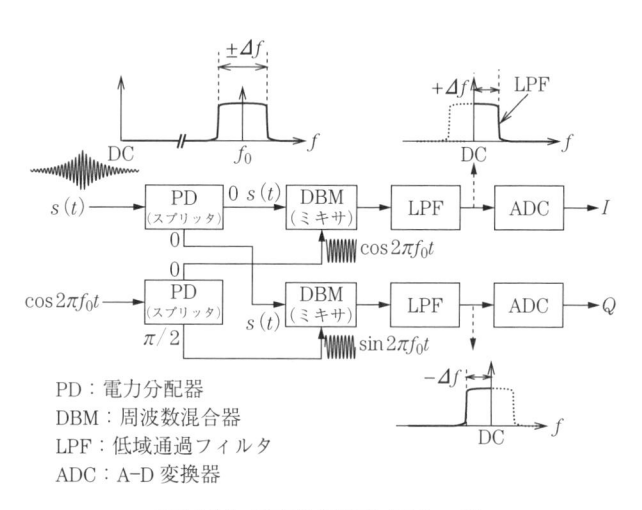

図16.16 直交位相検波（アナログ）

PD（power divider，電力分配器）と呼ばれる高周波部品により $s(t)$ は二つに分けられ，参照信号 $\cos 2\pi f_0 t$ は PD により一方はそのまま，もう一方は $\pi/2$ の位相が加算され $\sin 2\pi f_0 t$ としておのおの次段の周波数混合器である DBM に入力される．それぞれの参照信号と MR

信号の和と差の周波数の信号が得られ，低域通過フィルタ（LPF）によって差の成分のみを通過させる。このLPFは上記の役割だけでなく，A-D変換器（ADC）のサンプリング周波数をf_sとすると標本化定理[†1]によりそのカットオフ周波数をナイキスト周波数である$f_s/2$と選ぶことによりエイリアシングを防ぐ役割（anti-aliasing）も果たしている。

結果として，それぞれDCから$\pm\Delta f$の実部I（in-phase），虚部Q（quadraure-phase）の信号が得られることになる。以上を数式で示すと以下のように表せる。

$$s(t)e^{i2\pi f_0 t} = s(t)\cos 2\pi f_0 t + i\cdot s(t)\sin 2\pi f_0 t = I + iQ \tag{16.9}$$

上記のアナログ方式ではPDやDBMの不完全性からDC（直流）成分にオフセットが生じるために画像アーチファクトが生じる。そこで，ディジタル受信系では，図16.15に示すようにディジタルシンセサイザにおいて受信時にのみ送信時の周波数f_sからオフセット周波数f_{offset}を差し引いた周波数を有する正弦波を出力する。DACによりアナログ信号に変換した後にDBMで固定周波数発振器と周波数混合を行い，その出力信号にMR信号を混合する。DBM後の出力は結果として図16.15下に示したようにf_{offset}を中心周波数とした$\pm\Delta f$の帯域を有する信号となる。この信号に帯域通過フィルタ（BPF）をかけることでf_{offset}より高い周波数の3成分を除去し，ADCのためのanti-aliasingも行う。なお，f_{offset}はMR信号の最大帯域幅$\pm\Delta f_{\max}$とBPFによる帯域除去幅Δf_{stop}の和（$\Delta f_{\max}+\Delta f_{\text{stop}}$）となるように設定される。

ADCでは4倍オーバーサンプリング，すなわち$4f_{\text{offset}}$に対応するサンプリング間隔をΔt_sとおき，式(16.9)において$f_0=4f_{\text{offset}}$と置き換えたうえで，$t=n\Delta t_s$（$n=0,1,2,\cdots$）となるようにサンプリングタイミングを調整すると$\cos 2\pi f_{\text{offset}} n\Delta t_s = 1, 0, -1, 0, 1, \cdots$，$\sin 2\pi f_{\text{offset}} n\Delta t_s = 0, 1, 0, -1, 0, \cdots$となる。これは$I$成分のサンプリング値は$s(0), 0, -s(2\Delta t_s), 0, \cdots$，$Q$成分は$0, s(\Delta t_s), 0, -s(3\Delta t_s)$であることを意味する。したがって，ADCからのサンプリング値を符号を交互に変えながらにI，Q成分として分離できる[15]。

ついで，上記のオーバーサンプリングに対して本来の帯域幅に対応したサンプリングを行うために，ディジタルフィルタ[†2]によるLPF機能によってディジタル領域でのanti-aliasingを行い，アンダーサンプリングによって標本化（decimation）を行う[16),17)]。

16.6 RF コイル

RFコイルの役割はRFパルスである高周波磁場B_1を被検体に照射し（送信コイル），被

[†1] 標本化定理とは，原信号に含まれる最大周波数成分fの2倍よりも高い周波数f_s（$\geq 2f$）で標本化した信号は，LPFで高域成分を除去することによって原信号を完全に復元することができるというもの。ここで$f_s/2$をナイキスト（Nyquist）周波数と呼び，この周波数以下の成分が観測帯域である。

[†2] ディジタルフィルタとして完全に安定なFIR（finite impulse response）と呼ばれるタイプが一般的に用いられる。

検体からの MR 信号である横磁化成分 B_{xy} を受信する（受信コイル）ことである。B_1 と B_{xy} はいずれも静磁場 B_0 に直交し，その周波数成分は磁気共鳴周波数であることから送信コイルと受信コイルは兼用可能である。例えば，頭部専用コイルなどのように撮像対象に対応した専用送受信コイルがある。一般に，送信コイルにおいては広い領域の均一で効率よい照射，受信においては広い領域からの高 SNR で均一な信号検出が望まれるが，それらを両立させることは難しい。実際には体躯部や脊椎など広い領域を撮像する場合は，送信コイルとして全身用 RF コイルを，受信コイルとして後述の表面コイルあるいはアレイコイルなど用いて，送受信を別々のコイルで行うことが多い。図 16.17 に各種コイルの例を示す。なお，全身用 RF コイルは図 16.4 に図示したように磁石架台内に組み込まれており，傾斜磁場コイルと近接していることから二つのコイルを磁気的に分離（decoupling）するために傾斜磁場コイルと全身用 RF コイルの間に円筒状の RF シールドが設置されている。以下に，送受信システムにおける信号の流れを考慮して送信，受信の順で関連する内容を説明する。

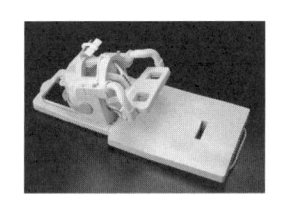

（a）頭頸部用コイル　　（b）脊椎用コイル　　（c）汎用表面コイル

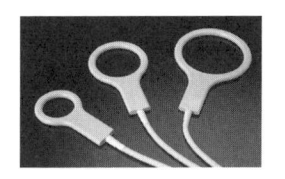

図 16.17　RF コイル

16.6.1　送信コイル[18)~20)]

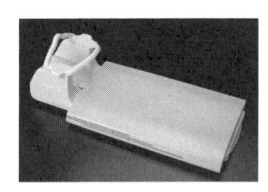

送信コイルは円筒形状において B_1 を作る方向の観点で，軸方向の axial 型と横断方向の transverse 型に分けられ，それぞれ垂直磁場用，水平磁場用に用いられる。axial 型にはソレノイドコイル（solenoid coil），transverse 型にはサドルコイル（saddle coil），バードケージコイル（birdcage coil）がおもに用いられている。

図 16.18 に axial 型であるソレノイドコイルにおけるコイル配置を示す。理論的には図（a）のように円筒面上の周方向に均一な面電流を流すことで円筒内に完全に均一な磁場を形成するものである。MRI 装置では図（b）のように円筒にコイルを複数巻する。発生する磁場の大きさは，アンペアの法則により，単位長当りの巻線数を n，コイルに流れる電流を I とおくと $B_1 = \mu_0 n I$ と表せる。

Transverse 型は図 16.19（a）に示すように円筒面上で軸方向に流れる電流の大きさが周方向で 1 周期分の正弦波状に分布すると円筒内に完全に均一な磁場を形成する。サドルコイルは図（b）のように二つの鞍型のコイルが対向して Helmholtz コイルをなしている構造である。この電流分布は理想的な正弦波状分布を 6 点の離散点で近似していることに相当す

(a) axial 型の電流分布

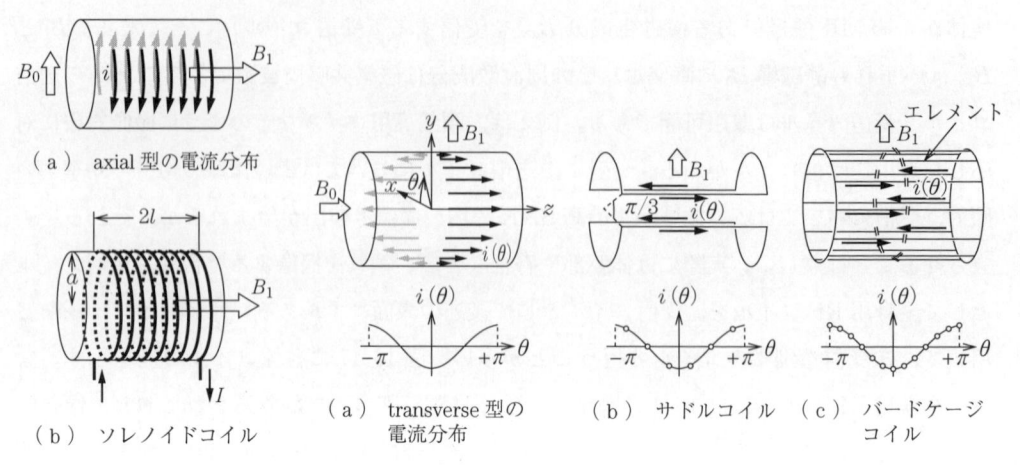

(b) ソレノイドコイル

図 16.18 axial 型（ソレノイドコイル）

(a) transverse 型の電流分布

(b) サドルコイル

(c) バードケージコイル

図 16.19 transverse 型（サドルコイルとバードケージコイル）

る。

一方，図(c)のバードケージコイル[21]では電流分布としては理想的な正弦波状分布を軸方向のエレメントの数で近似している。各エレメントにコンデンサが配置されており，バードケージコイルを電気回路として見た場合にはそのキャパシタンス（C）とコイル導線自体のインダクタンス（L）により構成されており，初段の LC 回路が最終段の LC 回路と同一となることからリング状の LC 線形回路網と見なせる。ある一つのエレメントに高周波電流を誘起させることで，その線形回路網に高周波信号が伝搬していくと考えることができる。個々のエレメントの C を調整し，この伝搬をリング方向でちょうど 2π だけ電流位相が変化するように調整することで，上記の正弦波の電流分布となるようにするのである。

高周波磁場の均一性[†]は理想形に近いエレメント数の多いバードケージコイルが優れている。図 16.20 に図示したようにエレメント数が 6 に相当するサドルコイル（図(a)）に比べ

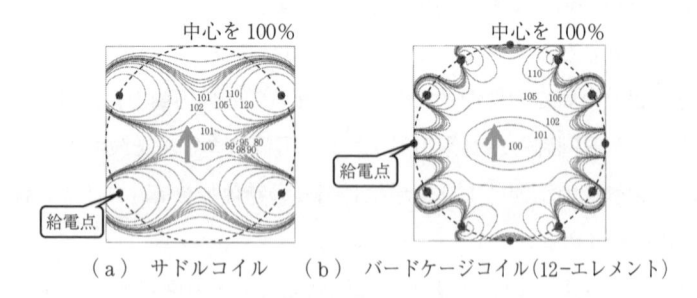

(a) サドルコイル　(b) バードケージコイル(12-エレメント)

図 16.20 高周波磁場分布図（等高線）

[†] 送信コイルにおける高周波磁場分布はその RF コイルを受信コイルとして用いる場合には感度分布として用いることができることに留意されたい。

て，エレメント数が12のバードケージコイルの空間磁場均一性（図(b)）は圧倒的によいことがわかる。したがって，水平磁場システムではバードケージコイルが多用されている。

16.6.2 送信波の人体による影響

上記の高周波磁場は撮像対象である人体内部に電磁場強度が均一に伝搬することが必要である。そこで，電磁波の波長を考慮しなくてはならない。電磁波の人体における波長 λ 〔m〕は人体の比誘電率を ε_r，光速を c 〔m/s〕，電磁波の周波数（ここでは磁気共鳴周波数）を f_0 〔Hz〕とおくと，以下のように表せる。

$$\lambda = \frac{c}{f_0\sqrt{\varepsilon_r}} \tag{16.10}$$

問題となるのはこの波長が横断面の直径より小さくなると，体内で反射した電磁波が重なり合うために定在波（standing wave）が生じてしまうことにある。これを誘電共振効果現象（dielectric resonance）と呼ぶ。筋肉など高含水組織では比誘電率 ε_r は 100 MHz 前後では約 70 であることから，3 T における磁気共鳴周波数での波長は式(16.10)より 28 cm となる。したがって，3 T 以上では上記の現象により体躯部などにおいて理論的には定在波の波腹では電磁波の振幅が 2 倍，波節では振幅が 0 となり，高周波磁場の強度が場所により 0〜2 倍に変動することになる。

さて，人体内ではタンパク質などの高分子が高密度で含まれているために電磁波の吸収が多くなる。したがって，高周波磁場の強度は体表から体内に向けて減衰することになる。これを表皮効果と呼ぶ。導電率 σ 〔S/m〕，透磁率 μ の人体に対して垂直に電磁波が照射される場合の電磁波の侵入の深さ d は以下のように表せる。

$$d = \frac{1}{\sqrt{\pi f_0 \sigma \mu}} \tag{16.11}$$

高含水組織での導電率 σ は 100 MHz 前後では約 0.9 S/m であることから，3 T では侵入の深さは約 50 mm となる。

以上の二つの物理的現象により 3 T 以上の高磁場システムでは高周波磁場の均一性が著しく損なわれることから，各種の対策が施されている。

16.6.3 受信コイル

前記の送信コイルは受信コイルとしても用いられることはすでに述べた。ここでは受信専用コイルとして用いられる表面コイル（surface coil）について説明する。

表面コイルは関節などの体表面に近い局所的な撮像対象に対して使用される。形状は図16.17(c)の写真のように円形が多く，部位によっては長方形などさまざまである。

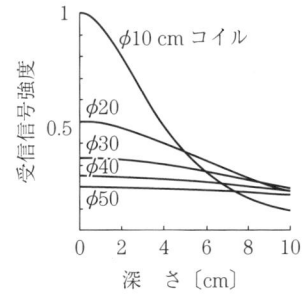

図 16.21 円形コイル感度の深さ依存性

表面コイルの感度方向はコイル面に垂直であることからその感度方向が静磁場 B_0 に対して直交するように設定しなくてはならない。円形コイルの場合，その感度の深さ依存性は式(16.1)で示した単一ループ電流による磁場強度で表せることから，**図 16.21** のようになる。したがって，目的部位に応じた表面コイルの大きさを選定する必要がある。

16.6.4 受信信号の SNR

受信コイルの最も重要な指標は SNR である。

MR 信号は 12 章の式(12.21)に示したように横磁化成分の回転による受信コイルの誘起起電力 emf がその源であり，以下のように表せる[22]。

$$\text{MR 信号} \propto \frac{N\gamma^3\hbar^2 I(I+1) V_s B_0^2 B_{10}}{3kT_{\text{sample}}} \tag{16.12}$$

ここで，V_s は撮像対象の体積，B_{10} は受信コイルに 1 A の電流を流す撮像対象での高周波磁場強度，T_{sample} は撮像対象の温度である。

受信コイルに誘起されるノイズは熱雑音であり，その大きさはノイズに寄与する等価抵抗を R_{eff} とおくと以下のように表せる。

$$\text{ノイズ} = \sqrt{4kT_{\text{eff}} R_{\text{eff}} \delta f} \tag{16.13}$$

ここで，δf は画像の周波数帯域幅であり，受信回路系で扱った $2\Delta f$ に相当する。T_{eff} は系の実効的な温度で，厳密にはコイル温度と撮像対象の温度により決まる。等価抵抗 R_{eff} は受信コイル自身の抵抗（R_{coil}），被検体内での損失による実効抵抗 R_{sample}，および検出回路系ノイズ R_{electro} の和，すなわち $R_{\text{eff}} = R_{\text{coil}} + R_{\text{sample}} + R_{\text{electro}}$ と表される。

R_{coil} は高周波電流が表皮効果によって受信コイルの導線の表面のみを流れる現象を考慮に入れた電気抵抗である。導電率 σ_e の導線では磁気共鳴周波数 f_0 において $R_{\text{coil}} \propto \sqrt{f_0/\sigma_e}$ と表せる。

R_{sample} は誘電性損失（dielectric loss）と誘導性損失（inductive loss）により発生する等価抵抗として，それぞれ R_e と R_m に分けられる[23]。誘電性損失は RF コイルにより生じる電気力線が被検体を貫くことから生ずるもので，$R_e = \tau \omega_0^3 L^2 C_d$ と表される。ここで，τ は損失率，$\omega_0 = 2\pi f_0$，L は RF コイルのインダクタンス，C_d は RF コイルと被検体間の浮遊容量である。一方，誘導性損失は被検体の導電性イオンが熱運動によって揺らぐことによって電流のランダムな動きとして発生する磁場変動が RF コイルの雑音電圧として誘導されるものである。被検体を円筒状の均質な物体と仮定し，RF コイルの高周波磁場が被検体中で均一な場合

$$R_m = \frac{\pi \omega_0^2 \sigma_s r^4 l B_{10}^2}{16} \tag{16.14}$$

で与えられる[24]。ここで，σ_s は被検体の導電率，r は円筒半径，l は円筒長である。

16.6 RF コイル

磁場強度の実用的な範囲（$0.5\,\text{T} \leq B_0 \leq 4.0\,\text{T}$）では，上記の等価抵抗の中で$R_m$が支配的となることから，式(16.12)〜(16.14)よりSNRは物理定数項を省いて表現すると以下のように表せる。

$$\frac{S}{N} \propto \frac{V_s B_0}{r^2 \sqrt{l \cdot \delta f}} \tag{16.15}$$

16.6.5 QDコイル

12.4節において，回転磁場である高周波磁場B_1は線形偏波磁場に対して円偏波磁場を利用することによって2倍の効率で発生させることができることを述べた。円偏波磁場は式(12.19)のように回転磁場B_{1L}と90°位相（quadrature）の異なるB_{1R}によって形成されることから，この方式を利用したRFコイルをQD（quadrature detection）コイル，またはCP（circular polarized）コイルと呼ぶ。

サドルコイルでは図16.22(a)に示すように二つのコイルを90°ずらして同軸に配置し，送信時にはそれぞれのコイルに同一のRFパルス信号を供給することで円偏波磁場を形成する。バードケージコイルの場合は90°の回転対称形になっていることから図(b)のように1個のコイルで90°異なる二つにエレメントから信号の送受信を行えばよい。受信時には一方のコイルからの受信信号を90°位相シフタによって他のコイルからの信号と同相にしたうえで二つの信号を加算する。信号成分は2倍，雑音成分は$\sqrt{2}$倍となることからQDコイルにおけるSNRは$\sqrt{2}$倍の改善となる[25]。このようにQDコイルは感度領域を維持しつつSNRを改善する技術といえる。

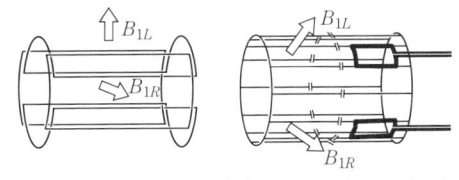

（a）QDサドルコイル　（b）QDバードケージコイル

図16.22　QDコイル（transverse型）

16.6.6 フェーズドアレイコイル

フェーズドアレイコイル（phased array coil，以下，アレイコイルと記す）[26]は複数の表面コイルより構成され，おのおののコイルのSNRを維持しながら広い感度領域を実現する受信専用コイルである。図16.23(a)に頭部用の6チャネルアレイコイルの配置例を示す。SNR維持のための画像合成法はいくつか提案されたが，実用的な手法としてsum of squares法が広く用いられている。すなわち，おのおののコイルn（$=1,2,\cdots$）による再構成後のあるピクセル位置(x,y)の画素値を$I_n(x,y)$とおくと，最終的なそのピクセルの画素値$I(x,y)$を以下のように求めるものである。

$$I(x,y) = \sqrt{\sum_n I_n^2(x,y)} \tag{16.16}$$

図16.23(b)に実際の画像例を示す。このように一つの対象領域を囲むように複数の表面コイルを用いる場合は，20章のパラレルイメージング法により効率的に撮像時間の短縮を

（a）頭部用コイルの配置

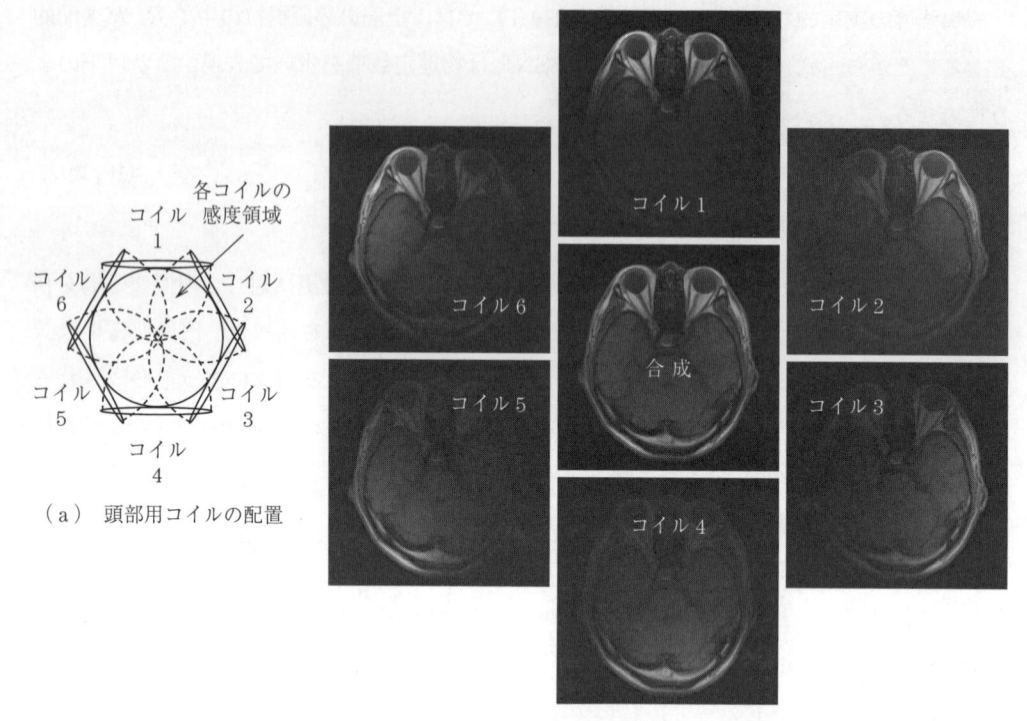

（b）頭部用コイルの画像実例

図 16.23 フェーズドアレイコイル

はかることも可能である。

なお，各表面コイルに対して独立の受信系が必要なため，アレイコイルを有するシステムではコイル数分の図 16.15 の下段に示した受信系（チャネル）が用意されている。現在，128 チャネルまでのシステムが実現されている。

16.7 制御・画像処理・コンソール系

制御部は各種の撮像法に応じて傾斜磁場と電磁波（高周波磁場）の生成をコントロールする。画像信号処理部は受信系からのディジタル出力データである k 空間データから実空間画像を再構成し，画像フィルタや後述の MRA 画像や機能画像作成のための画像処理を行うものである。操作者はコンソールで各種撮像，画像表示，あるいはフィルミングなどの操作を行う。

17章　MRI装置の安全性

　MRI装置の安全性[1]は，人体の生理学的作用（以下，生体作用と記す）とシステム運用や騒音などの観点での力学的作用に分けて考えると理解しやすい。以下ではそれぞれの安全性を規定している法規格をはじめに述べ，ついで上記作用の機序について説明する。

17.1　安全法規格

　MRI装置の安全に関する国際規格はIEC 60601-2-33（以下，IEC規格と記す）であり，日本国内では同一内容でJIS規格（JIS Z 4951）として発行されている。現時点での国際規格は上記の第3版（2010年）[2]である。

　さて，このIEC規格は基本的にはMRI装置における三つの磁場である傾斜磁場，高周波磁場，静磁場，および騒音の順で，被検者への生体影響の上限を規定しており，以下の三つの操作モードに分けて規定されている。

1) 通常操作モード：
　　いかなる出力も生理学的ストレスを引き起こす値とはならないモード。
2) 第一水準管理操作モード：
　　一つ以上の出力が医療管理者による管理を必要とするような生理学的ストレスを引き起こす値となるモード。
3) 第二水準管理操作モード：
　　一つ以上の出力が患者に重大なリスクをもたらすような生理学的ストレスを引き起こす値となるモードで，倫理委員会などによる明確な認可が要求される。

以下に，三つの磁場における安全性に関する説明と上記の操作モードでの規定値を示す。

17.2　MRI装置の生体作用と安全性

17.2.1　時間変動磁場の生体作用機序

　磁場が生体内に及ぼす直接的な作用は時間変動磁場によって人体内に誘起される渦電流が正体といってよい。ここで，傾斜磁場パルスの立上り部分や静磁場での被検体の動きのよう

な低周波磁場と電磁波としての高周波磁場とでは，その作用が大きく異なることに注意すべきである．すなわち，前者の低周波磁場は神経刺激作用となり，後者の高周波磁場では熱的作用となる．

（1） 神経刺激作用　低周波変動磁場 $B(t)$ では**図17.1**（a）に示すように人体を均一な導電率 σ_s を有する導体と仮定すると，$B(t)$ と垂直な輪切り状の仮想円盤内部に閉ループの渦電流が誘起され，その電流密度 J は上記閉ループの半径を r とおくと以下のように表せる[3]．

$$J = \frac{\sigma_s r}{2} \cdot \frac{dB(t)}{dt} \quad [\text{A/m}^2] \tag{17.1}$$

ここで，dB/dt [T/s] が時間変動磁場の大きさを表す量である．

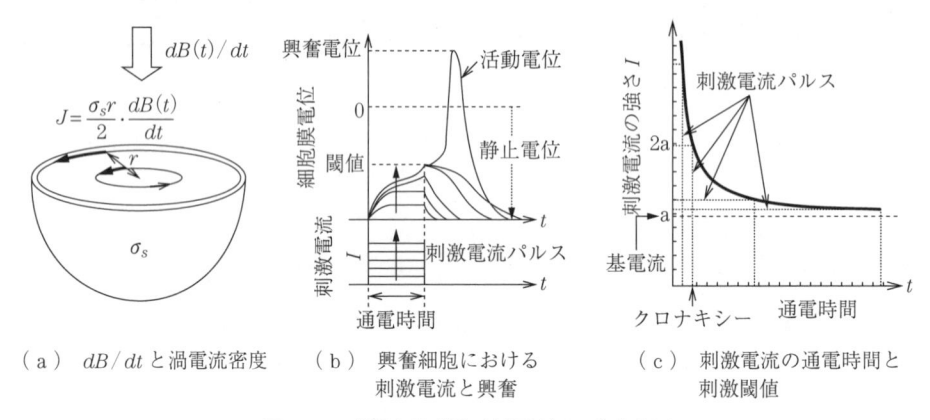

（a）　dB/dt と渦電流密度　　（b）　興奮細胞における刺激電流と興奮　　（c）　刺激電流の通電時間と刺激閾値

図17.1　時間変動磁場（低周波）の生体作用

このような電流が体内に流れると，細胞レベルでは図（b）のように興奮細胞である神経細胞や筋細胞に刺激電流が流れて細胞膜に電位差が生じ，細胞内外の電位差がある値（閾値）を超すと細胞が興奮する[4]．この興奮は神経細胞では刺激感覚，筋細胞では不随意収縮となる[5]．前者においては，式(17.1)から r が最大となる体表で J が最大となることから末梢にある神経細胞による刺激である末梢神経刺激（peripheral nerve stimulation：PSN），後者では心筋刺激が問題となる．

図（c）は上記の刺激電流の通電時間と刺激閾値となる電流の大きさを示したものである．直流を十分に長く通電したときの閾値を基電流（rheobase），その2倍の強さの刺激電流に対応する通電時間をクロナキシー（chronaxy）と呼ぶ．両者ともに細胞の興奮性の指標として知られており，小さい値ほど興奮性が高い．基電流は IEC 規格において利用されている．

MRI 装置では，傾斜磁場においては傾斜磁場パルスの時間変化部分，静磁場ではその環

境の中で生体臓器の動きによる時間変化が時間変動磁場に相当し，dB/dt 値が上記の PSN，神経刺激と合わせて安全性の指標となっている。

（2） **熱的作用**　高周波電磁波により誘起された渦電流が細胞膜のもつ時定数に比べて十分に速く変化するために，細胞膜にかかる電圧は減少し神経刺激作用は低下する。一方，生体は導電体であることから上記の渦電流は誘導性損失としてジュール熱に変わり，特に 100 MHz 以上の高周波では電磁波の表皮効果によって体表での熱作用は大きくなる。熱は伝導と血流によって拡散されるが，過度の熱は局所および全身の体温を上昇させ，結果として生理学的反応，組織の損傷を引き起こす。国際放射線防護協会により，許される体温上昇は 1°C 以内で，その体温上昇以内であれば体温調節機能障害，心血管機能障害など健康への影響はないと報告されている。

MRI 装置では高周波磁場である RF パルスが高周波電磁波そのものであり，この熱的作用は上記の原理により吸収されるエネルギーに依存していることから，対象の単位質量〔kg〕当り，単位時間の吸収エネルギー〔J/s〕で定義される比吸収率（specific absorption rate：SAR）〔W/kg〕を用いて安全性の上限値が定められる。

17.2.2　静　磁　場

静磁場そのものの人体への影響は被検体が静磁場中で動くときの dB/dt が問題となる。特に高磁場では心筋での誘導電流に注意が必要とされる。**表 17.1** に静磁場強度 B_0 の IEC 規格を示す。

表 17.1　静磁場強度の IEC 規格

操作モード	規格値
通常操作モード	$B_0 \leq 3$ T
第一水準管理操作モード	3 T $< B_0 \leq 4$ T
第二水準管理操作モード	$B_0 > 4$ T

17.2.3　傾　斜　磁　場

図 17.2(a)に台形波状となる傾斜磁場パルス[6]における時間変動磁場 dB/dt を示す。IEC 規格では，この変動時間を実効刺激時間 $t_{s.\mathrm{eff}}$ と定義して用いている。EPI のような高速撮像が可能な MRI 装置では傾斜磁場強度の増大，およびパルスの立上り/立下り時間の短縮により dB/dt が大きくなる。

さて，傾斜磁場コイルによって形成された傾斜磁場は Maxwell の電磁場理論である $\nabla \cdot \boldsymbol{B} = 0$ の式より，例えば G_x コイルでは図 17.2(b)

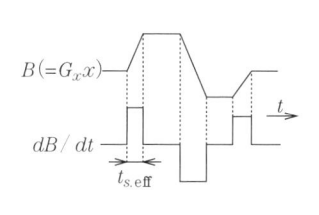

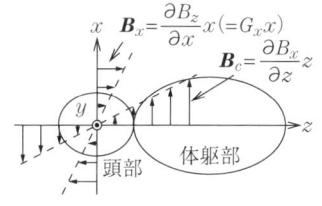

(a) 傾斜磁場パルス形状と dB/dt
(b) クロス磁場による神経刺激

図 17.2　傾斜磁場パルスと dB/dt

のように G_x に直交したクロス磁場（cross field[†]）B_c も存在する。したがって，この磁場成分も含めて渦電流密度が最大となる領域を考慮する必要がある。例えば，この図のように頭部を撮像している場合に問題となるのは頭部ではなくクロス磁場 B_c による体幹部での渦電流ということになるわけである。

表 17.2 傾斜磁場における IEC 規格

操作モード	規格値
通常操作モード	平均 PNS 閾値の 80% を超えない
第一水準管理操作モード	平均 PNS 閾値の 100% を超えない
第二水準管理操作モード	心筋刺激閾値に達しない

傾斜磁場における IEC 規格には 2 種類あり，傾斜磁場パルスを印加して実測した末梢神経刺激（PSN）と心筋刺激（期外収縮または不整脈の誘発）の閾値に基づくもの（表 17.2）と，デフォルト値として実効刺激時間に対して dB/dt 値を定める規格（図 17.3）である。

なお，人体への直接作用ではないが，dB/dt によって体内埋込み式の電子機器内の導電体に発生した渦電流がその機器に誤動作を生じさせる可能性があるために心臓ペースメーカ装着者の MRI は禁忌とされており，磁場安全作業区域の 0.5 mT ラインはこの安全性を基準に設けられている。

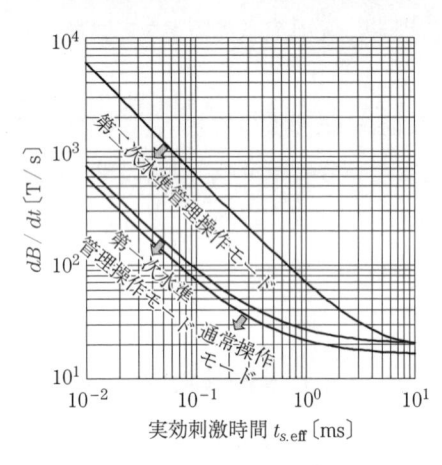

図 17.3 実効刺激時間と dB/dt

17.2.4 高周波磁場

高周波磁場は誘導性損失として熱的作用となることはすでに述べた。この作用の物理的指標としての SAR は送信コイル内の被検体（均一な導電率 σ_s を有する半径 r，長さ l の円筒）の実効抵抗を示す 16 章の式(16.14)に比例すると見てよく，円筒体積×密度（ρ）で割ることで平均 SAR は以下のように表せる。

$$\text{SAR}_\text{average} \propto \frac{\sigma_s}{\rho}\left(B_0 B_1 r\right)^2 \frac{\tau_{RF}}{T_R} \tag{17.2}$$

ここで，τ_{RF} はパルスシーケンスの繰返し時間 T_R 内での RF パルスの印加時間の総和で，τ_{RF}/T_R を duty cycle（または duty factor）と呼ぶ。

よって，SAR は静磁場強度，高周波磁場強度の 2 乗に比例し，および被検体の大きさに比例して増大することがわかる。高周波磁場における IEC 規格では被検体の大きさとして全身，局所（頭部，体幹部，四肢）と分けて定義している。規格として傾斜磁場同様に 2 種類定義されており，RF パルス印加による温度上昇の実測値をもとにしたもの（表 17.3）

[†] cross field は concomitant field とも呼ばれる。

表17.3 高周波磁場におけるIEC規格（体温限界値：単位〔℃〕）

操作モード	深部体温上昇	体温上限値	
		体幹部	局　所*
通常操作モード	0.5	39	40
第一水準管理操作モード	1	39	40
第二水準管理操作モード	>1	>39	>40

＊ 局所は四肢だけでなく頭部も含む。

表17.4 高周波磁場におけるIEC規格（SAR限界値：6分間平均値，単位〔W/kg〕）

操作モード	全身 SAR[*1]	身体部分 SAR	頭部 SAR	局所SAR[*4]		
				頭部[*5]	体幹部	四　肢
通常操作モード	2	2〜10[*2]	3.2	10	10	20
第一水準管理操作モード	4	4〜10[*3]	3.2	20	20	40
第二水準管理操作モード	>4	>4〜10[*3]	>3.2	>20	>20	>40
短期SAR	任意の10秒間のSARは上記の2倍を超えないこと					

＊1　全身SARの規格値は24℃以下の環境温度の場合に有効である。この温度を超える場合は温度と湿度に応じて上記規格値より低い値に設定しなくてはならない[9]。
＊2　通常操作モードにおける身体部分SAR＝10－（8×被照射質量/患者質量）
＊3　第一水準管理操作モードにおける身体部分SAR＝10－（6×被照射質量/患者質量）
＊4　局所SARの対象質量は10gである。
＊5　局所SARにおける頭部では局所送信コイル領域内に眼窩がある場合は，その温度上昇を1℃以下とすることを保証しなくてはならない。

と，SARに上限を定めたもの（**表17.4**）である。

なお，人体への直接作用ではないが，体表面の導電体である金属コードなどが高周波磁場によって加熱され火傷の危険性があるために，十分な注意が必要とされる。

17.3　MRI装置の力学作的用と安全性

力学作用は静磁場環境下における強磁性体に働く牽引力と回転力である。

牽引力は外部磁場の弱い位置から強い位置に強磁性体を引っ張る力である。一方，回転力は静磁場方向に対して強磁性体の長軸がある角度で置かれたときにその角度が0となるように強磁性体にトルクがかかることによって生じるものである。

この二つの力は撮影室内の器具や治療のために人体内に埋め込まれた脳動脈瘤クリップなどの治具が強磁性体の場合にきわめて危険な力学的作用となる。したがって，上記の器具を撮影室内に持ち込むことは厳禁である。また，治療用治具は非強磁性であるいわゆるMR compatibleな材料を選択しなければならない。

18章　画質性能指標と評価

最終的に得られた画像の良し悪しを評価することはきわめて重要なことである。画質評価には，装置性能，撮像法，臨床画像の各評価を目的としたものがあり，おもに装置の性能評価を意図して規格化が行われている。評価項目には，X線画像などと共通なものとMRI固有なものがあるが，本章では，MRIで重視される画像SNRなどの評価項目に重点をおいて説明を行う。また，新しい撮像技術の評価方法に対する影響にも言及する。

18.1　画質評価の目的と性能指標

画質評価の目的には，装置の性能評価，撮像法の評価，臨床画像の評価がある。これまでに提案されている規格は一つ目の装置の性能評価を意図している。例えば，NEMA (National Electrical Manufacturers Association) やAAPM (American Association of Physicists in Medicine) による標準規格は装置の評価を，ACR (American College of Radiology) の規格は病院での性能認定を目的として定められたものである[1),2)]†。図18.1に評価用ファントムの例を示す。本書では，こうした評価法の考え方や手順を中心に説明する。さらに多くの項目の解説や実践的な手法の提案などもあるので必要に応じて参照されたい[3)〜6)]。いずれの評価法も絶対的なものではなく特定の条件下での指標を与えるものなので，評価の目的を明確にして適切な手法を選択する必要がある。また，異なる機種間で評価の条件を同一にすることは困難なことが多いので，指標は一つの目安として考え

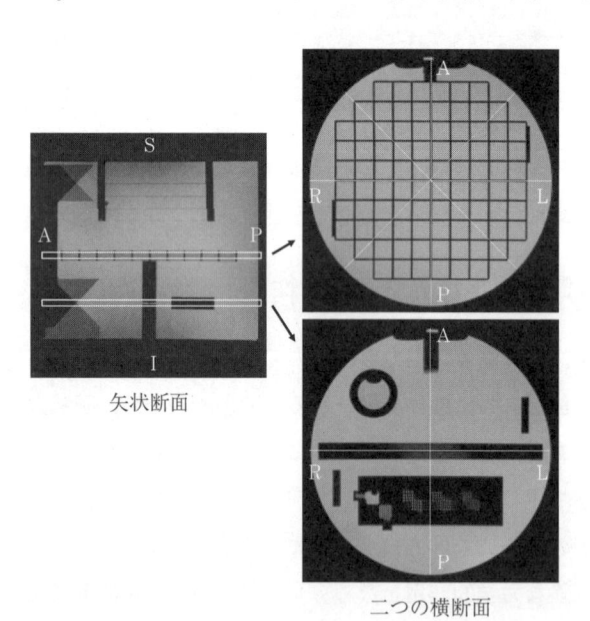

図18.1 評価用ファントムの例（ACRファントム）。内部構造の例を示した。空間直線性および空間分解能評価用の断面を示す

---

† 文献はそれぞれ，NEMA規格のNo.1でSNRに関するものと，ACRファントムによるテスト手順である。前者はほかに，MS 2（画像ひずみ），MS 3（均一性），MS 5（スライス厚）があり，MS 6（特殊コイル），MS 9（アレイコイル）も関連がある。

るのが適当であろう。

　ところで，X線装置においては，入出力特性，解像特性，ノイズ特性が基本的な画質評価指標とされている。MRIにおいても，それに対応するコントラスト・空間分解能・画像の信号雑音比が基本的な画質の3要素と考えられるが，被検体からの微弱なMR信号を検出するMRI装置の特性上，信号雑音比の評価が最も重視されている。また，「原理どおり」のMR画像を得るためには，高均一で安定した静磁場，高い線形性をもち渦電流の抑制された傾斜磁場，そして感度特性の均一な高周波磁場など，空間的・時間的に高精度に制御された特性が必要とされるが，実際の装置ではその「不完全性」が，画像の不均一性や画像ひずみとしても現れるため，これらの評価も重視される。もちろん，空間分解能やスライス厚，コントラスト分解能など他のモダリティとも共通の標準的な評価も行われる。以下，上記の流れに従って各項目について述べる。

18.2　信号雑音比

18.2.1　MR画像のSNR

　画質評価における信号雑音比（signal-to-noise ratio：SNR）は，受信信号ではなく最終画像上での関心領域（region of interest：ROI）の画像値と画像における雑音成分の比のことをさす。画像信号雑音比（画像SNR）ともいう。なお，MRIにおける画像値は信号強度（signal intensity：SI）ということが多く，CT値のような規格化が困難なため相対値で表される（arbitrary unit (a. u.) 表記となる）。雑音成分としては，なんらかの方法で推定されたランダムノイズ成分の標準偏差（standard deviation：SD）を指標として用いる。SNRは，各種ハードウェアの調整状態に敏感に反応（低下）することが多いので，システムの状態の第一チェックポイントになっている。

　ところで，コイルで検出されるMR信号のSNRは，実際の臨床使用条件では16.6.4項で説明したようにおおよそ静磁場強度に比例する。実際の撮影においてはコイルや被検体の形状および位置関係にも依存する。最終画像のSNRは撮像パラメータに強く依存し次式で表される。大まかにはボクセルの大きさに比例し信号収集時間の平方根に比例する。

$$\mathrm{SNR} \propto \left(\frac{\mathrm{FOV(RO)}}{Matrix(\mathrm{RO})} \times \frac{\mathrm{FOV(PE)}}{Matrix(\mathrm{PE})} \times ST \right) \times \sqrt{\frac{N_A}{BW} \times Matrix(\mathrm{RO}) \times Matrix(\mathrm{PE})} \quad (18.1)$$

ここに，FOVは撮影視野，$Matrix$はマトリクス数，STはスライス厚，ROは読出し方向，PEは位相エンコード方向を表す。また，N_Aは加算平均回数，BWは周波数バンド幅である（13.2〜13.3節）。なお，3次元撮影では$\sqrt{\ }$の中にスライス方向マトリクス数が入る。

18.2.2　画像SNRの実際の測定方法

　上述のように標準偏差SDをランダムノイズの指標として用いるが，その推定法として以

18章　画質性能指標と評価

画像1　　　画像2　　　差分画像

位相エンコード方向

平均値：$M_{背景}$　$M_{画像1}$　　$M_{画像2}$　　　　標準偏差：$SD_{差分像}$
標準偏差：$SD_{背景}$　$SD_{画像1}$　$SD_{画像2}$

(1) 差分画像法　　　$\mathrm{SNR} = \dfrac{M_{画像1}}{SD_{差分像}/\sqrt{2}}$

(2) 1回撮像法
- (2a) 同一関心領域SD法　$\mathrm{SNR} = \dfrac{M_{画像1}}{SD_{画像1}}$
- (2b) 背景SD法　$\mathrm{SNR} = \dfrac{M_{画像1}}{SD_{背景}/\sqrt{(4-\pi)/2}}$
- (2c) 背景平均値法　$\mathrm{SNR} = \dfrac{M_{画像1}}{M_{背景}/\sqrt{\pi/2}}$

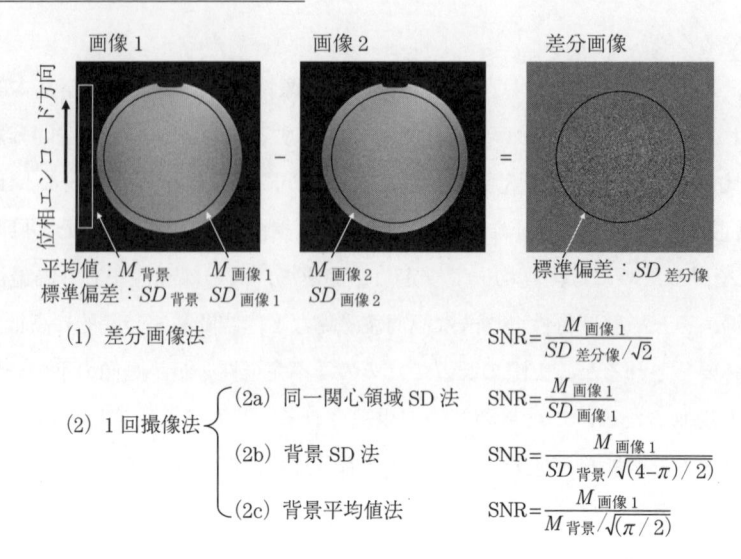

図18.2　画像SNRの測定方法。均一ファントムを用いた代表的な手法の例。差分法および1回撮像法の複数手法を示す

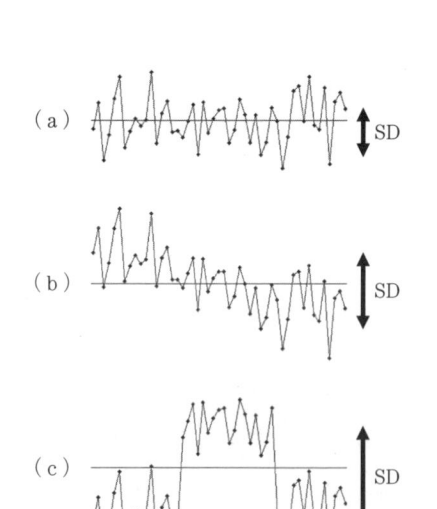

(a) SD
(b) SD
(c) SD

図18.3　ノイズ成分の推定エラーのモデル。(a) ノイズのみの例，(b) 背景信号が傾きをもつ例，(c) 背景に小さな構造をもつ例。順にSDは，1.00，1.30，2.05で，(b)，(c)ではSDによるランダムノイズの推定としては過大評価となっている

下のような方法がある（図18.2）。

（1）差分画像法　ノイズ成分のみを抽出するため，同一条件で2回撮像を行い差分する。元画像で信号強度SIを計測し，差分画像の同一ROIで標準偏差SDを求める。差分画像のノイズSDは$\sqrt{2}$倍になるので，測定値を$\sqrt{2}$で除してノイズ成分の推定値としSNRを求める。動きのないファントムを対象とした場合には，この差分画像法が信頼できる最も実用的な方法である。ただし，2回の撮像の間で，揺らぎやアーチファクトによる誤差成分が出ていないか確認する必要がある。

（2）1回撮像法　1画像のみを用いる方法で以下のような方法がある。

（2a）同一関心領域SD法　画像信号値計測と同一のROIで，直接SDを求める。画像の不均一性もSDに反映され推定の誤差要因となるので，SDがランダムなノイズを表しているかチェックするようにしたい。

(2b) 背景 SD 法，および(2c) 背景平均値法　背景部分に設定した ROI で計測した平均値あるいは標準偏差から，もとのノイズの大きさを推定する。通常の絶対値画像では，背景ノイズはレイリー（Rayleigh）分布に従うため，求めた平均値や SD に補正係数を乗じて元画像のノイズ成分を推定している[†]。

特に臨床画像を対象とした場合，動きの影響（再現性）や撮像時間などの観点からは 1 回撮像法が有利であるが，同一関心領域 SD 法では，画像の不均一性や対象の構造そのものも SD に反映され雑音成分の推定誤差の要因となる（図 18.3）。背景 SD 法においてはゴーストアーチファクトなどが誤差の要因となる。評価の目的を達成しているかどうか，画像と数値をよく照らし合わせることが重要である。

なお，連続的に撮像した多量（数十枚以上）の元画像に対して，各点ごとに標準偏差を算出する「連続撮像法」は，SNR の分布計測のゴールドスタンダードとされている。撮像時間は長いが，特に精度を求める検討では有用であるので参考にされたい[7]。

18.3　画像均一性

18.3.1　MR 画像の不均一性

画像の不均一性の要因で最も大きいものは，送受信コイルの感度の不均一性であろう。特に受信コイルの不均一性の影響は大きい（図 18.4）。したがって，RF コイルの特性を評価するのか，装置の全体的な性能としての均一性を評価するのか，評価の目的を明確にする必要がある。装置全体の場合には，受信コイルは均一性の高い全身用コイルや頭部用コイルを使用する。以下に示すのは，NEMA の MS 3 に基づいた最も基本的な評価法である。受信コイルの不均一性の評価は MS 9 などに基づいて行う。ノイズの評価においては標準偏差と

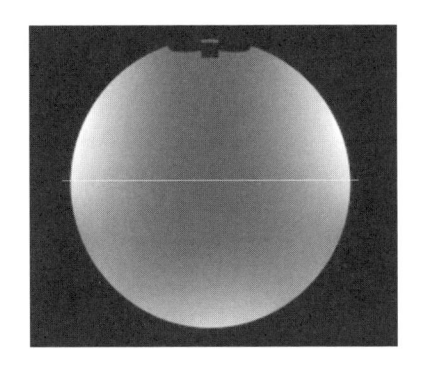

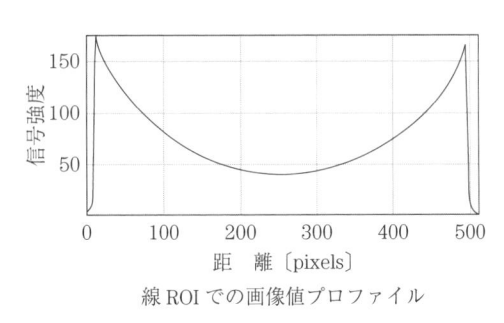

図 18.4　画像不均一性の例。アレイコイル撮影では，各要素コイルに近い部分では信号が高い。診断には感度補正処理された画像が提供される

[†]　この補正係数は受信チャネル数が 1 のときのもので，アレイコイルでは本来別の補正係数が必要である。特に背景平均値は大きく異なる[8]。この係数にかかわる規格は継続的に見直しが進められている。

いう明確で妥当な指標が存在したが，均一性の指標には妥当といえるものがないのが実情である。

18.3.2 MR 画像の均一性の測定方法

NEMA の方法（peak deviation uniformity 法）を概説する。均質なファントムを撮像し，低域通過フィルタでノイズを抑制した後，ファントムの面積の 75% 以上の大きさで設定した ROI で最大値 S_{max} と最小値 S_{min} を求め，不均一度 N，均一度 U を次式で定義する。

$$\varDelta = \frac{S_{max} - S_{min}}{2}, \quad \overline{S} = \frac{S_{max} + S_{min}}{2}, \quad N = 100 \times \frac{\varDelta}{\overline{S}}, \quad U = 100 - N \tag{18.2}$$

もう一つの方法（gray scale 法）は，平均信号値から±10%，±20%の領域をグレースケールで表示するものである。この方法は直感的ではあるが定量性に乏しい。また，均一度 U はあまりに粗く，ROI 位置依存性が大きいなど安定性に欠ける。そこで，五つの小 ROI を設定して複数の指標値を評価する区分法などの，より実際的と思われる手法も提案されている。実際の運用にあたっては参考にされたい[4]。

ここで，新しい技術と評価法について補足する。アレイコイル（16.6.6項）は感度不均一性を伴うものの，SNR の向上と後述のパラレルイメージング（PI）による撮像の高速化を可能にした。現在の MR 装置はソフトウェアによる感度補正処理を前提にアレイコイルを採用している。一方，感度補正処理や PI 処理はノイズ成分の空間的不均一性を引き起こす。そのため従来の画像 SNR の評価法では不十分で新しい評価法が模索されている[7,9]。このように評価法は技術進歩に追随するのは困難なのが実情である。日常点検はよいとしても，評価の際には，その方法が適切かつねに確認するように心がけたい。

18.4　空間直線性（画像ひずみ）

画像の幾何学的なひずみは，傾斜磁場の非線形性，静磁場の不均一性などにより生じる。傾斜磁場の非線形性によるひずみはパルスシーケンスに依存せず，静磁場の不均一性によるひずみは読出し方向のみに周波数バンド幅（BW）に反比例した大きさで生じる。このように，画像ひずみには特性の異なる複数の要因がある。そのため要因を切り分けるためにも，位相エンコード方向を入れ替えた 2 回の撮像を行うことが望ましい。また，画像ひずみは他の要因，例えば傾斜磁場系における渦電流の影響（16.4.1項）によっても生じるので，その評価は装置の総合評価という側面をもつ。

実際の評価は，格子状に規則的に配列された直線構造や柱状構造からなるファントムを撮影することが多い。図 18.1 の右図に ACR ファントムの例を示す。得られた画像上でファントムの直径や格子間の間隔などの関心部位の寸法 L_1 を求め，これを真の寸法 L_0 と比較してひずみの程度を算出する。

$$\text{画像ひずみ} = \frac{|L_1 - L_0|}{L_0} \times 100 \ [\%] \tag{18.3}$$

ただし，位置計測にはピクセルサイズ程度の誤差を伴うため，小さな格子間距離などに式(18.3)を適用したのでは誤差が大きい．格子位置などの多数の計測位置データからは，非線形画像ひずみの評価も期待されるが標準的な評価法が定められているわけではない．

なお，EPI法では，静磁場の不均一性が収集時間の長い位相エンコード方向の大きな画像ひずみとして現れるので注意が必要である．

18.5 その他の指標

18.5.1 空間分解能（解像特性）

ハイコントラスト分解能ともいう．MRIの解像特性は，専用の分解能ファントムを撮影し，目視で評価する．大きさの異なるピンあるいはラインペアを並べたものが一般的である．図18.5(a)はNEMA対応ファントムの撮像例である．

（a） （b）

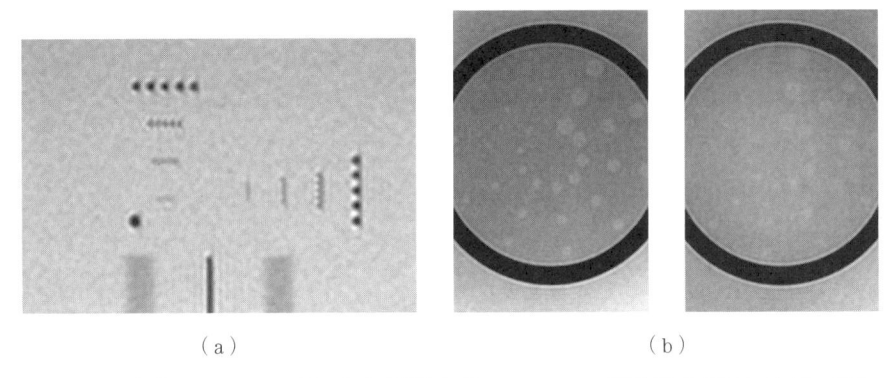

図18.5 分解能ファントムの例．(a)空間分解能ファントムの撮影例（NEMA対応）．読出し方向（縦）の空間分解能が位相エンコード方向より低い例．読出し方向で部分サンプリングをしているためと考えられる．(b)コントラスト分解能ファントムの撮影例．コントラストの異なる2画像を示す

MRIの解像特性は基本的にはフーリエイメージング法の条件（傾斜磁場の印加量）から直接決定されるが，データ収集方式（パルスシーケンスやk空間へのデータの充てん方式など）と対象の特性（緩和時間など）により解像特性は大きく変化する．例えば，長いエコー列のFSE法においてはデータ収集中のT_2減衰が空間分解能の劣化要因となる．解像特性の評価に際しても，評価の目的と計測の諸条件をできるだけ明確にしておく必要がある．

18.5.2 スライス厚（スライス特性）

スライス厚（あるいはスライスプロファイル）の評価は，図18.6に示すようにスライス面に対して緩やかな傾斜をもったくさび形状のファントム撮影により行う．z方向の選択励

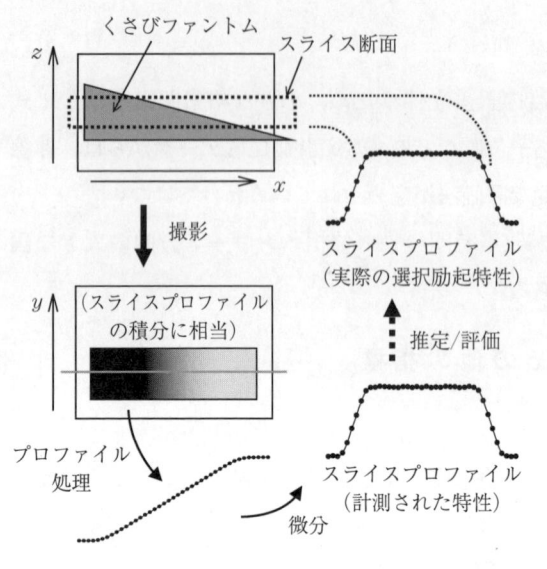

図 18.6　くさびファントムを用いたスライス厚の計測法

起特性の積分が x 方向のデータとして得られる。そのプロファイルの微分から，もとのスライス特性やスライス厚を推定する。微分操作を行うため十分なSNRが必要である。そのため実際の評価では，平行な隣接複数ライン分のデータを束ねてプロファイル処理データを作成するなどの工夫が必要である。

18.5.3　コントラスト分解能

コントラスト分解能は，ファントムを用いて目視で識別評価する（図18.5(b)）。微妙なコントラストは無信号の薄板の挿入により信号を低減させて調整されている。定量性はないが簡便な，ファントムでの客観的コントラスト評価法である。

18.5.4　臨床画像の評価（SNRとCNR）

最後にボランティアを含めた臨床画像の評価について述べる。動きの影響が大きく，また，評価を目的とした2回撮像は困難なため，SNRの測定は1回撮像法で行うことが多い。複雑な解剖構造や動き・アーチファクトの影響を考慮した注意深い測定が必要である。臨床画像の総合的な評価として最も重要なものは，コントラストノイズ比（contrast-to-noise ratio：CNR）である。二つの関心領域の信号強度を S_1, S_2 とし，ノイズの大きさをSDとしたとき

$$\mathrm{CNR} = \frac{|S_1 - S_2|}{\mathrm{SD}} \tag{18.4}$$

が基本式であるが，同一関心領域SD法で精度よくノイズのSDを求めることは困難なため，背景SD法が用いられてきた。ただし，アレイコイルやパラレルイメージングを用いた場合には，前述のとおりノイズのSDが空間的に変動するので関心領域でのノイズ成分の推定が困難になってきている。現状では関心領域付近のできるだけ一様な構造の領域でのSDや，関心領域に近い背景領域で計測した平均値やSDから換算した値を採用する従来からの方法が使われることも多い。

19章 アーチファクト

　一般に「アーチファクト」とは，装置の不完全性からくる画像上の人工的なパターンあるいは偽像をさすが，MRIでは，診断目的に沿わない形で画像に現れるものと限定せずに考えておいたほうがよいであろう。MRIのアーチファクトはきわめて多彩である。装置の不完全性や再構成理論上現れるもののほかに，物理的，化学的特性や生体情報を表しているものもあり，有用な生体情報と表裏一体である場合も多い。この点でCTとは少し違いがあると思われるが，MR技術あるいはMRイメージングの核心がここにあり，アーチファクトについての考察が装置あるいはイメージング技術の理解にもつながる。その点ではCTと同様である。多様なアーチファクトを網羅的に述べることは困難である。以下，本書では，画像化原理と関連したいくつかの項目について少し掘り下げることとし，実際の臨床画像については多くを扱わない。他の成書も参照されたい[1),2)]。

19.1　フーリエイメージングの原理的アーチファクト

　13.4節で，k空間でのデータ取得と画像生成の関係について説明した。読出し（RO）方向をx，位相エンコード（PE）方向をyとし，k空間においてΔk_x〔m^{-1}〕×Δk_y〔m^{-1}〕間隔で$N_x \times N_y$個のデータを取得する。このとき，FOV L_x〔m〕と画素の大きさΔx〔m〕は，$L_x=1/\Delta k_x$，$\Delta x=1/(\Delta k_x N_x)$で表された。サンプリング時間$T_s$とサンプリング間隔$\delta T_s$を用いると，$L_x=1/((\gamma/2\pi)G_x\delta T_s)$，$\Delta x=1/((\gamma/2\pi)G_x T_s)$となる。$y$についても同様に，PE傾斜磁場の印加時間$T_p$と単位強度$\delta G_y$を用いて，$L_y=1/\Delta k_y$，$\Delta y=1/(\Delta k_y N_y)$と表せ，$L_y=1/((\gamma/2\pi)\delta G_y T_p)$，$\Delta y=1/((\gamma/2\pi)G_y T_p)$の関係があった。MRIでは，これらのパラメータ（FOV，画素サイズ，マトリクス数など）を各方向で独立に設定できる特徴があり，長方形FOVも長方形画素も日常的に使用されている。**図19.1**は，256×256の正方形FOV撮像と2種の256×128撮像の説明図である。図（c）は下記の折返し現象も

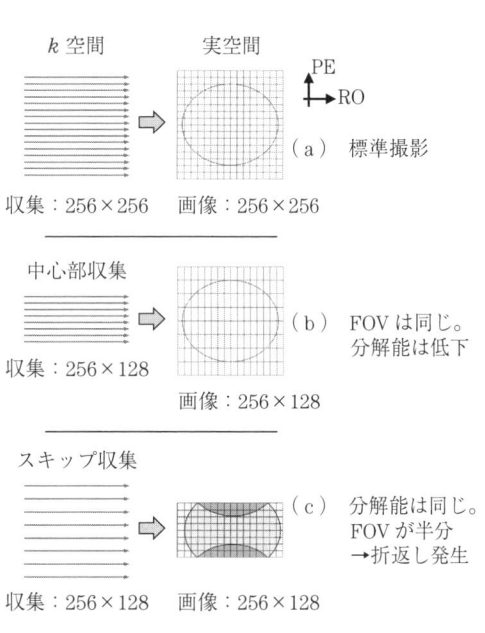

図19.1　k空間でのサンプリングと実空間画像の対応

（a）標準撮影　収集：256×256　画像：256×256

（b）FOVは同じ。分解能は低下　中心部収集　収集：256×128　画像：256×128

（c）分解能は同じ。FOVが半分→折返し発生　スキップ収集　収集：256×128　画像：256×128

表している。

19.1.1 折返しアーチファクト

k 空間における MR 信号の離散的なサンプリングにより，フーリエ変換対である実空間側ではエイリアシング（aliasing）現象が生じる（付録 A 1.6 参照）。これに対応する画像上のアーチファクトを，折返しアーチファクト（wraparound artifact, aliasing artifact）と呼ぶ（図 19.2）。対策として，単純に被検体をカバーする大きな FOV を設定する方法もあるが，オーバーサンプリングを利用したノーラップ法（no wrap 法，no phase wrap 法，double matrix 法）が用いられている（図 19.3）。実装が容易な RO 方向ではあらかじめ組み込まれていることが多いが，PE 方向では撮像時間が延長するため必要に応じて使用す

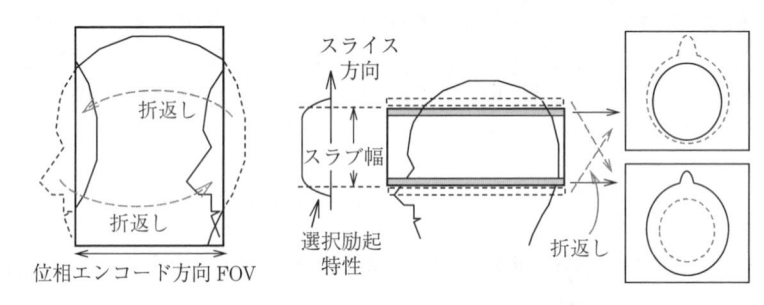

（a）位相エンコード方向の折返し　　（b）スライス方向の折返し

図 19.2 折返しアーチファクト

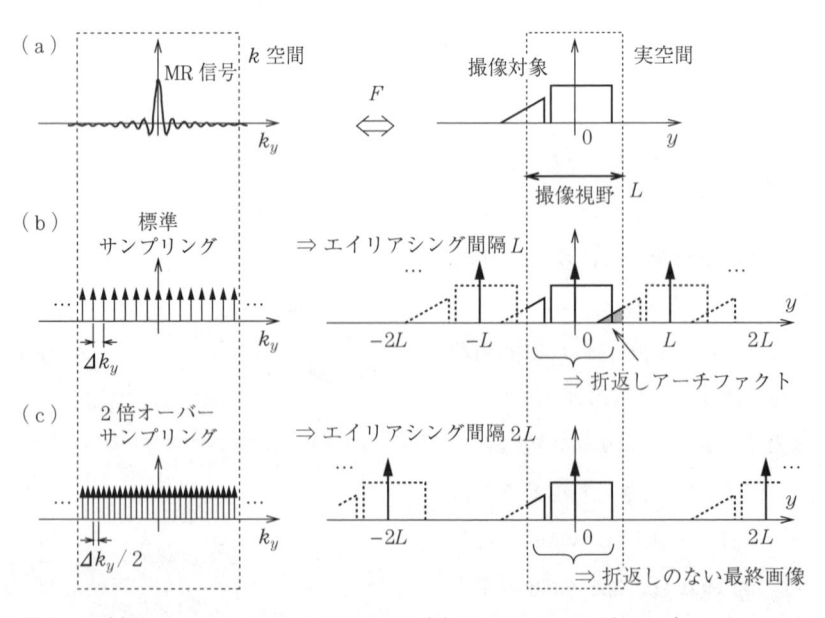

図 19.3 折返しアーチファクトとノーラップ法。オーバーサンプリングによりエイリアシング間隔を拡大することで像の重なりを防ぐ。設定した FOV 相当の中央部分を抜き出す（δ 関数列のフーリエ変換で表現：付録図 A 1.5 参照）

る．図は PE 方向の説明図としている．ほかにプリサチュレーション（21.1.1項）により，設定した FOV の外側の信号をあらかじめ抑制する方法がある．また，三次元フーリエ変換法ではスライス方向にも折返しが生じ，スラブ両端の離れたスライスどうしが重なるので注意が必要である（図19.2(b)）．なお，折返しは絶対値をとる前の複素画像で生じる現象である．そのため，磁場不均一性により位相が変化する GRE 画像では，不均一性の分布を反映したモアレ模様が現れる．

19.1.2　打切りアーチファクト

データ収集が k 空間上の有限領域で打ち切られるため，実空間ではリンギング状のアーチファクトが生じる．これを，打切りアーチファクト（truncation artifact, Gibbs ringing）という．打切りは，矩形関数の掛け算であるので，実空間側ではそのフーリエ変換対である sinc 関数のコンボリューションとなり，リンギングとなる（**図19.4**）．また，これはフーリエ級数における有限項までの近似に相当するので，付録の図 A1.2 の Gibbs 現象そのものとも見られる．図19.4(c)に示したように，ローパスフィルタを使用することでリンギングを抑制できるが，ボケとのトレードオフとなる．実践的には空間分解能を上げることも有効で，リンギングの間隔とその空間的な広がりを小さくすることで目立たなくできる．

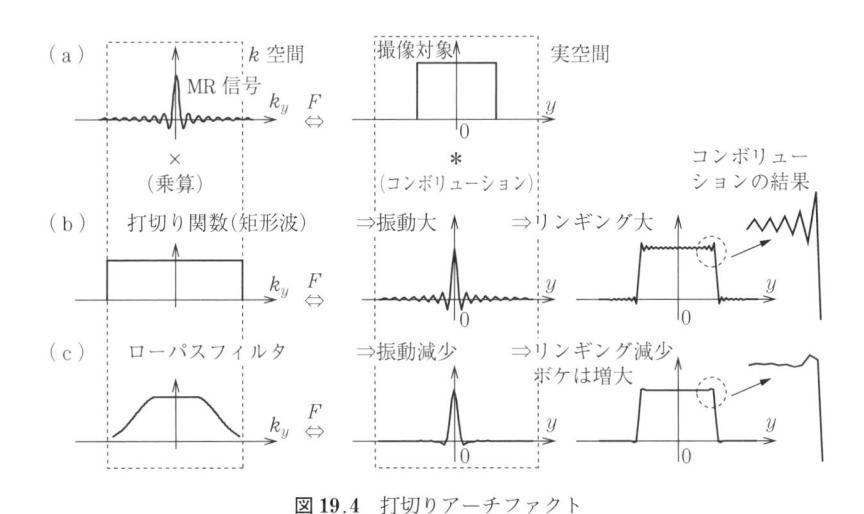

図 19.4　打切りアーチファクト

19.2　動きのアーチファクト（体動アーチファクト）

MRI は撮像時間が長いため動きの影響が現れやすい．動きには心拍動や呼吸運動に起因する周期性をもつものとその他の体動がある．いずれの場合も PE 方向のゴーストアーチファクトとなるが，動きの周期性が高いと一定間隔で発生する規則性の高いものになる．図

19章 アーチファクト

(a)　　　　　　　　　(b)

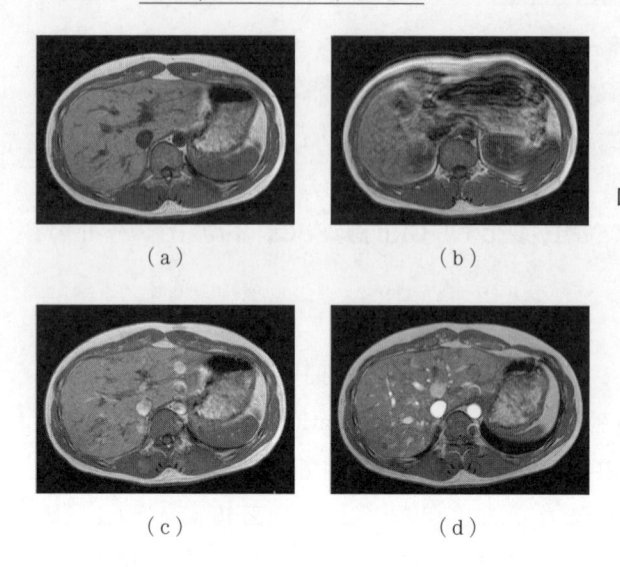

(c)　　　　　　　　　(d)

図19.5 動きのアーチファクトの実例。腹部画像の例。16秒のGRE撮像で，(a)は息止めとプリサチュレーションを使用したルーチン撮像に近いもの。(b)は自由呼吸下の撮像で呼吸性の動きによるゴースト（ぶれ）が顕著である。(c)はプリサチュレーションなしの息止め撮像で，血流アーチファクトがPE方向に等間隔で現れた。(d)はインフロー効果と一次のリフェーズにより高い血流信号を得ているが，拍動が大きい部位のため血流アーチファクトが残存している

19.5に，腹部撮像における動きのアーチファクトの実例をいくつか示す。

19.2.1 周期運動によるアーチファクト

図19.6により発生の機序について説明する。動きの影響のない信号を $F(k_y)$，動きによる振幅と位相変化を表す関数を $M(k_y)$ とすると，動きの影響下の観測信号 $F_m(k_y)$ は，$F_m(k_y) = M(k_y) \times F(k_y)$ と乗算のモデルで近似できる。M のフーリエ変換 $m(y)$ が，原画

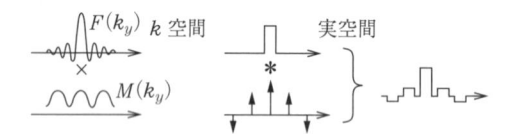

(a) 周期運動によるアーチファクトの発生

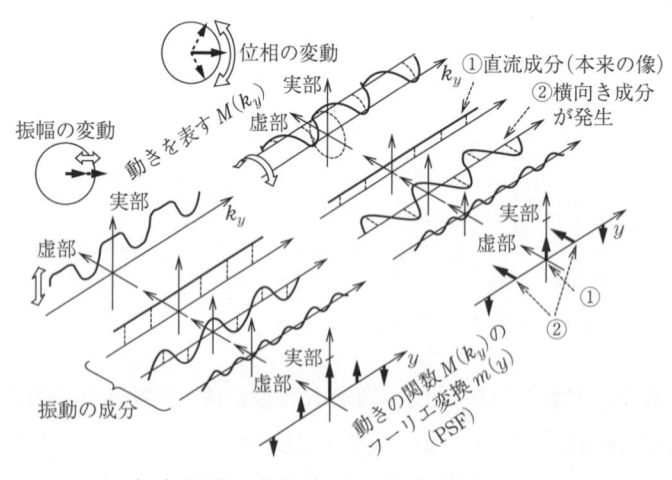

(b) 振幅の変動（左下）と位相の変動（右上）

図19.6 周期運動によるアーチファクトの発生。(a)周期的な動きにより等間隔のゴーストが発生する機序を示す（本文参照）。(b)の左下は振幅変動の場合である。振動成分のフーリエ変換が画像上のPSFとして作用する。(b)の右上は位相変動の場合である。変動の基本周波数が横向き成分（虚数に相当）になる。本来像に対応する直流成分が低下しやすいこともわかる

に対するコンボリューションとして作用する PSF（point spread function）となる。M が周期的であれば m は一定間隔で値をもつため，コンボリューションされた画像は等間隔ゴーストをもつ。図（b）右上には位相の周期変動の例も示した。このゴースト間隔 D（ピクセル単位）は撮像中の動きの「基本周波数」に相当する。SE法やGRE法の基本シーケンスでの撮像であれば，対象の動き周期を P〔s〕，加算平均回数を N_A，PEマトリクス数を N_y として，$D=(T_R \times N_A \times N_y)/P$ と表せる。図19.5の条件は $T_R=0.1$ s，$N_A=1$，$N_y=160$ で，心拍動の $P \fallingdotseq 1$ s であるため $D \fallingdotseq 16$ である。おおよそ16ピクセル間隔のゴーストが発生している。

図19.6には，（b）振幅成分変動と，（c）位相成分変動によるPSFを例示した。MRIでは後述のフローの影響などによる位相の変動がしばしば発生し，比較的大きなゴーストや本体像の消失が容易に起こりうる。そのため信号変動の抑制技術がきわめて重要である。

19.2.2 動きによるアーチファクトの抑制法

動きの影響を低減するためには，患者の固定や協力の確保が基本であるが，以下のようなアーチファクト抑制技術を適切に組み合わせる必要がある。

（1）**原因となる信号を抑制する方法**　プリサチュレーション法（21.1.1項）が代表的なものである。SAT，PRESAT などと呼ばれる。撮像領域外を事前に飽和させ流入する血流信号を抑制する方法（21.2.1項）や，関心部位と重ならないように撮像面内の一部領域を直交スラブにより飽和させる方法（例えば，頸椎サジタル撮像における咽喉部領域抑制）などがある。また，体幹部の T_1 強調SEや T_2 強調FSE撮像では，腹部前壁の高信号脂肪成分の動きが顕著なアーチファクトを引き起こすので，脂肪抑制（21.1.1項）の併用が有効である。

（2）**原因となる信号の変化を抑制する方法**　フローリフェーズ法が代表的なもので，動きにより生じる信号位相の変化を補償する。取得信号そのものの質を向上させるきわめて重要な基本技術である。MRアンギオグラフィのところで説明する（21.2.1項）。

（3）**周期的な動きに同期した撮像**　心電同期/脈波同期，呼吸同期撮像が代表的なものである。心電同期法は，心電あるいは脈波との同期と遅延時間の設定により，特定の心時相のデータから画像を作成する方法である。これにより心臓，血液，脳脊髄液，あるいは脳の拍動によるアーチファクトを抑制する。呼吸同期では，呼吸センサ波形により同期をとるが，動きの少ない呼気相全体の信号を利用することが多い。

さらに関連する手法としてナビゲーション法が用いられる。例えば，横隔膜の上下方向の運動をナビゲータエコーと呼ばれるMR信号でモニタし，この情報をもとに取得データを補正したり，収集位置を決定したりする。

（4）**動きを止めた撮像法**　10～20秒程度以下の条件で行う呼吸停止下撮像により，

呼吸性のアーチファクトを大幅に低減できる。ただし，高速撮像法は SNR 低下やコントラスト低下などを伴うこともあるので，画像特性を十分に把握しておく必要がある。

また，動きの周期よりも十分に短い撮像も動きを止めた撮像法と見ることができる。強力な MPG により動きを高感度に検出する拡散強調イメージングでは，心拍動周期に対しても十分に短い 100 ms 前後の EPI 撮像が広く用いられている（21.5 節）。

（5） その他の方法　他の抑制法として，PE 方向を設定する方法も有効性が高い。ゴーストが診断部位に重ならないように，例えば体幹部横断面撮像において PE 方向を左右とする。腹壁の動きや大動静脈の拍動によるゴーストが左右方向になり，肝実質や骨盤領域での影響を低減することができる。T_2 強調の頸椎矢状断撮影では PE 方向を頭尾方向とすることも標準的に行われている。

加算平均も動きのアーチファクト低減効果がある。平均化により信号変動が減少してゴーストが小さくなる効果があるためと考えられている。

19.3　動きによる位置ずれアーチファクト

通常のパルスシーケンスは，PE 方向と RO 方向の印加タイミングに時間差があるため，動きがあると再構成位置にずれが生じる（図 19.7）。直管流の位置ずれ量は 45°方向で最も大きくなる。図(b)，(c)には屈曲部における描出の詳細を示した。速度成分までならば PE 方向への一次 gradient moment nulling（21.2.1 項）により位置ずれの補償が可能であるが，高次 moment の増大などによりかえって描出能低下を招く場合もある。

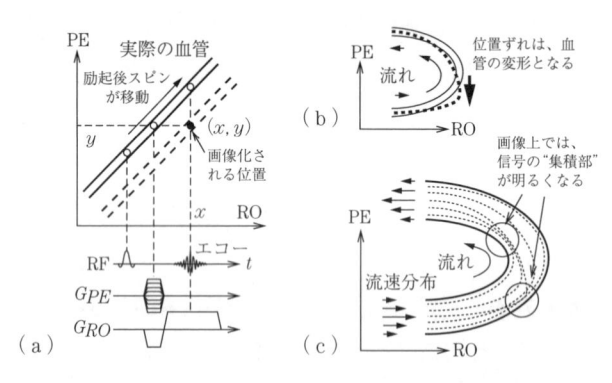

図 19.7　位置ずれアーチファクト。(a)は流れの存在下で画像化位置にずれが生じる様子を表している。(b)の屈曲部では位置ずれ量が場所ごとに変化するため全体としては変形が生じることになる。実際には(c)に示すように壁近くと管中心部で流速が異なるため，得られる信号は位置ずれ量の異なる信号の総和となり信号強度ムラが生じる

19.4　パーシャルボリュームアーチファクト

パーシャルボリューム（部分容積）効果（partial volume effect）は，ボクセル内に異なる組織が混在するために生じる効果全般をさす。混在する二つの組織の信号を S_1，S_2 とし，それぞれの組織の割合を r_1，r_2（$r_1+r_2=1$）とすると観測信号 $S=r_1S_1+r_2S_2$ で表される。ただ位相情報をもつ MRI では，S_1，S_2，S は複素数として考える必要がある。

位相変化の要因としては，フローによるもの（21.2.1項），局所磁場勾配によるもの（19.6節），ケミカルシフトによるもの（19.7節）などさまざまであるが，いずれもボクセル内位相分散により，信号減衰あるいは無信号化が起こりうる。

19.5　k空間の分割などによるアーチファクト

一般に性質の異なるデータをk空間上で並べたときに，緩やかに性質が変化する場合は画像上では「ブラー（blur）」となり，規則的な不連続性があれば画像上では「ゴースト（ghost）」となる。例えば，FSE法では，マルチエコー間のT_2減衰や分割領域間の不連続性によりブラーやゴーストが生じる（15.2節）。類似の現象は，プリパルス付きの同期撮影で複数のエコーを収集する場合にも生じる。撮像技術の多様化により，信号の性質が変化する原因はさまざまである。

19.6　磁化率に起因するアーチファクト

磁場中で物質が磁化される程度の違いを磁化率という（12.3節のあとのコラム参照）。磁化率の異なる物質が磁場中に存在するときの磁場分布の一例を**図19.8**に示す。境界領域で局所磁場勾配が生じている。

（1）（狭義の）磁化率アーチファクト
脳実質と空気や骨が接する副鼻腔や頭蓋底などの磁化率の違いの大きい部位では，上述のように境界領域で局所磁場勾配が発生する。これは位相の分散を引き起こし信号低下や欠損などの形で現れる。これを磁化率アーチファクトという。再収束パルスを用いるSE系シーケンス（SE法やFSE法）では影響は少なくGRE法では顕著である。位相分散の程度は，T_E，ボクセルサイズ，サンプリング間隔（受信帯域の逆数），静磁場強度に比例するので，影響を低減するにはこれらの値を小さくすることが必要である。

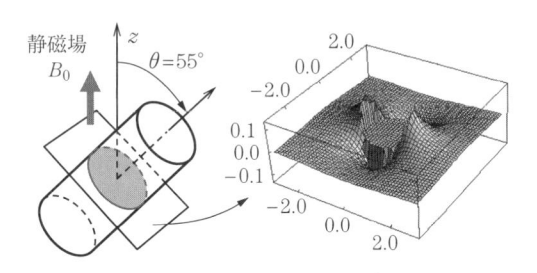

図19.8　磁化率の影響。主磁場方向から傾いた円柱内の磁化率が，周辺と異なる場合の磁場強度分布の計算例。磁化率が異なる境界周辺領域で複雑な局所磁場勾配が発生している

（2）金属アーチファクト　鉄などの強磁性体が撮像領域に存在すると大きな磁場ひずみが生じる。そのため，信号欠損および周辺部での高信号，画像のゆがみなどが生じる。検査にあたっては着脱可能な金属をすべて取り除くほか，（1）と同様な工夫が必要である。

（3）磁化率効果の積極的利用　造影剤の通過時に磁化率が大きく変化する。これは後述の灌流イメージングに利用される。また，ヘモグロビンの酸化度によりわずかに磁化率が

変化する現象は脳機能イメージングに利用されている。

19.7 ケミカルシフトアーチファクト

ケミカルシフト（12.9節）の違いを積極的に利用する方法については，ケミカルシフトイメージング（21.8.2項）で述べる。水と脂肪の共鳴周波数差3.5 ppmは，1.5 Tでは224 Hzに相当し1周期はおおよそ4.5 msである。水を基準として信号を観察すると，**図19.9**(a)のように，4.5 msを1周期として脂肪信号の位相に遅れが生じ，位相の反転したopposedと位相のそろったin-phaseとを繰り返すことになる。

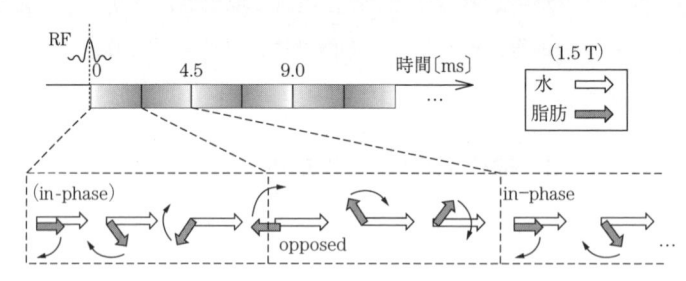

（a）水と脂肪の周波数の違いと位相の変化

（b）共鳴周波数の違いによる位置ずれ

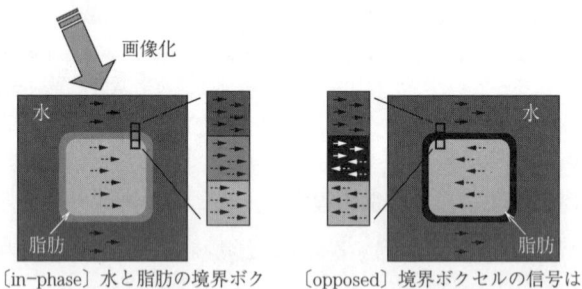

〔in-phase〕水と脂肪の境界ボクセルでは平均化されて画像化　　〔opposed〕境界ボクセルの信号は相殺されて黒い縁取りに見える

（c）T_E 時点での水脂肪の位相差の効果

図19.9 ケミカルシフトアーチファクト。(a)水と脂肪の周波数の違いと位相の変化。(b)共鳴周波数の違いにより，読出し（RO）方向に位置ずれを伴って画像化される。(c)GRE法では，水と脂肪の位相がそろうin-phaseの T_E では，信号強度は平均化されるが，位相が反転するopposedでは相殺されて黒い縁取りに見える。矢印はスピンの位相を表している。実際の撮像では(b)，(c)の二つの現象は同時に発生する

さて，図(b)に示すように，共鳴周波数の違いにより脂肪信号は読出しの負方向に位置がずれて画像化される。一般にこの現象を（狭義の）ケミカルシフトアーチファクトと呼ぶ。図(a)より，データ収集時間が4.5 msなら1ピクセル，9 msなら2ピクセルの位置ずれとなることが理解できよう。定量的には，$(3.5\times10^{-6})\times(\gamma/2\pi)B_0/(BW/N_x)$ピクセルとなる。ここに，$BW$は信号の帯域幅であり，これを広帯域とすればケミカルシフト量を小さくできる。ただし，画像SNRとのトレードオフとなる（18章の式(18.1)）。

位相誤差をキャンセルしないGRE法においてT_Eがopposedの条件では，｜水-脂肪｜が画像化されるが，特に両成分の境界部分では，図(c)にあるような黒い縁取りが表れる。これを第二のケミカルシフトアーチファクトと呼ぶことがある。

19.8 その他のアーチファクト

（1） **クロストークアーチファクト**　　RFパルスによる選択励起特性は完全な矩形波ではないため，隣接スライス間で干渉がありSNR低下などの現象が生じる。これをクロストークアーチファクトと呼んでいる。通常10〜20％程度のスライスギャップを設定することで画質劣化を回避している。

（2） **画像内でライン状に現れるアーチファクト**　　画像には多くのライン状アーチファクトが発生する。外部からのRFノイズ混入ではその周波数に相当する｛RO座標＝一定｝のライン，オフセット変動は｛RO座標＝0｝のラインになる。また，再収束パルスから発生するFID信号がデータ収集時に混入した場合には｛PE座標≒0｝のアーチファクトとなる。これらはいずれも少し広がりをもつとジッパー（ファスナー）形状に見えることがあるが，このうちどれをジッパーアーチファクトと呼ぶかは必ずしも定まっていない。

（3） **装置に起因するアーチファクト**　　そのほか，装置に起因するさまざまなアーチファクトがある。静磁場における空間的不均一性は，脂肪抑制不良やEPI撮像で顕著な画像のひずみなどを引き起こす。また，傾斜磁場の空間的非線形性は画像のひずみやスライス選択面のひずみを引き起こす。実際には，装置のコンパクト性との兼ね合いから，非線形性をある程度許容し再構成画像上でひずみ補正を施すことが多い。渦電流による渦磁場は，画像ひずみやボケ，脂肪抑制不良など多種多様なアーチファクトを引き起こすが，能動遮へい型傾斜磁場コイル（16.4.1項）による渦磁場の低減やデータ収集法とデータ補正技術により大幅に改善している。

RFあるいは送受信関連では，外部からのRFノイズ混入は上述のライン状アーチファクトを引き起こす。また，k空間の原点はMR信号の総量に相当し，周辺信号に比べてきわめて大きいため受信信号がオーバーフローすることがあった。画像では直流を含めた低周波成分の異常として画像全体に広がるためハローアーチファクト（halo artifact）と呼ばれ

る。装置に起因するアーチファクトの発生頻度は装置の進化とともに低減し，現在では実質的に解決したものも多い。

　ここまでで述べたような共通のアーチファクトだけでなく，各撮像技術固有のアーチファクトがある。例えば，パラレルイメージングについては20.1.5項で述べる。また，EPIでは磁場不均一性による画像ひずみや偶奇エコー間での信号の不整合による「$N/2$アーチファクト」が生じ，balanced SSFPでは磁場不均一性によりbanding artifactが生じる。これらのアーチファクトの詳細については専門書などを参照されたい[3]。

　以上のようなアーチファクトのほかに，例えば，魔法角アーチファクト（magic angle artifact）と呼ばれるものがある。主磁場と腱の角度が55°のときに腱のT_2が延長する形で顕在化するが，この角度で双極子-双極子相互作用が消失するという物理的な情報が画像に反映されたものである。MRIにおける「アーチファクト」には新しい診断情報とは表裏一体の関係にあるものも多い。例えば，血流アーチファクトを十分に制御することにより，MRアンギオグラフィや心臓撮像が可能になったことはその一例である。

20章　パラレルイメージング

パラレルイメージング（parallel imaging：PI，パラレルMRIともいう）は，複数の要素コイルをもつアレイコイル（16.6.6項参照）を活用して，撮像の高速化をはかる技術である[1),2)]。歴史的には，1980年代より基本的なアイデアが示され，1990年代に入ると画像が得られている[3),4)]。その後1990年代後半に，SMASH（simultaneous acquisition of spatial harmonics）[5)] および SENSE（sensitivity encoding）[6)] が提案された後に著しい発展を遂げ，広く普及するに至っている。

20.1　実空間手法と k 空間手法

パラレルイメージングでは，通常 N_p 個収集する位相エンコードの収集ライン数を $1/R$ に減らすことで高速化する。R は reduction factor の R で，acceleration factor（高速化率あるいは倍速率）などともいう。k 空間でのライン間隔をもとの R 倍とすることで，FOV が $1/R$ で空間分解能が維持された画像が得られる。一般に折返しアーチファクトを伴うものの，感度のパターンの異なる受信チャネル数 N_{ch} 個分の画像が得られる[†]。図 20.1 は $R=2$ の例で，1 ラインおきのスキップ収集により複数の「ハーフ FOV」画像を得ている。

このような条件下で所望の「フル FOV」画像を得る二つの方法が提案されている（図 20.2）。実空間法は，折返しのある小 FOV 画像に展開処理（アンフォールディング処理）を施して，所望のフル FOV の画像を得る方法であり，k 空間法は，k 空間上においてスキップした未収集ラインを推定・充てんしたうえでフーリエ変換再構成を行い目標画像を得る方法である。上記の SENSE 法は

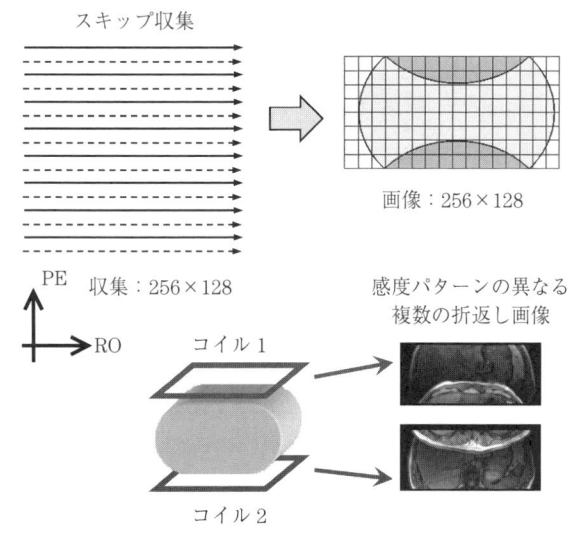

図 20.1　アレイコイルを用いた k 空間データのスキップ収集

[†] 装置本体に取り込む受信チャネル数 N_{ch} は要素コイル数 N_c と一致するとは限らない（$N_{ch} \leq N_c$）。画像生成法が主体の本章では，受信チャネル数 N_{ch} で記述する。

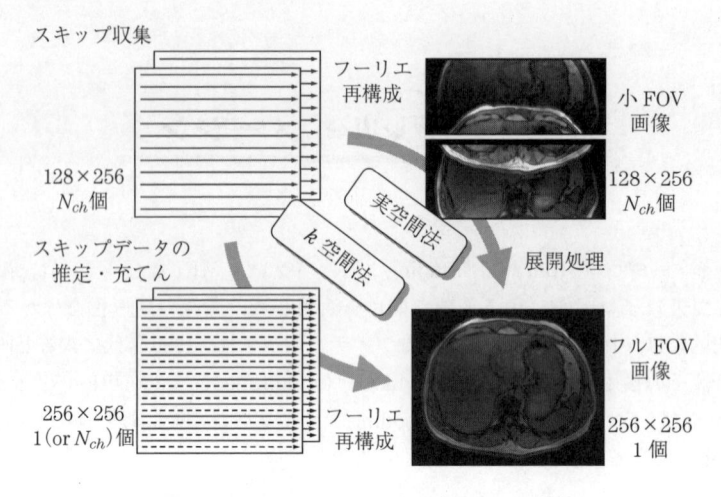

図 20.2　パラレルイメージングの二つの手法

実空間法，SMASH 法は k 空間法である．以下では，最も広く用いられている実空間法を中心に説明を行ったうえで，k 空間法について補足する．

20.1.1　感度分布の推定

パラレルイメージングの画像生成においては，各チャネルの感度分布情報が最も重要である．ところが感度分布は被検者の電気的負荷やコイルの配置などにより変化するため，被検者が入った状態でその都度感度分布を計測する必要がある．計測法としては，本撮影に先立って患者ごとに行うプリスキャン法（図 20.3）と，本撮影ごとに k 空間中心で追加データ

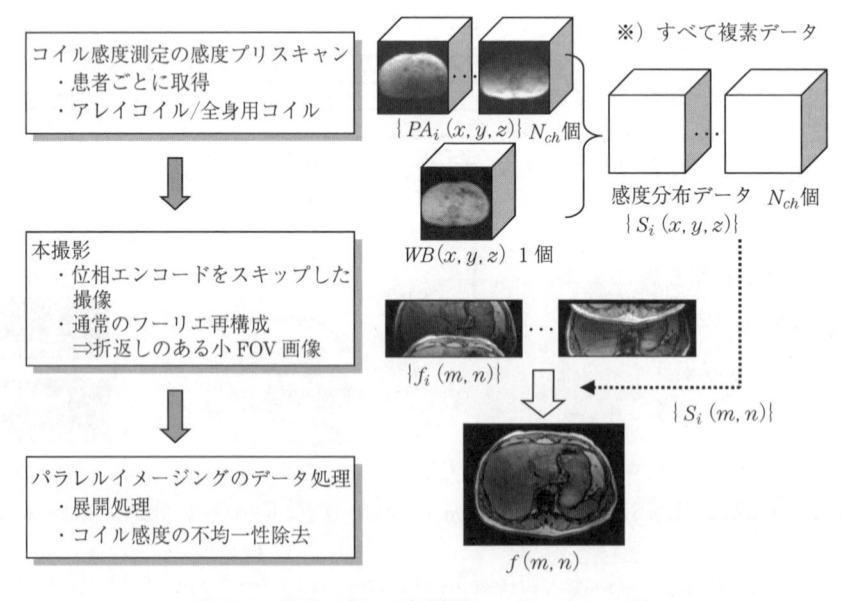

図 20.3　処理の流れ（実空間法，プリスキャン法）

を取得して行うオートキャリブレーション法（AC法）とがある。

プリスキャン法では，本撮影での任意断面撮影に対応するために，全撮像領域をカバーするように感度分布データを取得する。被検者を対象とするため短時間撮影が求められること，および感度の空間的変動が緩やかであることから，マトリクス数32程度の低分解能三次元のGRE画像が用いられることが多い。各チャネルの感度マップ$S_i(x,y,z)$は

$$S_i(x,y,z) = \frac{PA_i(x,y,z)}{WB(x,y,z)} \quad (i=1,\cdots,N_{ch}) \tag{20.1}$$

により求められる。ここに，PA_iは第iチャネル画像，WBは同一撮像条件で取得した全身用コイル画像である。すべての感度データは位相情報までもつため，MR信号と同様に複素データとして扱われる。式(20.1)の除算により，画像のコントラストおよび感度以外の要因による位相変化が取り除かれる。均一性の高いWBデータを参照することで，アレイコイルがもつ感度ムラ（信号強度の不均一性）も補正される。

20.1.2 実空間法における展開処理

本来の$M \times N$マトリクス画像を$f(m,n)$，$m=1,\cdots,M$，$n=1,\cdots,N$とし，スキップ収集後の$M \times (N/R)$マトリクス画像を，$f_i(m,n')$，$m=1,\cdots,M$，$n'=1,\cdots,N/R$，$i=1,\cdots,N_{ch}$とする。このとき，折返しのある第iチャネル画像$f_i(m,n')$は

$$f_i(m,n') = \sum_{j=1}^{R} S_i\left(m, n'+j\left(\frac{N}{R}\right)\right) \times f\left(m, n'+j\left(\frac{N}{R}\right)\right) \tag{20.2}$$

のように，感度を係数とする重み付き加算で表すことができ[4),6)]，iを変えることで連立一次方程式を得る。ここに，$S_i(m,n)$は，$S_i(x,y,z)$から切り出して得た本撮影と同じ断面の感

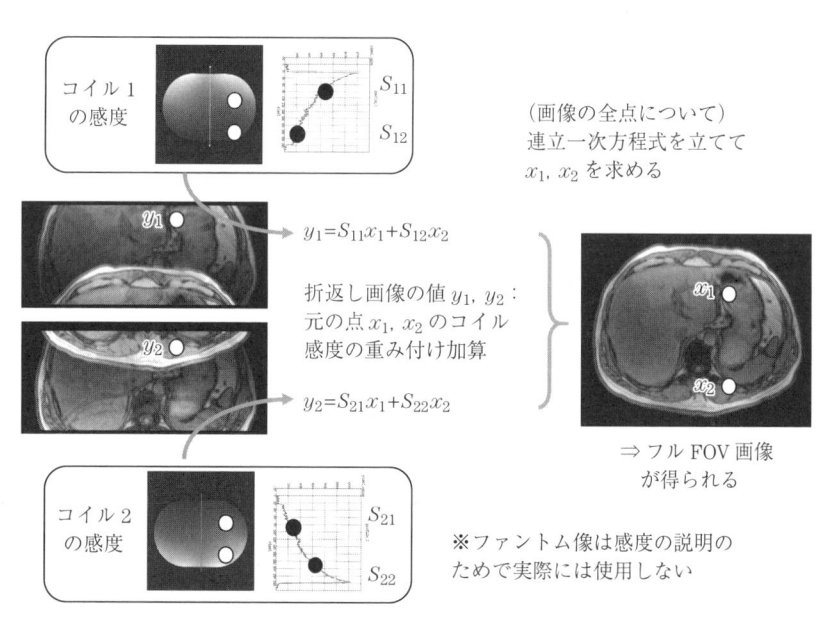

図20.4 実空間法における展開処理（SENSE法）

度マップであるとした。**図 20.4** は最も単純な $R=2$, $N_{ch}=2$ の場合について図示したものである。折返し画像上の値を y_1, y_2, 求めるべき「フル FOV」画像の値を x_1, x_2 と表記し，対応する点の感度を S_{ij} のように略記した。式は，$y_1=S_{11}x_1+S_{12}x_2$, $y_2=S_{21}x_1+S_{22}x_2$ の形で表され，これを解くことで x_1, x_2 が求められる。画像内のすべての点に対して順次連立方程式を解くことで，目標画像 $f(m,n)$ が得られる。この連立方程式は一般に，$N_{ch}\times R$ の感度マトリクス $S=(S_{ij})$ を用いて，$y=Sx$ の形で表現できる。上の例のように $N_{ch}=R$ の場合の解は，逆行列 S^{-1} を用いて $x=S^{-1}y$ で求められるが，実際には $N_{ch}>R$ の場合が多い。このとき通常の最小2乗近似の意味での最適解が

$$x=(S^H S)^{-1}S^H y \tag{20.3}$$

により与えられ，SENSE 法のパラレル画像の生成式として知られている[6]。ここに S^H は S のエルミート行列（複素共役転置行列）である。この折返し除去処理を，アンフォールディング処理あるいは展開処理と呼んでいる。実際には，感度と同時に得た被検体の形状情報も考慮して，展開に伴う SNR の低下を抑制している。

20.1.3 実空間法における画像の SNR

パラレルイメージングにより得られた画像の SNR である SNR_{PI} は次式で与えられる[6]。

$$\text{SNR}_{PI}=\frac{\text{SNR}_{conv}}{g\sqrt{R}} \tag{20.4}$$

ここに，SNR_{conv} はパラレルイメージングなしの従来画像の SNR で，$\sqrt{R}$ は撮像時間の短縮分に相当する。g (≥ 1) は g ファクタ（geometry factor）と呼ばれる量で，展開処理によるノイズ成分の増幅度を表している。折返しのペア間でコイル感度の独立性が低い場合に大きな値をとる。この式が示すように，パラレルイメージングの画像 SNR はつねに低下傾向にあり応用上も十分な注意が必要なところである。g ファクタは，感度マトリクス S から計算された正方行列 $S^H S$ とその逆行列の対角成分を用いて，$g_k=\sqrt{[(S^H S)^{-1}]_{kk}(S^H S)_{kk}}$ の形で算出できるが，感度情報 S が装置内部の情報であるため，パラレルイメージングありなしの2画像の SNR から逆算した「見かけの g ファクタ」$g=\text{SNR}_{conv}/(\text{SNR}_{PI}\sqrt{R})$ が，画質評価の参考として用いられる[7]。

20.1.4 k 空 間 法

k 空間法も古くからの提案があるが[3]，1997 年に提案された SMASH 法は，はしご型アレイコイルの各チャネルのデータを重み付け加算することにより，空間領域全体の cos 波や sin 波のフーリエ成分を模擬するもので，直感的にも理解しやすいものである。この重み付け加算が k 空間の近隣エンコードラインを合成することに相当する（**図 20.5**）。ただし，このモデルは，特定のコイル配置，位相エンコード方向，FOV の制約の下に成り立つものであり，実用的とはいいがたい。そこで，k 空間中心付近でスキップラインの一部を追加取得

20.1 実空間手法と k 空間手法

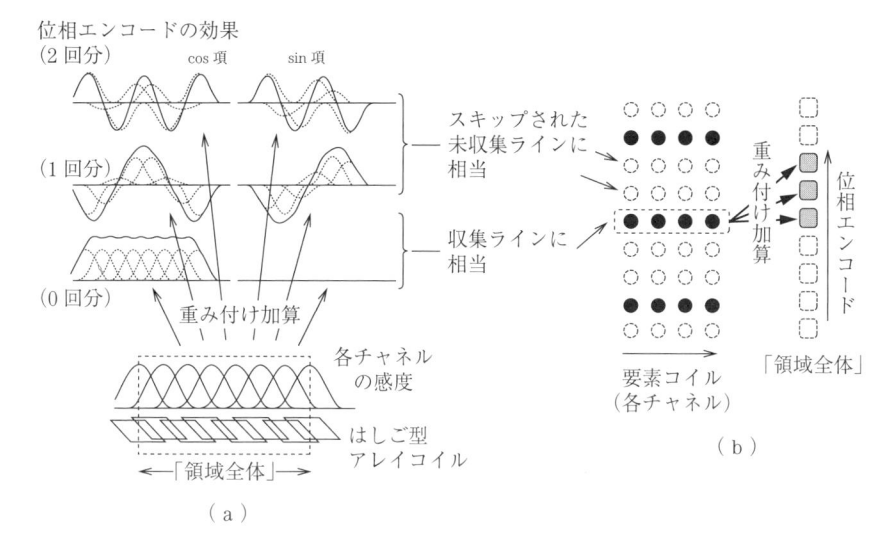

図 20.5 k 空間法（SMASH 法）。(a) 各チャネルの感度を，重み係数を変えながら加算すると実空間の「領域全体」で位相エンコードを行ったのと同じ効果となる。(b) 実際の重み付け加算処理は k 空間で行う。「領域全体」に k 空間に相当する隣接ラインを合成することに相当する

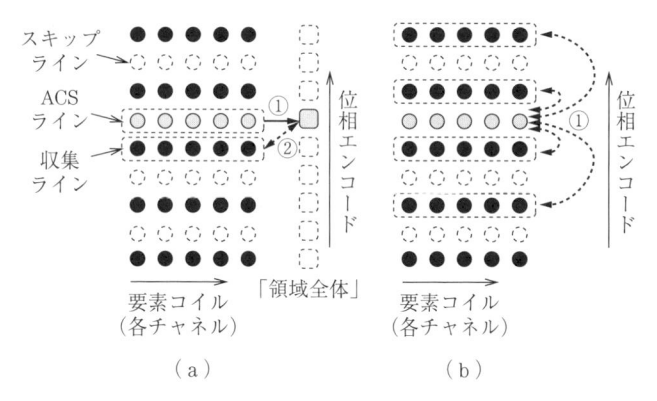

図 20.6 k 空間法（オートキャリブレーション法と GRAPPA 法）。(a) スキップラインの一部を追加で収集し，このラインの合成データを作成し（①），これを隣接収集ラインの重み付け加算で表すための最適係数を求める（②）。この重み係数を用いて全スキップデータを順次合成する。(b) GRAPPA では，未収集 k 空間データを各チャネルごとに合成する（図は右端のコイルに対するものを示す）。フィッティングや合成は近隣の複数ラインを用いて行う

し（auto-calibration signal (ACS) lines），重み係数をフィッティングによりその都度求めるようにしたオートキャリブレーション法（AC 法）が提案された（**図 20.6(a)**）。

さらに，位相キャンセレーションによる画像上のシェーディングや欠損が生じるという k 空間法の課題を克服するために，各チャネルの感度相当の k 空間データをチャネル数分作

成し，それぞれフーリエ再構成した後に合成する方式が提案された．このときフィッティングの精度向上のために，計測ラインの複数化も行われた（図20.6(b)）．こうした改良の積み重ねによりk空間法も実用的なものとなった（GRAPPA (generalized autocalibrating partially parallel acquisitions)[2),8)]）．

20.1.5 アーチファクト

パラレルイメージングにおいては正しい感度分布の推定が最重要である．推定した感度が実際の本撮影での感度と合わない場合には，折返しが部分的に残存するアーチファクトが発生する．例えば，胸部撮像では，呼吸と心拍動による動き，肺野部位の無信号，肩を含む広い撮像領域などにより，推定誤差が増大しがちである．こうしたケースではk空間法にメリットがあり，その開発の動機にもなっている．他の要因として，感度プリスキャンと本撮影間の被検者の動きがある．その面ではAC法は有利であるが，追加データ取得により撮像効率は低めとなる．

もう一つの典型的なアーチファクトは，スキャンプランで設定したFOVが，被検体よりも小さい場合に，画像中央に顕著な折返し残りが現れるものである（図20.7）．展開領域を十分に広くとる処理方式によりアーチファクトを回避する方式もある（EXPAND）[9)]．なお，実空間でのFOVを想定しないk空間法ではこのアーチファクトは実空間法ほどに顕著ではない．

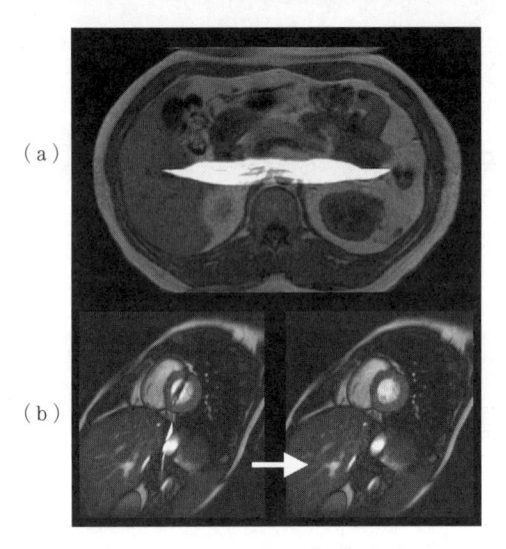

図20.7 パラレルMRIの折返し残りアーチファクトの例．(a)設定FOVが小さいと，通常はFOV端に残る折返しが画像内部に顕著に現れ，その典型例はリップアーチファクトと呼ばれる．(b)展開領域を十分に大きくとるEXPAND法で低減された例

20.1.6 その他の手法

多くのパラレルイメージング手法が提案されてきたが，上記のSENSE系撮像とGRAPPA系撮像が現在実用化されている代表的なものである[†]．他の手法については総説などを参照されたい[2)]．

また，ここまでは位相エンコード（PE）方向に対する展開処理を扱ってきたが，三次元フーリエ変換法ではスライス方向にもパラレルイメージングを適用することができる．実質

[†] 各社のパラレルイメージング名はつぎのとおりである（略称のみ，＊印がk空間法で他は実空間法，メーカ名でalphabet順）：GE (ASSET), Hitachi (RAPID), Philips (SENSE), Siemens (mSENSE, GRAPPA*), Toshiba (SPEEDER)

倍速率 R は各方向の倍速率の掛け算 $R_{PE} \times R_{SS}$ となる。例えば，$3 \times 2 = 6$ 倍速の全頭部撮像などが可能である。スライス方向のコイル感度差が小さくなると展開エラーが起こりやすくなるので，厚めのスラブを用いたほうがよい。

20.2　パラレルイメージングの特徴

20.2.1　パラレルイメージングの得失

　パラレルイメージングは，収集としては単にエンコード数を減らすだけなので，さまざまなパルスシーケンスに適用でき，他の多くの高速連続撮像手法との併用も可能である[2]。シーケンスの基本形を変える必要がないためオリジナルのコントラストを維持できる。実用面でのメリットは大きい。実際，T_2 強調画像や後述の MRA，拡散強調画像など多くのルーチン画像の撮像に適用されている。さらに，高分解能全脳三次元撮像や，高時間分解能三次元腹部ダイナミック撮像の実用化などにも寄与している。

　シングルショット系（single-shot FSE，EPI）のマルチエコー撮像では，1 回励起当りのデータ収集時間が $1/R$ になるため，データ収集中の緩和などの影響を低減できる。FSE 系撮像においては T_2 緩和によるブラーを低減，EPI 系撮像においては T_2^* による画像ひずみや信号欠損を低減できる（図 20.8）。

　一方，主たるデメリットは，SNR の低下（20.1.3 項）と展開処理の不完全性に伴うアー

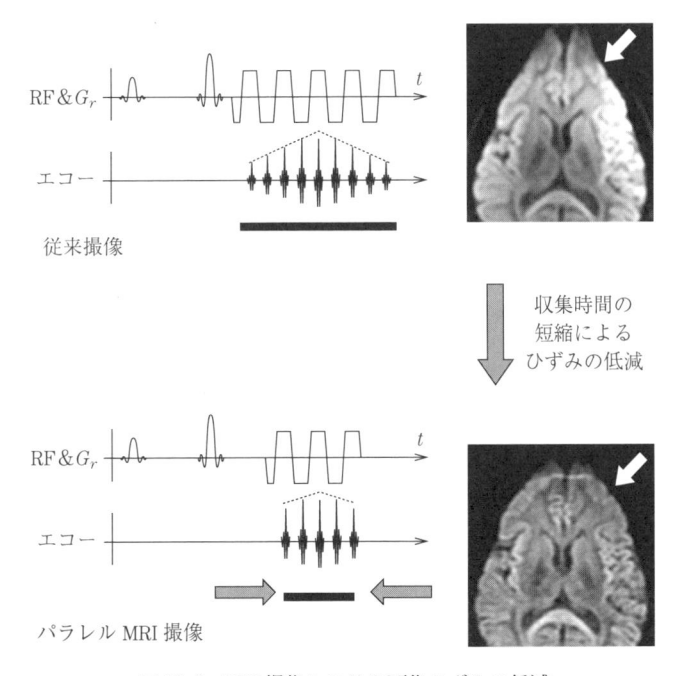

図 20.8　EPI 撮像における画像ひずみの低減

チファクトの発生であろう．ほかに，アレイコイルの要素コイル配列に依存した位相エンコード方向の制約があるが，いずれの欠点も，近年の多チャネル化などにより緩和されてきている．

20.2.2 二つの手法の得失

実空間法は「厳密解」，k 空間法は「近似解」といえる．高精度の感度推定が可能であれば実空間法が有利であると考えられるが，肺野のように大きな無信号領域があって直接の感度推定が難しい場合など，k 空間でのフィッティングのほうがより安定して画像を取得できるともいわれている．プリスキャン法と AC 法については，前述の動きの影響に関しては AC 法が有利といえるが，プリスキャン法は一度の感度撮影ですべての本撮影に対応できることや，本撮影の撮影時間が延長せず最も効率よく高速化できるというメリットがある．このようにさまざまな得失がある．

20.2.3 臨床応用

パラレルイメージングはすでに広く普及し，ルーチンの中で上記の特長を生かした臨床応用が進んでいる．応用の例を**表 20.1** に示した．また，**図 20.9** にパラレルイメージングの有効性を生かした撮像の応用例を一つだけ示した．撮像効率の向上を T_R やエコー間隔 ESP の延長に振り向けることで，基本画質の向上もはかられている．例えば，ESP の延長は，15.2 節で述べた MT 効果によるコントラスト低下を軽減し，またサンプリング時間の延長（狭帯域化）も可能となるため SNR 改善の効果もある．

表 20.1 パラレルイメージングの応用例

頭部領域
・全般的な検査時間の短縮
・ボリューム撮影の撮影時間の短縮（MRA，3 D-T_2W，3 D-T_1W）
・拡散強調画像の画質改善（ひずみ低減），拡散テンソル解析の精度向上
腹部領域
・全般的な検査時間の短縮．特に息止め撮影の実現
・ダイナミック撮影時のスキャン間隔の短縮
・3 D-MR アンギオ撮影の撮像時間短縮
・全身拡散強調画像の画質向上（ひずみ低減）
心臓領域
・シネ撮影における撮像時間短縮，時間分解能向上，空間分解能向上
・whole heart の冠状動脈 MRA の条件改善
その他，全身にわたる撮像時間の短縮

パラレルイメージングも現在では，装置側の技術進歩と臨床応用側での最適化の進展により，特別に意識することなく使用されている．また，ここでは直交座標に沿った k 空間軌跡のものだけを扱ったが，15.4 節のスパイラルスキャンや PROPELLAR などへの適用や，CT のような天板連続移動撮像における併用も研究されている．さらには，送信側のパラレ

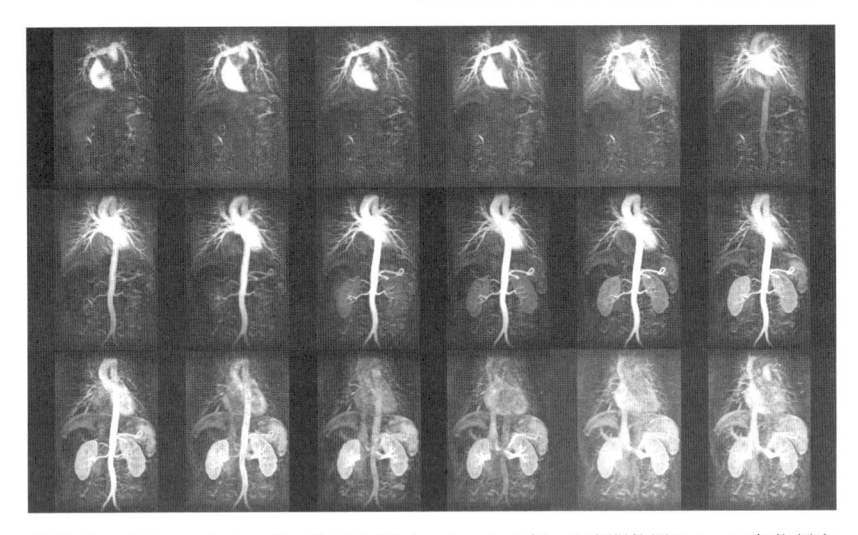

図 20.9 パラレルイメージングのアプリケーションの例。k 空間位置によって収集頻度を変化させる 3D-TRICKS 法とパラレルイメージングの併用による，3×3＝9 倍速の三次元造影撮影。時間分解能 1.2 秒の三次元データの更新により，造影剤の流れがとらえられている

ル化の研究開発も活発に行われており，今後のさらなる進展が期待される。

21章　MRIの臨床応用機能

MRIでは，T_R，T_E，フリップ角を適切に設定することで，T_1強調，T_2強調，PD強調などのコントラストをもつ形態画像が得られる。このようにおもに緩和時間依存のコントラストを得て，各部位の形態画像を得ることがMRIの基本機能である。さらにMRIでは，撮像法の工夫をすることにより多様な情報を得ることが可能であり，多くの臨床応用機能が開発されている。

本章では，各種臨床応用機能について説明する前に，コントラスト増強の共通技術であるプリパレーションパルス（preparation pulse）技術とMRI用造影剤（contrast media）について述べる。

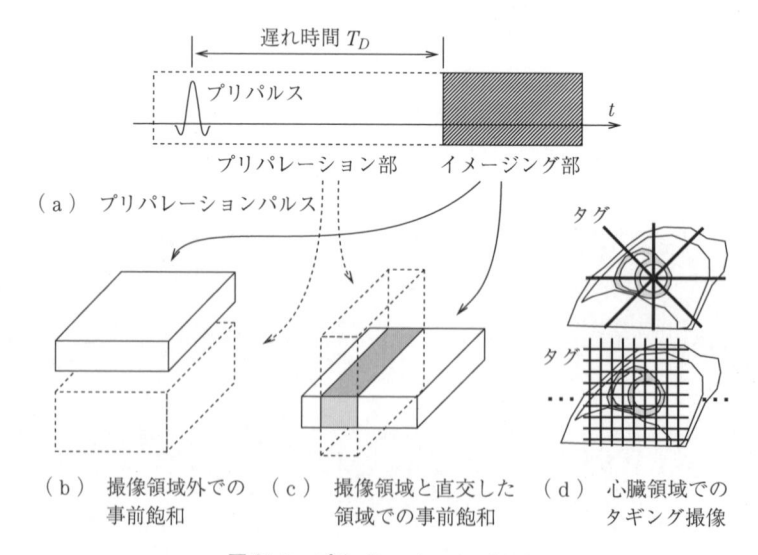

21.1　プリパレーションパルスと造影剤

21.1.1　プリパレーションパルス[1]

（1）プリパレーションパルス　プリパレーションパルス（プリパルス，preparation pulse）とは，データ収集のための励起に先立って，事前にスピンを磁気的に操作するためのRFパルスのことである（図21.1）。一般に，有用な生体情報を得るためには，プリパルス印加から励起までの遅れ時間（delay time：T_D）の適切な設定も重要である。

表21.1は，RFパルスの役割に従って基本的なプリパルスを分類したものである。反転パルス，事前飽和（プリサチュレーション）パルス，脂肪抑制パルスおよび磁化移動コント

図21.1　プリパレーションパルス

21.1 プリパレーションパルスと造影剤　213

表 21.1　基本的なプリパレーションパルス

プリパルス名	概　　要	関連箇所
反転パルス	反転回復法のプリパルス。T_1 コントラストを強調する。脂肪や脳脊髄液など特定の組織の信号抑制が可能であるが，ラベリングによる臨床応用も多い	14.2 節で原理と FLAIR，STIR。21.2.3 項，21.6.3 項でラベリング応用
事前飽和パルス	特定空間領域を選択的に 90° 励起した後にスポイラーを印加して信号消失。動きのアーチファクト抑制に利用。タギングによる臨床応用も多い	21.2.1 項に血流を対象とした例。19.2.2 項にアーチファクト抑制。21.3.2 項でタギング応用
脂肪抑制パルス	脂肪を周波数選択的に 90° 励起した後にスポイラーを印加して信号消失。CHESS パルス	21.8.2 項に説明
磁化移動コントラストパルス	H_r と H_f 間の交差緩和を利用。MTC パルス	12.10 節に原理説明。21.2.2 項に MRA 応用

ラスト（MTC）パルスなどがある。表には関連する節項を示した。本項ではプリパルスを用いたラベリング（labeling）あるいはタギング（tagging）について補足を加えておく。

（2）**プリパルスとラベリング**　事前飽和パルスにより飽和状態にする領域（事前飽和領域）は，画像を得る撮像領域とは独立に設定できる。図 21.1（b）は，撮像領域外からの流入血流を消失させる事前飽和法（図 21.2（c））に対応する。図 21.1（c）は撮像領域の一部を飽和させるものであり，両者とも動きや流れのアーチファクト対策に広く用いられている（19.2.2 項）。

さらに積極的に，事前飽和パルスによる飽和領域のスピンの移動，あるいは逆に未飽和領域からのスピンの移動を，T_D を変えながら画像として観察することで，血流や心筋の動態を知ることができる。これが，ラベリングやタギングと呼ばれる手法である。観察する血流の待ち時間が長い場合は，T_1 回復との兼ね合いで反転パルスが用いられる（21.2.3 項，21.6.3 項）。また，図 21.1（d）に示したような 4 本タグによる放射状飽和や格子状の飽和も可能で（DANTE[1]），心筋の動きの観察に有用である（21.3.2 項）。

また，横磁化にかかわる情報をプリパルスで付与することも可能である。例えば，90°パルスでいったん励起して T_2 コントラストや拡散情報を付与した後に発生させたエコー信号を，逆極性の 90°パルスで強制的に戻し，これを別の高速撮像シーケンスにより画像化する方法が用いられる（21.3.5 項）。

21.1.2　造　影　剤

MRI 用造影剤には，近傍のプロトンとの相互作用により緩和時間を短縮する常磁性体のガドリニウム（gadolinium：Gd），鉄などが利用される[2,3]。ガドリニウムはなかでも最大の常磁性体効果を示し，造影後の組織の信号強度は T_1 短縮効果と T_2^* 短縮効果をもたらすため，信号強度は T_1 強調画像では増大し，逆に T_2^* 強調画像では減衰する。緩和時間 T_1，

T_2^* の逆数をおのおの緩和速度 R_1, R_2^* と称し，それらの造影前からの変動分は造影剤濃度の指標とされる（21.6 節）。キレート剤の DTPA と結合し安定化させた Gd-DTPA（商品名：マグネビスト）に続き，より低毒性化をはかった非イオン性の Gd-DTPA-BMA（オムニスキャン），Gd-HP-DO 3 A（プロハンス）が発売された[5]。投与量は 0.1 mmol/kg とヨード造影剤よりも少量で造影効果を示す。造影剤は静脈投与されると，血液脳関門以外では血管内から漏出して細胞間質に浸潤し，腎より尿中に排泄される。Gd 製剤の副作用は X 線で使用されるヨード製剤よりは少ないとされるが，最近，腎性全身性線維症（nephrogenic systemic fibrosis：NSF）との関連が報告され，適応や使用量に注意を払うよう勧告が出されている。

経口造影剤のクエン酸鉄アンモニウム（フェリセルツ）は，陰性または陽性の造影剤として消化管と消化管壁，膵臓などの周囲臓器とのコントラスト増強用に使用されており，なかでも MRCP（21.4 節）では胃や腸の陰性造影剤として用いられる。

超常磁性酸化鉄（superparamagnetic iron oxide particles：SPIO）[4]のコロイド溶液であるフェリデックスは正常肝内に多いクッパー細胞により貪食されるため信号強度が低下する。これを利用して，肝細胞がんや転移性肝がんの質的診断に用いられている。また 2008 年に Gd 造影剤の形態と血流の評価および SPIO 造影剤と同様に機能評価ができる肝臓用造

表 21.2 MRI 用の代表的市販造影剤

一般名 （商品名）	性　質	用　途
Gd-DTPA （マグネビスト）	・ランタン系遷移金属であるガドリニウム（Gd）の毒性をなくすために DTPA により安定したキレート化 ・浸透圧比：約 7 ・血管内から漏出して細胞間質に移行し，腎より尿中に排泄 ・T_1 短縮，T_2^* 増大	全身臓器の血流（vascularity）評価（腫瘍など）
Gd-DTPA-BMA （オムニスキャン）	・Gd-DTPA をより低毒性化 ・浸透圧比：約 2.6〜3.2	同上
Gd-HP-DO 3 A （プロハンス）	・Gd-DTPA をより低毒性化 ・浸透圧比：約 4.8	同上
SPIO （フェリデックス）	・酸化鉄微粒子のコロイド溶液	肝臓のクッパー細胞機能評価
Gd-EOB-DTPA （プリモビスト）	・Gd 製剤のため T_1 強調画像で陽性造影剤として使用可能 ・脂溶性側鎖である EOB により血管内から細胞間隙に分布した後に肝細胞へ取り込まれ，胆汁中へ排泄される	肝臓用造影剤で造影後のダイナミック撮像により，血流評価と肝機能評価が同時に行える。
クエン酸鉄アンモニウム （フェリセルツ）	・鉄イオン（3 価）の不対電子対が水の T_1 を短縮，T_2（T_2^*）を増大 ・経口投与	消化管用（MRCP など）の陽性（short T_E）または陰性造影剤（long T_E）

影剤として商品化されたガドキセト酸ナトリウム（Gd-EOB-DTPA）[4),6)] は，血管および細胞外液性造影剤である Gd-DTPA と，脂溶性側鎖であるエトキシベンジル基（EOB）からなり，EOB が肝細胞に取り込まれやすい特異性を与える。Gd-EOB-DTPA は1回の投与で，投与直後からのダイナミック撮像による血流評価に加えて晩期相（20～30分後）での強いコントラストが得られ，腫瘍の質的診断にも利用できる造影剤である。

その他，レーザポンピングにより超偏極（hyperpolarized）させて感度を1万～10万倍に増強させた希ガスの ^{3}He，^{129}Xe[7)] や静注用の ^{13}C[8)] の造影剤の開発と応用研究が進んでおり，肺換気，血流や代謝イメージングなどに期待されている。

以上の代表的な市販造影剤に関し，**表 21.2** にまとめた。

21.2　MRアンギオグラフィ

MRI では，動きのある対象物からの MR 信号の振幅や位相が変化する。そのため，体外から造影剤を注入することなしに血流からの信号を取り出すことが可能である。このような MRI の特性を利用して血管形態を描出する手法を，MR アンギオグラフィ（MR angiography：MRA）と総称している[9)~11)]。

また，造影剤を使用することで血流コントラストを得る方法もあり造影 MRA と呼ばれる。それぞれ得失はあるが，MRI の非侵襲性を生かした非造影 MRA を中心に，その適用範囲を広げる努力が現在も続けられている[11)]。

21.2.1　タイムオブフライト効果と位相シフト効果

MR 信号を用いた流れの計測は，NMR 現象発見後間もない 1951 年には始められた[12)]。タイムオブフライト（time-of-flight：TOF）効果や位相シフト（phase shift）効果などの流れ計測の原理が順次明らかにされた。1980 年代に入って MR イメージングが確立されるとすぐに，フローエンコードパルスの導入と定式化[13)] や収縮拡張期の2差分間差分による血管描出が試みられ，TOF 法や位相コントラスト（phase contrast：PC）法などの MRA 手法へと発展した[9),11)]。本項でははじめに，上記二つの基本的効果について述べる。

（1）タイムオブフライト効果　励起から信号観測までの間にスピンが移動することで MR 信号の振幅が変化する効果を TOF 効果と呼んでいる。代表的な TOF 効果であるインフロー効果，アウトフロー効果を，プリサチュレーション効果とともに**図 21.2**に示した。

（2）位相シフト効果　図 21.3 に示すような同一面積で逆極性の双極型傾斜磁場 G_x を印加すると，スピンの位相 ϕ が傾斜磁場方向の速度成分 v_x に比例した分だけ変化する。これを位相シフト効果と呼び，この傾斜磁場をフローエンコードパルスと呼ぶ。定量的には

$$\phi = (\gamma G_x \tau T) v_x \tag{21.1}$$

で表される。比例係数は傾斜磁場の面積とパルスの時間差の積 $\gamma G_x \tau T$ で与えられ，フロー

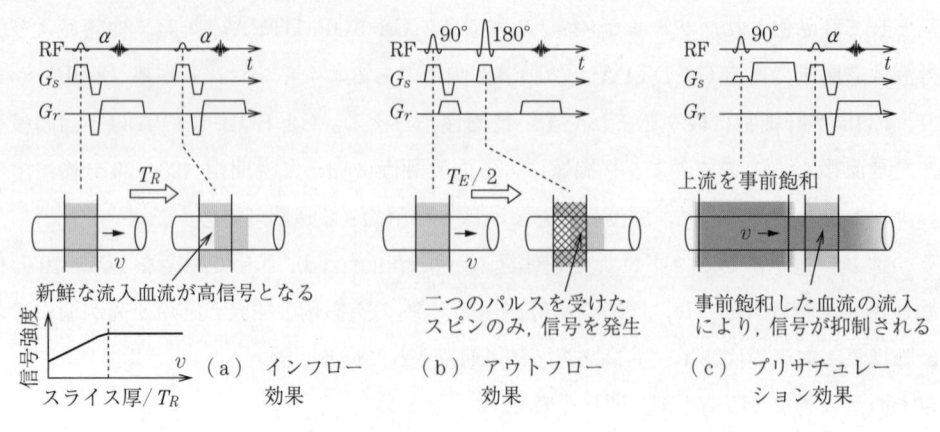

図 21.2 タイムオブフライト（TOF）効果。（a）インフロー効果：T_1 よりも短い T_R で繰り返し励起を行うと、スライス面外から流入した未飽和スピンが、スライス面内で飽和した静止スピンよりも高信号になる。GRE 法で顕著。（b）アウトフロー効果：SE 法では 90° と 180° の両パルスを受けたスピンのみが信号を発生する。この間にスピンが移動すると、信号は減衰または消失する（フローボイド）。（c）プリサチュレーション効果：MR 信号の取得に先立って、上流に事前飽和パルスを施すことで流入する血流を無信号化する。事前飽和パルスとは、90° パルスの直後に横磁化の位相を分散させるスポイラー傾斜磁場を印加することで無信号化する技術である

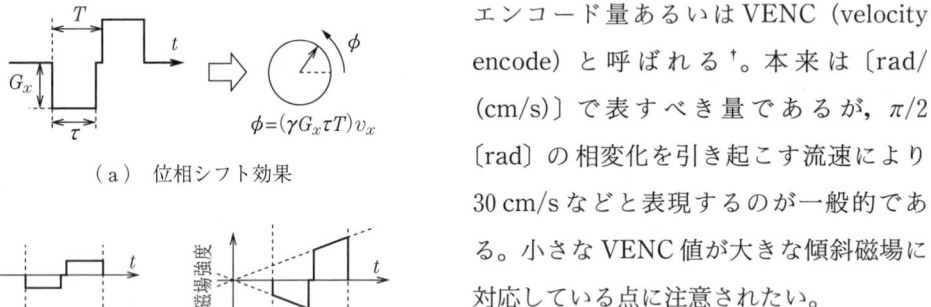

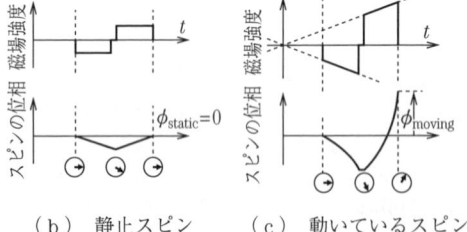

図 21.3 位相シフト効果。（a）位相シフト効果：双極型傾斜磁場の印加により速度に比例した位相変化が生じる。（b）静止スピンの場合：スピンは傾斜磁場波形と同形の磁場変化を感じ、位相変化は相殺される。（c）動いているスピンの場合：スピンの感じる磁場の強さがしだいに変化するため負極性と正極性パルスのときでは大きさが異なり、位相変化は相殺されない

エンコード量あるいは VENC（velocity encode）と呼ばれる[†]。本来は〔rad/(cm/s)〕で表すべき量であるが、$\pi/2$〔rad〕の相変化を引き起こす流速により 30 cm/s などと表現するのが一般的である。小さな VENC 値が大きな傾斜磁場に対応している点に注意されたい。

実際の画像化における位相シフト効果を図 21.4 に示した。ボクセル内の動きがそろっている intra voxel coherent motion（IVCM）の場合には位相シフト量が一定になり、ボクセル単位でも位相シフトのみとなる。動きがそろっていない intra voxel incoherent motion（IVIM）の場合には位相の分散（フローディフェーズ）が生じ、ボクセル単位では位相シフトとともに信号減衰が生じフローボイドの一因とな

[†] 物理的には一次の傾斜磁場モーメント（gradient moment）に相当する。一般に n 次の傾斜磁場モーメントは、任意の傾斜磁場波形 $G(t)$、任意の非負整数 n に対し、$\int t^n G(t)\,dt$ の式により与えられる。

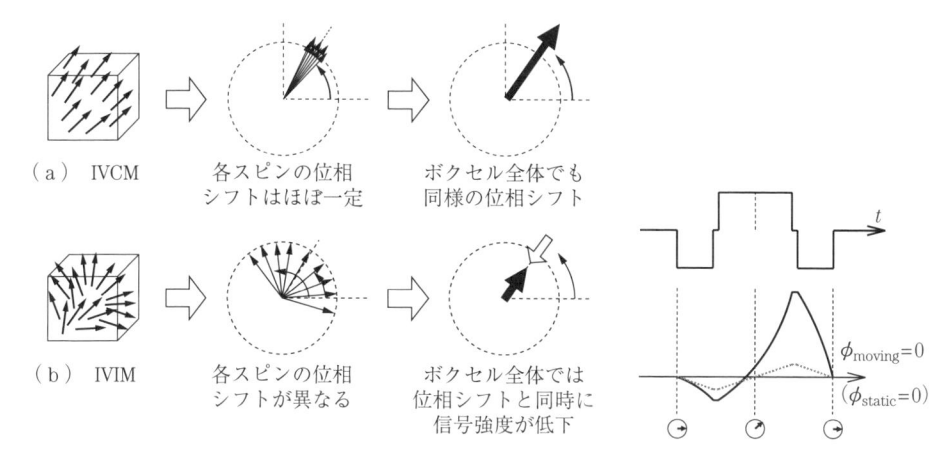

図 21.4 位相シフトによるボクセル内位相分散。(a), (b) は IVCM, IVIM の例である。画像化した際のボクセル単位では，全体の位相シフトとディフェーズによる信号減衰が起こる

図 21.5 フローコンペンセーション。静止スピンだけでなく，一定速度で動いているスピンの位相もそろう

る[†]。ランダムな動きである拡散現象については 21.5 節で説明する。

さて，双極型傾斜磁場を反転したパルスを印加すると $-\phi$ の位相シフトが生じるので，**図 21.5** のように合成したパルスでは位相シフトが相殺される。これをフローリフェーズ（flow rephase）と呼び，血流信号を効率よく集めるためには必須の技術である。flow compensation (FC), gradient moment nulling (GMN) ともいう。血流に限らず動き全般に対して有効であり，動きのアーチファクト抑制にも利用されている（19.2.2 項）。

21.2.2 タイムオブフライト法と位相コントラスト法

（1） タイムオブフライト法　二次元 TOF（2D-TOF）法[14]と三次元 TOF（3D-TOF）法[15]は，TOF 効果のうち特に，図 21.2(a) のインフロー効果を利用した手法でフローリフェーズを併用することが多い。得られた三次元画像データから投影画像を作成して観察する。なお，TOF 法に限らず MRA では投影線上の最大画素値を投影画像の値として採用する最大値投影法（MIP 法：付録 A 2.4 節）が広く用いられる。

2D-TOF 法では，インフロー効果で血流が高信号となった薄いスライスを順次取得し，二次元のスタックとして三次元データを得る（**図 21.6**）。フリップ角を大きめにして静止部を十分に抑制する。スライス面と血流が直交する場合，「血流速度 × T_R ≧ スライス厚」が新鮮な血液入れ替えの基本式である。ただし斜めに交差する血流や面内流の場合は，血流の入れ替えが不十分で描出能が低下するため，おおまかには平行流である頸部や下肢などで用い

[†] ボクセル内の位相の分散による信号低下は，本項の流れによる位相シフト以外にもさまざまな要因によって生じる。gradient spoiler（15.1 節）によっても生じ，この効果は前節のプリサチュレーションにも利用されている。また，局所不均一磁場によるものも多数ある（磁化率の影響（19.6 節），造影剤の利用（21.6.2 項），BOLD 効果（21.7 節）など）。

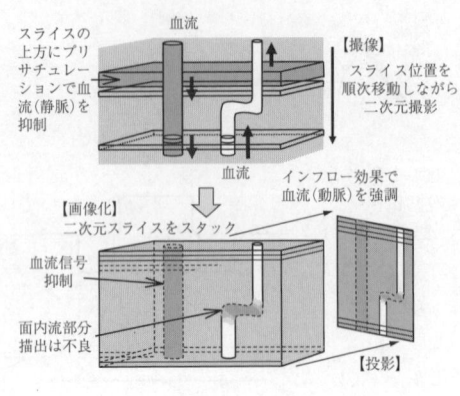

図 21.6 二次元タイムオブフライト法（2D-TOF-MRA）

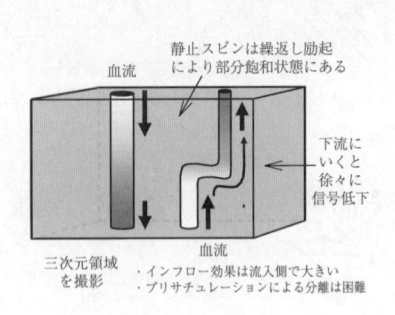

図 21.7 三次元タイムオブフライト法（3D-TOF-MRA）

られた。事前飽和法の併用により動静脈分離像を得やすいメリットがある。その後の三次元撮像法の成熟に伴い使用頻度は低下しているが，2D-TOF 法は TOF-MRA 法の基本形である。

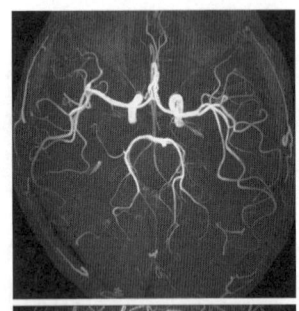

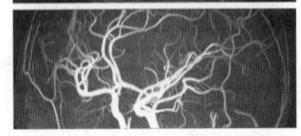

図 21.8 典型的な 3D-TOF-頭部 MRA 像

3D-TOF 法では，三次元フーリエ変換法により収集を行う（図 21.7）。撮像領域が大きいため，流入した高信号のスピンも繰返し励起による飽和のため領域内では信号が徐々に低下する。そこで，浅めのフリップ角を用いて信号の飽和を抑制しながら繰り返して用いる。そのため TOF 効果による血流と背景組織間の信号差は小さくなるが，3D 撮像による良好な SNR によって最終画像の CNR を確保している。また，3D 撮像のため空間分解能が高く血流信号強度の血流方向依存性も小さいため，複雑な走行をもつ血管系の描出も可能である。走行は複雑ながら豊富な血液が供給される脳動脈は，3D-TOF 法の最もよい適用となっている（図 21.8）。逆に，末梢動脈や静脈系などの遅い血流の描出には適さない。

下流側での血流信号低下という上述の欠点に対しては，マルチカバレージ法，傾斜プロファイル励起法，MTC パルスの三つの血流コントラスト改善手法が導入された。マルチカバレージ法（multiple overlapping thin slab acquisition : MOTSA[16]）は，スラブ厚が薄めの 3D 領域を順次取得する方法で，3D-TOF と 2D-TOF 両方の長所を生かした手法である。スラブ間の不連続性を避けるためのオーバーラップ分だけ撮影効率は低下する。傾斜プロファイル励起法は，流入側のフリップ角が小さめで下流側が大きめの非対称スライス特性をもつ RF パルスを用いて，下流域末梢の血流描出能を向上させる手法である[17]。MTC（magnetic transfer contrast，磁化移動コントラスト）とは，高分子に近接している自由水の信

号が磁化移動により低下する効果によるコントラストのことである．血液は脳実質に比べMT効果が小さいため血流信号を相対的に高めることができる[18]．このようにさまざまな工夫の積み重ねが織り込まれて，今日広く用いられる3D-TOF-MRA法となっている．高SNRの高磁場装置では，T_1の延長によるTOF効果増大もあり血流コントラストの向上した高精細なMRA像が得られる．

インフロー効果を用いるTOF法ではFCありのGREシーケンスを用い，T_Rは20～30 ms程度とする．T_Eはできるだけ短く数msとする．3D-TOFでは脂肪成分の抑制のため，out-of-phaseの7 ms弱（1.5 T）に合わせることも多い．フリップ角は2D-TOFでは深めの30～70°，3D-TOFでは浅めの15～30°程度とする．

（2）位相コントラスト法　位相コントラスト（phase contrast：PC）法は，位相シフト効果を用いた代表的なMRA手法である[19]．図21.9のように，双極型傾斜磁場パルスを正負反転しながら2回収集し，2画像間で差分をとることでv_x成分を取り出す．複素差分あるいは位相差分の方法があるが，いずれも磁場不均一性など他の要因による位相変化を取り除き，動きの位相シフトのみを抽出している．3方向の速度成分v_x, v_y, v_zの情報を引き出すためには双極型傾斜磁場の方向を変えた2×3＝6通りの撮影が必要である．撮影の最適化により4通りに減らすことができるものの撮影時間が長いことに変わりはなく，PC法の欠点となっている．

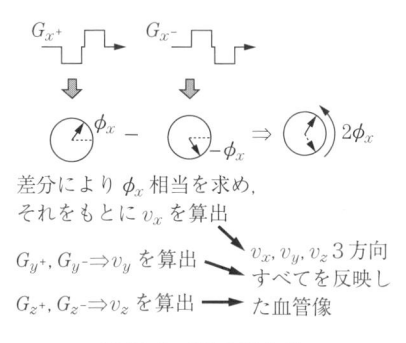

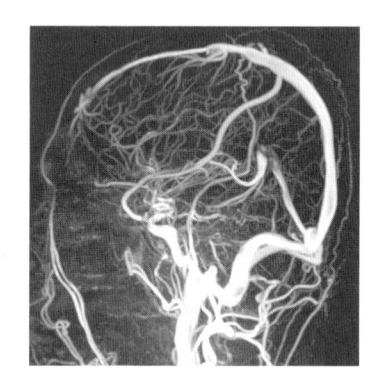

図21.9　PC-MRA法　　　図21.10　典型的な3D-PC-MRA像

PC法ではVENCの選択により特定の流速を強調することができる．差分処理による背景信号抑制効果もあるため，PC法はTOF効果の低い低速流についても広い領域にわたって描出することができる．図21.10の頭部静脈系MRA（ベノグラフィ）はこの特長を生かした応用例である．また，その定量性を生かして，フローの定量解析に利用されている．一方，特定の流速感度が高い撮像は，ロバストな描出能が必要な実際の臨床応用では不利に働くことも多い．また，PC法は原理的にフローディフェーズを伴うため，動脈描出においてはフローリフェーズ収集を行うTOF法が優位である場合が多い．

21.2.3 非造影 MRA の発展

装置や撮像法の進化により，1990 年代後半には，15.2 節の FSE 法や balanced SSFP 法による三次元高速撮像が臨床装置においても可能になった。これらを用いた二つの新しい非造影 MRA の手法を説明する[11]。

（1） **FBI (fresh blood imaging) 法**[20] FBI 法は，心電同期を併用した FSE 法（15.2 節）をベースとした subtraction MRA である。多数の RF パルスによるエコーを再収束させる FSE シーケンスは，拍動性の高い収縮期に動脈からの信号は集めることが困難な一方，拡張期であればかなり良好な血流描出が可能であることがわかってきた。これに対して静脈系は収縮期であっても描出されることが多い。そこで，図 21.11 のように，収縮期と拡張期の 2 回撮影を行い差分も併用することで，動静脈分離像を得る方法が提案され実用に供されるようになった。実際には single shot FSE をスライス枚数分繰り返す三次元高速撮像が用いられる。T_R も長めであるため心電同期との相性もよい。さらに，フローディフェーズ効果を積極的に利用して，四肢などの遅い血流の描出も可能となっている[11]（図 21.12）。

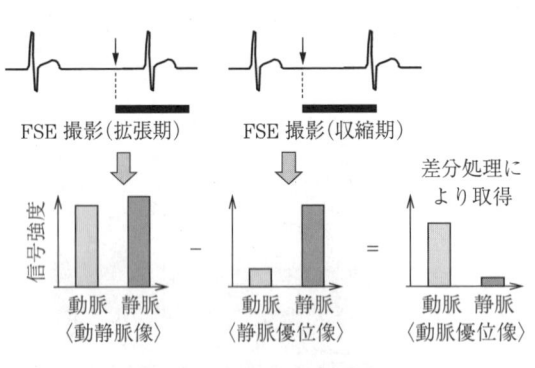

図 21.11 FBI 法の原理

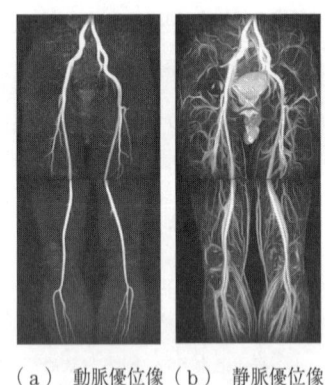

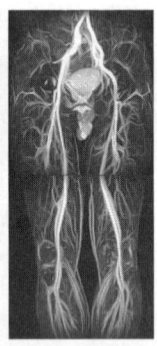

図 21.12 FBI による下肢 MRA
（a） 動脈優位像 （b） 静脈優位像

（2） **Balanced SSFP 法による MRA** Balanced SSFP シーケンスはフローリフェーズ型の傾斜磁場波形をもち，また T_2/T_1 強調のコントラストをもつ（15.1.2 項）。そのため T_2 が長めの水や血液が高信号になり流れの描出に適しており心臓 MRI にも用いられる（20.3 節）。ただし，動静脈のほかに実質臓器まで描出されるため，MRA では目的の血管を選択的に強調する必要がある。そこで，データの収集に先立って反転パルス（タグパルス）を印加して血流描出を制御する方法が提案された（TimeSLIP (time-spatial labelling inversion pulse) 法[11]）。図 21.13 に示したように，目的とする撮影領域の実質組織に対して反転用のタグパルスを作用させて，T_1 時間後にデータ収集を行う。T_1 時間で実質組織の信号がほぼゼロになり，かつ，この間にタグ領域外からの血液が十分に流入する条件を設定

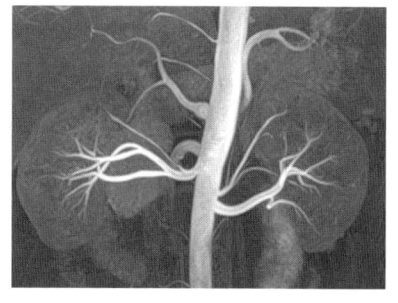

図 21.14 TimeSLIP 法による腎 MRA。腎臓を含むアキシャルスラブにタグパルスを与え，1 200 ms 程度の待ち時間の間にスラブ外から流入した血流信号を画像化したもの

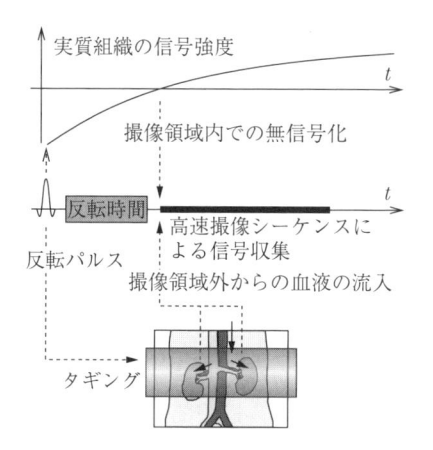

図 21.13 TimeSLIP 法の原理

する．ASL 法 (21.6 節) の一つともいえる．図 21.14 は腎動脈への適用例である．非選択反転パルスの併用によりタグ領域を関心領域外とし差分法を併用するなど，多くバリエーションがある．タグパルスの空間位置と待ち時間 T_I の適切な設定により，肝動静脈・門脈の分離描出なども可能になっており，肺動静脈 MRA，四肢 MRA などにも応用されている[11]。

21.2.4 造 影 MRA[21]

静脈注入された造影剤が関心部位を最初に通過するタイミングで，MRA 像を取得する方法である（図 21.15）。造影前の画像との差分も行われる．造影剤により高い血流コントラストが得られるため，撮像法としては高速化を最優先にしている．一般に，T_R を数 ms 程度と極端に短くした三次元高速 GRE 撮像を用いる．T_E も短いためフローボイドや血管の変形が少なく形態的に信頼性の高い血管像が得られる．もちろん造影剤の達しない部位は描出されない．

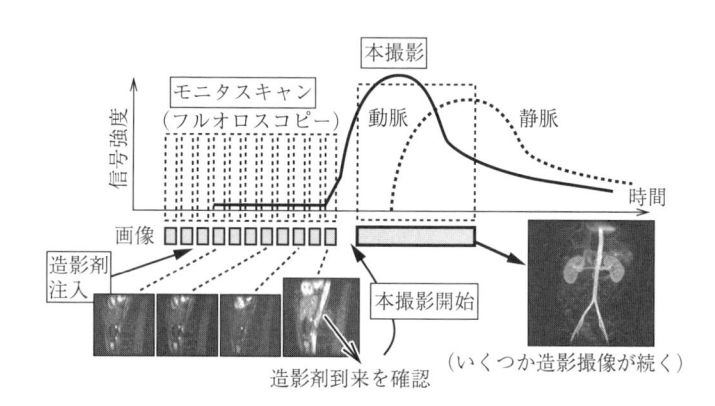

図 21.15 造影 MRA 法

造影剤の流れに合わせてシャッターチャンスを逃さずに撮る必要がある．これに対しては，テストインジェクションであらかじめ関心部への流入タイミングを知る方法，造影剤流入を関心部位上流の信号変化により知る方法，連続撮像によるモニタリングにより造影剤流入を視覚的にとらえる方法などがある．また，撮像範囲が広い下肢 MRA では天板移動撮

像が行われる[22]。撮像と移動を交互に数回繰り返す撮像方式のほか，連続的に天板を移動しながら撮像する方式も提案されている。

他の技術的なポイントとしてk空間データの収集順序がある。比較的収集時間に余裕がある場合には基本に忠実にk空間をシーケンシャルに埋める方式をとり，早期の画像を得るにはk空間中心から周辺に向けて収集するセントリックなどと呼ばれる方式を用いる。また，k空間での位置によって収集頻度を変化させる方式（3D-TRICKS法）なども用いられる[23]。近年はパラレルイメージングの併用により大幅な高速化がはかられている。

各MRA手法と適用部位の関係は技術の進歩に伴い変遷するが，現状についての一つのまとめを**表21.3**に示した。いずれの手法も得失があるため，適用部位あるいは臨床目的に応じた適切な選択が必要となる。

表21.3 MRA手法と適用部位

撮像部位	非造影MRA					造影MRA
	2D-TOF	3D-TOF	PC	FSE系	SSFP系	
頭部		◎	△			○
頸部	△	○		○	○	○
胸部，心臓			△	○	◎	◎
腹部，骨盤		△	△	○	◎	◎
四肢	△			◎	○	○
	有効性は低下傾向		静脈系，定量解析	FBI法が有効	ASLを適宜併用	侵襲性の問題

（◎：適している，○：かなり有効，△：条件により有効）

ここに示した手法以外にも，サチュレーションやディフェーズを用いて血流を無信号に描出するブラックブラッド（black blood）型のMRAなど，多くのMRA手法が提案されているが[11]，いずれの手法も血流コントラスト強調技術と，三次元構造を高速に画像化する三次元高速撮像技術から成り立っている[24]。今後も，日々進化する両技術を適切に結びつけていくことで，全身にわたる非造影MRAがさらに広がっていくことが期待される。

21.3 心臓 MRI

21.3.1 ブラックブラッド法

MRIによる心臓の撮像法には，心筋と心腔内血液とのコントラストを得るために，心筋に対して血液を高信号に描出する手法と，血液を低信号に描出する撮像法とがある。後者はブラックブラッド（black blood）法と呼ばれ，SE法やFSE法における励起パルスと再収束パルス間の血液の移動による低信号化を利用しているが，データ収集前に二つのインバージョンパルスを印加し，血液をさらに抑制したダブルインバージョンリカバリ（double inversion recovery）法が心臓や大血管の撮像に広く使用されている[25]。

図 21.16 にダブルインバージョンリカバリ法によるブラックブラッド法のパルスシーケンスを示す。空間的非選択のインバージョンパルスにより送信コイル感度内のすべての磁化は 180°反転する。この直後に関心領域のみ空間的に選択した 180°パルスを印加することにより，選択された領域の磁化はもとに戻る。2 番目の選択的 180°パルスを受けなかった関心領域外の磁化は縦緩和時間 T_1 で回復する。この間，血液は動いているので関心領域外の血液が関心領域内に流入する。つづいて緩和の過程で血液の縦磁化がほぼゼロになった時刻にデータ収集のための励起パルスを印加する。

データの読出しは通常 FSE 法が使用され，1 回の励起で複数のデータを収集する。画像再構成に必要なすべてのデータを一度の励起で収集しきれない場合には，複数回に分割して収集するが，この場合，心臓の形状の変化による影響を減らすために心電波形に同期した撮像を行い，同じ心時相にデータを収集する。この手法は，1 心拍から数心拍の撮像時間で，心腔内血液と心筋とのコントラストが高く，血流アーチファクトの少ない画像が得られる特長があり，SE 法を基本にしているため静磁場の局所的不均一性の画質に対する影響も少ない。簡便に撮像できるので位置決めのための画像や，心臓，大血管の形態異常の診断に使用されることが多い。図 21.17 にダブルインバージョンリカバリパルスによる FSE 法で撮像した心臓のブラックブラッド画像の例を示す。

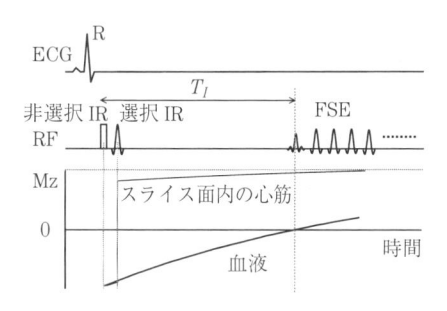

図 21.16 ダブルインバージョンリカバリ法のパルスシーケンス

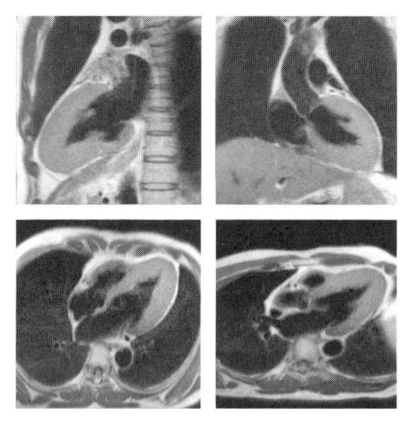

図 21.17 ブラックブラッド法による心臓画像。肥大型心筋症〔十全会心臓病センター榊原病院〕

ダブルインバージョンリカバリパルスにさらに脂肪信号を飽和させるためのパルスを加えて脂肪抑制されたブラックブラッド画像を得ることも可能である。

ブラックブラッド法に，高感度の受信コイルや動きを補正する技術を組み合わせることにより SNR，空間分解能を向上させ，頸動脈や冠状動脈の血管壁を画像化する試みも行われ粥(じゅく)状動脈硬化の画像診断への応用が期待されている[26]。

21.3.2 シネ撮像

シネ撮像とは，シングルスライスマルチフェーズ (single slice multi-phase) 法で心電波

形に同期して1心周期内の複数の心時相における画像データを収集する手法であり，それらの複数画像データを連続表示することにより心臓の動きを評価する．パルスシーケンスは，通常 k 空間を複数のセグメントに分割して収集するセグメント分割型の GRE 法が使用される．従来の心電同期法では1心拍に1ラインのデータ収集しか行わなかったため位相エンコード数分の心拍数の撮像時間を要したが，セグメント分割型では1心拍内に複数のラインを収集するため撮像時間が短縮し，呼吸停止の可能な時間内での撮像が可能になった（図21.18(a)）．例えば，位相エンコード方向のマトリクスを128として16セグメントに分割

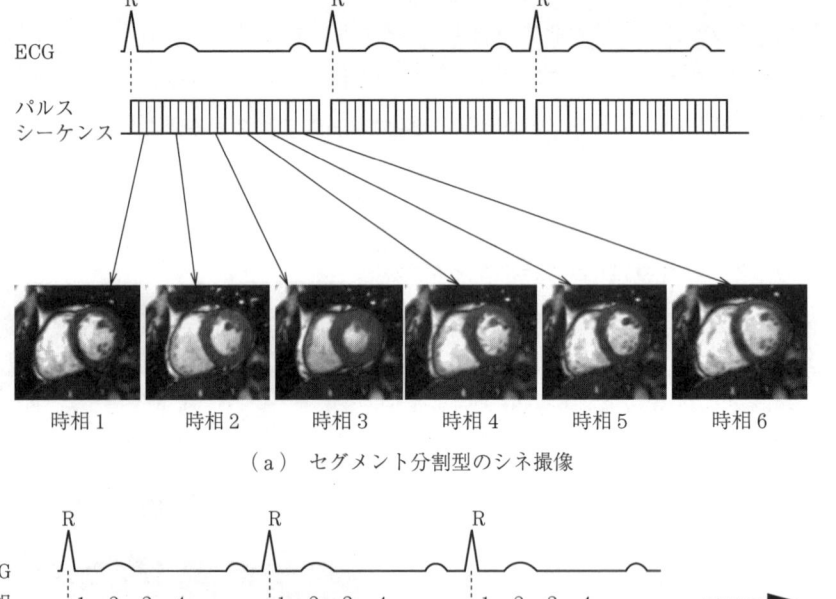

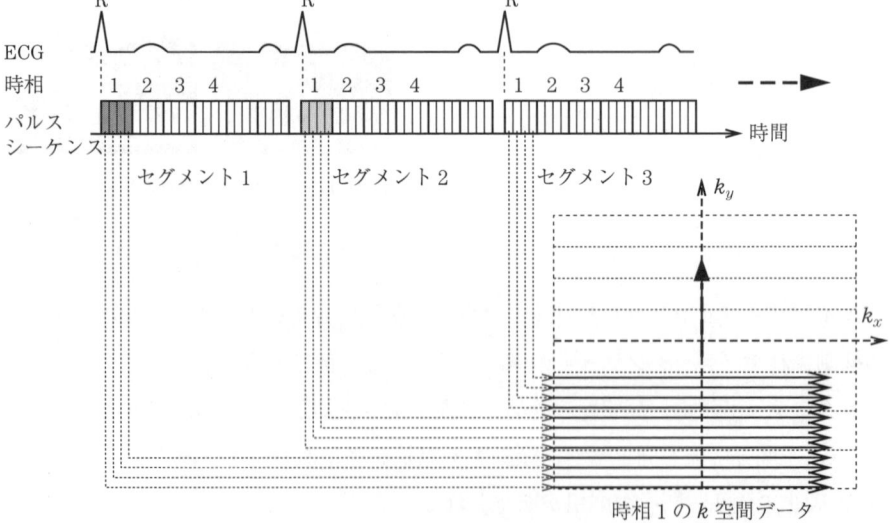

(a) セグメント分割型のシネ撮像

(b) セグメント分割型シネ撮像のデータ配置

図 21.18 セグメント分割型撮像

した場合，1心拍内に8ラインのデータを収集し，16心拍で撮像が終了する．図(b)に，この方法におけるk空間のデータ充てん法を示す．ただし，ここでは簡略のために，1心拍に4ラインずつ収集し，8心拍で位相エンコードマトリクス32のデータを収集する場合の1時相目のk空間データの配置を示している．さらにbalanced SSFP法はT_2/T_1を反映したコントラストが得られるため（15.1.2項），TOF効果によりコントラストをつけていたFLASH型シーケンスに比べ心筋と心腔内血液とのコントラストを向上させ，従来，流れが遅くコントラストのつきにくかった心尖部においても良好な画像が得られるようになり，シネ撮像の画質を大きく向上させた[27]．心腔内血液と心筋とのコントラストは，後述の心機能解析において心筋の輪郭を自動抽出する場合に重要である．

　シネ撮像で，データ収集を心電波形に同期させる方法には大きく分けて2種類ある．R波を検出後，あらかじめ決められた分のデータ収集を行い，つぎのR波を待つプロスペクティブ（prospective）法と，データを連続的に収集し，R波のタイミング情報を同時に取り込んで，後からデータの並べ替えを行い再構成するレトロスペクティブ（retrospective）法である．レトロスペクティブ法はつぎのR波を待つ空き時間がないので収縮期から拡張期まで全心時相のデータが切れ目なく収集できるという利点があり，balanced SSFP法に必要な定常状態を保った収集ができるという点においても有利である．また，パラレルイメージングなどの高速化手法と組み合わせて心電同期を使用しないで1心拍内に数枚の画像を収集するリアルタイムシネ（realtime cine）と呼ばれる方法もあり，空間分解能，時間分解能は制限されるが不整脈や呼吸停止の困難な患者に有用である．

　シネ撮像で得られた画像に心機能解析と呼ぶ後処理を行うことによりさまざまな心臓の機能を表すパラメータを算出し定量的な診断情報を与えることができる．これらのパラメータには心室容積，拍出量，心駆出率，心筋壁厚，心壁運動量などがある．

　局所心筋壁運動をさらに詳細に観察するために，各心周期の最初に，飽和パルスにより，線または格子状の磁気的標識（タグ）をつけて標識の動きを観察するタギング（tagging）法を組み合わせて撮像することも可能である．

21.3.3　心筋パーフュージョン[28]

　静脈からボーラス投与した造影剤の初回循環の様子を，連続撮像を行い観察する．通常，左室短軸の複数スライスを，造影剤のT_1短縮効果を利用したT_1強調画像で心電波形に同期させて撮像する．得られた画像のスライスごとの動画表示や，心筋の各領域に分割した画像値より作成したダイナミックカーブ（画像値の時間変化を表したグラフ）などで心筋への血液の供給を評価する．左室心筋領域を通過する造影剤を観察できる高い時間分解能と左室全体をカバーするスライス枚数が必要であり，balanced SSFP法，EPI法などの高速スキャンイメージング法が使用される．心電波形に同期して複数のスライスを順次撮像するの

で，各スライスはそれぞれ異なる心時相の画像となり，動きの影響や心筋壁厚はスライスごとに異なるものになる。T_1 強調のコントラストをつけるためにはサチュレーションリカバリ（saturation recovery：SR）やインバージョンリカバリのプリパレーションパルスが付加される。インバージョンリカバリは，コントラストのダイナミックレンジは広いが反転時間のために 1 スライス当りの撮像時間が延長し，撮像可能なスライス枚数が少なくなること，および心拍変動による信号値の変動が大きいなどの理由により，サチュレーションリカバリを用いることが多い。

造影剤の初回循環を評価するには 1 から 2 心拍程度の時間分解能が望まれ，さらにアーチファクト低減のために心臓の動きの少ない時相を選んでデータを収集するとスライス枚数はさらに制限される。また，心臓の動きの比較的少ない拡張期には心筋壁厚が薄くなっているため空間分解能への要求は厳しくなるという技術的課題がある。

虚血状態の心筋は造影剤の到達が正常部よりも遅延するが，安静時では変化が出にくく血管を拡張させる薬剤を用いた負荷検査が行われることが多い。また，心筋内膜下のアーチファクトと真の虚血部位との区別のために安静時と負荷時の 2 回の撮像を行うこともある。

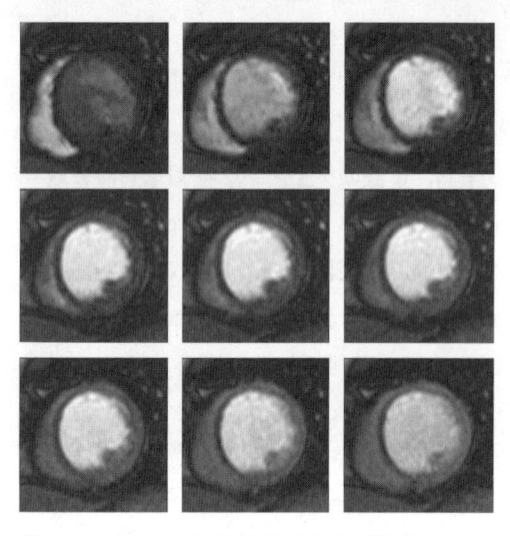

図 21.19 balanced SSFP 法による心筋パーフュージョン画像。時刻は図の左上から右下に経過〔十全会心臓病センター榊原病院〕

図 21.19 に balanced SSFP 法による左室短軸の心筋パーフュージョンの画像例を示す。

21.3.4 心筋遅延造影

心筋遅延造影とは造影剤を投与後，10～20 分後に T_1 強調画像を撮像し，心筋の染まり方を観察する手法である。この手法は，心筋細胞膜の障害や組織浮腫により細胞外液の割合が多くなった部分は造影剤投与後一定の遅延時間の後に造影剤の密度が上昇し，造影剤の T_1 短縮効果で T_1 強調画像で高信号を示すという機序[29]に基づいたもので，心筋梗塞の診断などに使用される撮像法である。delayed enhancement，late enhancement，LGE（late gadolinium enhancement）などとも呼ばれる。撮像は心電同期を使用し，スライス非選択型のインバージョンパルスにより T_1 コントラストをつけたセグメント分割型の GRE 法により行われる。反転時間 T_I は正常な心筋信号がゼロに近くなる値を設定する。データ収集は心臓の動きの比較的少ない拡張中期に行われることが望ましく，T_I を考慮して R 波からの遅延時間を決定する。

診断に必要なよりよいコントラストを得るためには，正常心筋の信号値をできるだけゼロにすることが望ましいが，この条件を与える T_1 は，造影剤の投与量や造影剤注入から撮像までの時間，被検者の状態などにより変わるため，撮像に先立って T_1 の異なる短い撮像を行い最適な T_1 を決定する場合もある．撮像は2Dまたは3Dが可能であり，3D撮像の場合には呼吸停止可能な時間内に左室全体をカバーする領域の画像を得ることもできるが，この場合1心拍内により多くのデータを収集する必要があるため，1心拍内のデータ収集時間が延長し，心臓の動きによる画像のボケや T_1 コントラストの低下を生ずる．2D撮像では1心拍で1スライス分のすべてのデータを収集することも可能であるが，この場合も1心拍内のデータ収集時間の延長は画質の低下につながるため，パラレルイメージングなどの高速化手法と組み合わせることが望ましい．図 21.20 に心筋遅延造影の画像例を示す．

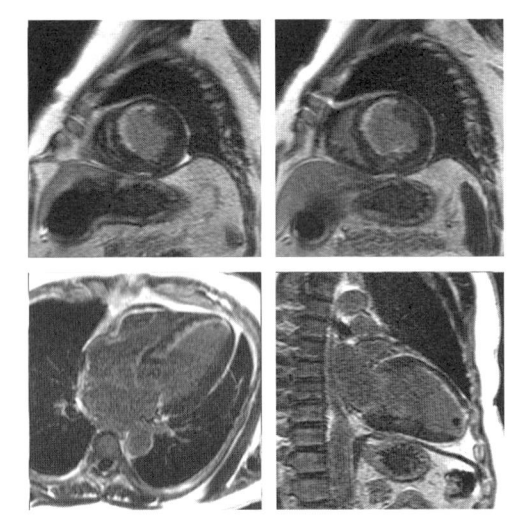

図 21.20　心筋遅延造影
陳旧性心筋梗塞〔十全会心臓病センター榊原病院〕

21.3.5　冠動脈撮像

冠動脈は，比較的細い血管径，血管走行の複雑さ，心拍および呼吸による動きなどの特徴のためにMRIによる撮像は困難であったが，非侵襲的な検査に対する要求は大きく，近年のハードウェア，ソフトウェアの技術開発により診断可能なMR画像が提供されるようになった．

心拍による動きに対しては拡張中期の比較的動きの少ない心時相にデータを収集するために心電波形に同期させてR波からの適切な遅延時間とデータ収集期間を設定した撮像が行われる．このデータ収集のタイミングは被検者により異なるため，冠動脈撮像前にシネ撮像を行い，冠動脈の動きを目視により確認して設定することもある[32]．

呼吸による心臓の動きに対しては，呼吸停止の可能な時間内に撮像する方法と，おもに横隔膜の体軸方向の動きを肺と肝臓との境界を含む領域からナビゲータエコー（navigator echo）と呼ばれるMR信号を検出し[30]，あらかじめ設定した閾値に従いその心拍に収集されるデータの採用・不採用を決定するとともに横隔膜の位置に応じて冠動脈の偏移を推定し撮像断面を追従させる動き補正法を組み合わせた撮像法がある．前者の場合には2Dあるいは薄いスラブの3D撮像でターゲットを絞って撮像するが，後者の場合には自然呼吸下で広い範囲の3D撮像が可能である．さらにこの方法は心臓全体をカバーする横断像を一度に撮

像してMPR法やMIP法，あるいはVR法（付録A2）などの三次元表示法で冠状動脈を選択的に観察することが可能であり，2D法や薄いスラブの撮像時の位置決めにかかる手間を省くことができ容易に撮像することが可能であるという利点もある[31]。図21.21にVR法による健常人の3D冠動脈画像を示す。パルスシーケンスは血液と心筋とのコントラストをつけるためにシネ撮像と同じbalanced SSFP法が使用されることが多い。冠動脈は特に起始部では脂肪に覆われているために脂肪抑制パルスを併用する。また，隣接する心筋や静脈とのコントラストを増すために90°パルスで一度磁化を励起し180°パルス列で横磁化を維持した後，逆極性の90°パルスを印加する T_2 コントラストを付加するためのプリパレーションパルスが使用されることもある。

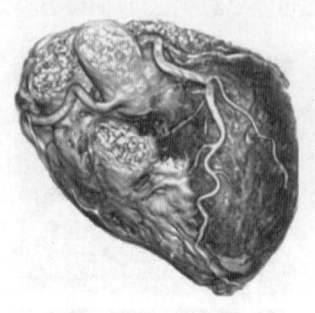

図21.21 健常人の冠動脈画像
〔医療法人財団池友会福岡和白病院〕

21.4 MRハイドログラフィ

MRハイドログラフィ（MR hydrography）とは，体内の液体成分（"水成分"）を強調する画像化手法である[33),34)]。水成分は T_2 が極端に長いため（表12.2，脳脊髄液で2 200 ms），強い T_2 強調撮像が用いられることが多い。管腔構造の内腔，あるいはその補集合となる構造を間接的に可視化する。表21.4に示すように全身にわたる応用がある。

21.4.1 水強調の撮像技術

強い T_2 強調撮像は long T_E のSE系撮像が基本で，当初，脳表面構造の可視化手法（SAS）として実用化され[35)]，その後，single-shotのFSEシーケンス（15.2節）の実用化によりきわめて短時間に取得可能になった。例えば，T_E=250 ms，エコー間隔=12.5 msの場合，256マトリクス画像用のハーフフーリエデータ取得時間は，250+12.5×(256/2)=1 850 msで，数秒程度の水成分の T_2 減衰前に必要なエコー数分をとり切ることができる。

表21.4 MRハイドログラフィ（MRH）の例

名　　称	略称，和文呼称の例
surface anatomy scan	SAS，脳表面構造描出法
MR myelography	MR脊髄造影法
MR cisternography	MR脳槽造影法
MR labyrinthography	MR内耳造影法
MR sialography	MR唾液腺造影法
MR cholangiopancreatography	MRCP，MR胆道膵管造影法
MR urography	MRU，MR尿路造影法
MR amniofetography	MR（羊水）胎児造影法
MR peritoneography	MR腹腔造影法
MR hysterosalpingography	MR卵管造影法
MR lymphography	MRリンパ管造影法

（注）従来からの検査名を踏襲しているため「〜造影法」と呼ばれるものが多いが，標準的な T_2 強調MRハイドログラフィは非造影である（MR peritoneographyではリザーバより生理的食塩水を注入する）。

実際の撮像としては，① きわめて撮像時間の短い厚切り2D single slice撮像，② 撮像時

間が比較的短くパーシャルボリュームの影響を低減した2D multislice撮像，および，③最も高分解能で高コントラストな画像が得られる3D撮像がある。$T_E=250$ ms〜1sといったlong T_Eを用いると，SNR低下はあるものの背景成分が効果的に抑制される。そのため，厚いスライス厚と長めのT_Eは相性がよい。周辺組織の情報も欲しいときには中間的なT_Eを用いて，スライス厚は薄目の設定としたほうがよい。

GRE法でも水強調撮像が可能であるが，T_2/T_1強調画像を効率よく取得できるbalanced SSFP撮像（15.1.2項）が現在では主流といえよう。FSE系撮像で見られるT_2減衰による画像のボケがなく等方的な高分解能画像が得られ，動態観察時の時間分解能を1秒以下にできるなどの長所がある。一方，磁化率の影響によるアーチファクトが出やすく，また，水以外の組織の抑制に限界がある。

動きのある腹部領域の3D撮像では，間欠息止め法，呼吸同期法，ナビゲータエコー法などの併用が必要である。強制的に横磁化を回復させてT_Rを短縮する"fast recovery"法やパラレルイメージング法を用いた高速化により息止め撮像の条件も改善されている。

21.4.2 臨床応用

体内の液体成分には，脳脊髄液，内耳リンパ液，唾液腺分泌液，胆汁，膵液，尿，羊水，リンパ液などがある。T_2強調の最も標準的なMRハイドログラフィは，これらを天然の造影剤として利用しているといえる。腎機能への負担やアレルギー反応の心配もなく，管腔への造影剤注入手技の熟練を必要としない非侵襲検査である。また，造影剤の圧力などを受けない管腔の自然な静的状態を画像化できる利点がある。

頭部領域の例を図21.22に示す。図（a）は上述SAS画像，図（b）は高分解能三次元撮像によるMR脳槽イメージングである。図（a），（b）ともに脳脊髄液の補集合を観察しており白黒反転表示の視認性がよい。図（c）は内耳構造の描出例である。このほかに脊髄領域におけるMR myographyも広く用いられている。

腹部領域での代表例としてMR cholangiopancreatography（MRCP）[36),37)]の画像例を示

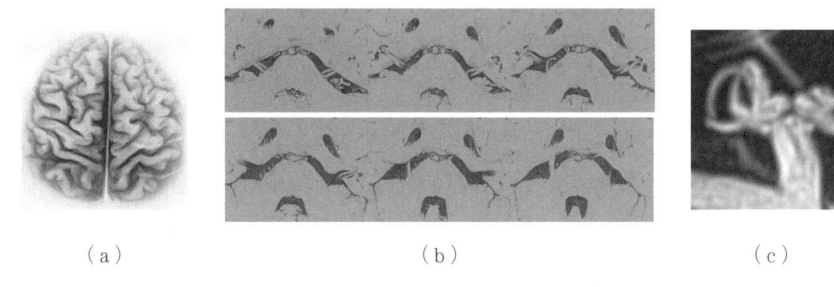

（a）　　　　　　　　　　（b）　　　　　　　　　　（c）

図21.22 頭部領域でのMRハイドログラフィの応用例。（a）SAS：脳表面構造像（二次元厚切り撮像，$T_E=500$ ms，384×384）。（b）脳槽イメージング：脳神経と脳血管（三次元撮像の元スライス像）。（c）内耳（3Dデータに対するMIP表示）

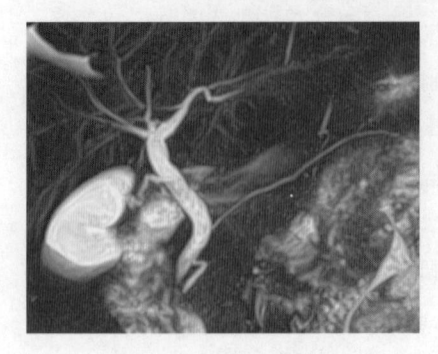

図 21.23　MRCP の画像例

す（図 21.23）。single slice 撮像により全体像を把握した後に，必要に応じてこの画像例のような高分解能三次元撮像を行う。一方，胎児撮像では胎動を伴うため，きわめて撮像時間の短い厚切り single slice 画像をスライス方向など変化させながら複数収集し，それをもとに三次元的な評価を行うほうが安定した結果が得られる。検査対象ごとに撮像の最適化が求められる。

非造影撮像が可能な MR ハイドログラフィであるが，目的以外の"水"信号の抑制，腸の蠕動の抑制，分泌刺激などのために造影剤や薬剤などを利用することもある[33]。なお，Gd 造影剤を用いた造影 MR urography などの T_1 強調ハイドログラフィもあるので注意されたい。いずれにせよ，最も標準的な非造影 T_2 強調ハイドログラフィは緩和時間の長い液体がありさえすれば成り立つ手法であり，今後も新たな臨床応用が期待される。

21.5　拡散イメージング

MRI を用いた拡散強調画像（diffusion weighted imaging：DWI）は，Stejskal & Tanner の提案した SE 法をベースとして，Le Bihan により拡散と灌流を含む intra-voxel incoherent motion（IVIM）の画像化手法として初めて発表された[38]。その後，拡散単独の手法として発展し，急性期脳梗塞が高信号に描出されるため脳神経系の診断に必須なものになった。最近では全身領域においても不可欠の手法となっている。ここでは拡散現象そのものの原理とイメージング技術について概略を述べる。他の成書[39),40)]も参考にされたい。

21.5.1　拡散強調の原理

インクを水に 1 滴たらした後に周囲に広がっていくのは，個々の水分子のランダムな動きであるブラウン運動に基づく拡散現象による。拡散の時間的な広がりの速さを表す尺度は拡散係数 D 〔mm²/s〕として物理的に厳密に定義され，液体の種類，温度，粘度や周囲の環境によって変化する。拡散は図 21.24（a）に示すようにビーカー内の水では三次元的に等方的に生じている（等方性拡散）。MRI で拡散を測定するには，その微小な動きを検出するための強大なフローエンコードパルス motion probing gradient（MPG）を印加する（図 21.25）。信号強度 S は，拡散係数 D と b-value〔s/mm²〕を用いて

$$S = S_0 \exp(-bD) \tag{21.2}$$

$$b = \gamma^2 G^2 \tau^2 \left(T - \frac{\tau}{3} \right) \tag{21.3}$$

21.5 拡散イメージング

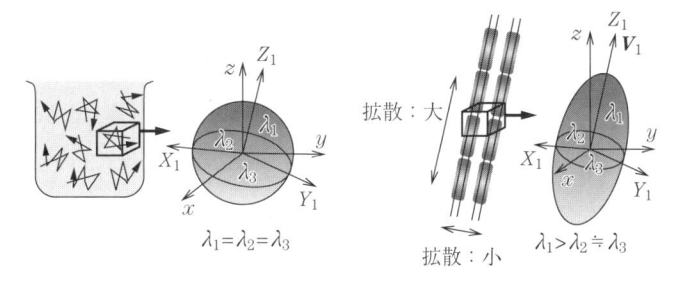

（a）ビーカー内の水は等方性拡散　（b）神経内の水は異方性拡散

図 21.24 拡散の方向性と拡散楕円体。ビーカー内の水はあらゆる方向に均一に拡散する（（a）等方性拡散）が，生体神経内の拡散は神経の長軸方向に大きく拡散する（（b）異方性拡散）。拡散モデルは拡散楕円体（diffusion ellipsoid）で近似でき，拡散係数（3方向をおのおのλ_1，λ_2，λ_3で表す）はおのおの，（a）球形（$\lambda_1=\lambda_2=\lambda_3$），（b）軸長$\lambda_1$（$\lambda_1>\lambda_2\fallingdotseq\lambda_3$）に長い楕円体となる。なお，拡散楕円体の大きさは，生体組織内では障害物が多いためビーカー内の障害物のない水よりは小さい

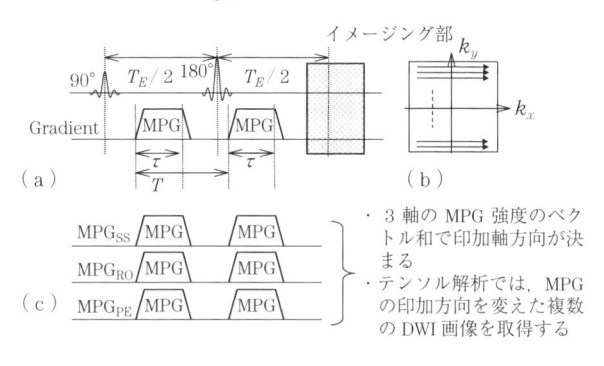

図 21.25 拡散イメージングシーケンス。（a）MPGパルスをもつ拡散強調シーケンス。（b）イメージング部に，1回のRF励起で全ラインを取得するsingle-shot EPIでモーションアーチファクトを低減。全ライン撮りきらない手法の場合にはナビゲーションを併用。（c）3方向のMPGパルスの組合せでその方向が決まる

と表せる。bは，拡散によるボクセル内の位相分散を与えるMPGの大きさを表している。

生体内の水の拡散は環境依存度が大きいことから，Dは見かけの拡散係数（apparent diffusion coefficient：ADC）と称している。拡散係数はビーカー内の水で$D=2.3\times10^{-3}$ mm²/s 程度だが，生体組織では障害物のためにADC$=1\times10^{-3}$ mm²/s と小さくなる。生体DWI用のb-valueとしては一般に最適とされる$b=1/\mathrm{ADC}=1\,000$ s/mm² 程度が使用される。

21.5.2 拡散テンソルイメージング

さて，生体内の水は図21.24(b)に示すようにさまざまな構造物により拡散方向が制限されているため，拡散の大きさは方向依存性をもち（異方性拡散），「テンソル」として表現される。MRIでは，MPGの印加方向を変えて取得した複数のDWI画像（図21.25(b)）をもとにテンソル解析を行い，座標系に依存しない指標を求める。これを拡散テンソルイメージング（diffusion tensor imaging：DTI）という。

DTI画像の作成方法[41]は，まずMPGパルスをMPGなし（$b=0$）と，軸間の総和のb-

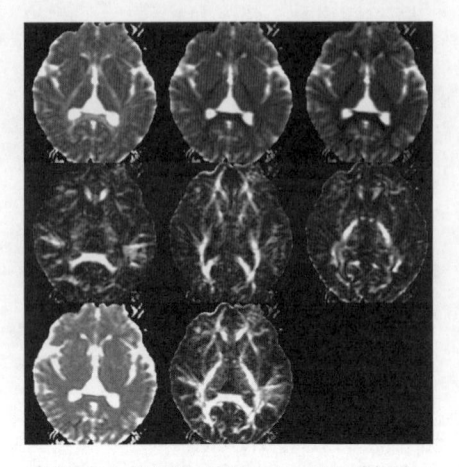

図 21.26 正常脳の拡散イメージング各種パラメータ画像例。上：λ_1, λ_2, λ_3。中：主軸ベクトル（λ_1）の x, y, z 各3成分の絶対値にFAの重みをかけたもの。下：TRACE, FA の各マップ

value が同一で空間的に等方的に配位した最低6方向の計7組のDWIを撮像する。これより，拡散テンソルを拡散楕円体（diffusion ellipsoid）（図 21.24）と仮定して 3×3 の対称行列により定義し，画素ごとに座標回転（行列の対角化）を行うことによりその拡散楕円体の3方向の軸長（ADC）に相当する固有値 λ_1, λ_2 および λ_3（$\lambda_1 > \lambda_2 > \lambda_3$）を算出した後，以下の式(21.4)により TRACE 画像，式(21.5)より FA 画像を作成し，必要に応じて神経の走行方向に対応する主軸 λ_1 の固有ベクトル V_1 の x（right to left 方向），y（anterio to posterio 方向），z（head to foot 方向）成分をカラー RGB 成分で表現する color encoded DTI（CEDTI）を作成する。図 21.26 に各種 DTI パラメータの画像を示す。

$$\text{TRACE} = \lambda_1 + \lambda_2 + \lambda_3 \tag{21.4}$$

$$\text{FA} = \sqrt{1.5} \frac{\sqrt{(\lambda_1 - D_m)^2 + (\lambda_2 - D_m)^2 + (\lambda_3 - D_m)^2}}{\sqrt{(\lambda_1^2 + \lambda_2^2 + \lambda_3^2)^2}} \tag{21.5}$$

ただし，$D_m = \text{TRACE}/3$

TRACE 画像はテンソル楕円体3軸の総和のADCに相当する量で，特に isotropic DWI や isotropic ADC と称する。また FA 画像は異方性拡散を表す fractional anisotropy（FA）の値の大小を画像化したものであり，0から1の範囲の値をとり FA 値が大きいほど拡散異方性が大きいことを意味し，おもな白質構造をよく描出する。また，DTI は神経の走行方向の情報を有していることから画像処理により各ベクトルをトラッキングして連結し神経を連続的な三次元像として表示するのが拡散テンソルトラクトグラフィ（diffusion tensor tractography：DTT）[42] である。なお，上記の TRACE は，MPG 方向が x, y, z の3軸の DWI 画像からでも算出可能である。

21.5.3 拡散のイメージングの特徴

DWI のシーケンスでは大きな傾斜磁場である MPG を印加することにより，微小でランダムな水分子の動き（拡散）による個々のスピンの位相変化を強調するがゆえに，ミクロなボクセル内の拡散のみならず体動などのマクロな動きによる位相シフトも強調されてしまう。図 21.25 において k 空間データを1ビュー当り1ラインずつ収集する SE 法ではビュー間での位相が大きくずれるためにゴースト状アーチファクトが生じてしまう。その後，ビュ

ーごとのマクロな動きをモニタする navigation echo を用いた補正法なども提案され，かなり改善された[43]が，DWI が臨床に受容されるには，マクロな動きが止まっているとみなせる時間内（＜100 ms）に前記 k 空間を 1 ビューで収集する single shot EPI（15.3 節）の出現を待たなければならなかった[44]。この single shot-EPI により大きな b-value で多方向の DWI 画像が短時間で得られるようになってから，画質の安定度や定量性が飛躍的に向上するとともに新たな応用も生まれた。また FSE 法をベースとして，radial scan や PROPELLER（15.4.1 項）のような k 空間トラジェクトリと navigation による補正を組み合わせた方法により，EPI よりも高空間分解能で低ひずみの DWI 画像も提案され，脳底部や脊髄領域で臨床応用されている。navigation echo や個々のビューの低周波部分を用いた位相補正は，複数のビューから k 空間データを合成する場合，特に single shot が実現困難な 3D 撮像において，不可欠の技術となっている。

21.5.4 臨床応用

さまざまな病変による脳白質線維の破壊，圧排などにより拡散の大きさや異方性が障害されると ADC や FA 値は変化する。isotropic な DWI や ADC は急性期脳梗塞の診断にはすでに日常検査法として定着している。DTI は脳梗塞，脱髄性および萎縮性疾患，および脳腫瘍などに応用されている。また DTT（図 21.27）は各種機能画像や手術支援システムへの応用などに期待される。

一方，DWI は，脳神経領域に限らず拡散係数が小さくなるがん組織を高信号領域として高感度に描出でき，FDG-PET などに比べ簡便である。そのためがんのスクリーニングを目的として全身領域で使用されるようになってきている。

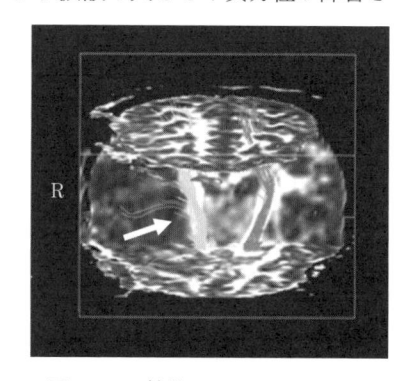

図 21.27 拡散テンソルイメージング（DTI）臨床例（悪性膠芽腫）。DTT を 3D 表示したもので，右側の腫瘍により椎体路が左方に圧排されているのがみられる（矢印）〔東京女子医大提供〕

21.6 灌流イメージング

灌流（perfusion）測定は人体臓器の機能を表す指標として臨床的にもきわめて重要で，各種モダリティで開発されており，臓器別では脳組織での応用が中心である。測定対象の灌流とは，太い血管内ではなく組織内で細胞と血液の交換が行われる毛細血管レベルの microcirculation（微小循環）である。拡散と異なり物理的に厳密な定義はない。定量化においては三つのパラメータである脳血液量（cerebral blood volume：CBV），脳血流量（cerebral blood flow：CBF），平均通過時間（mean transit time：MTT）が重要である。現在 MRI で臨床応用されている手法[45]には，体外からの造影剤を用いる dynamic susceptibility contrast (DSC)-MRI 法[46),47]，用いない arterial spin labeling (ASL) 法[48] があるが，それらの基本的な原理は古くから核医学，CT などで用いられているトレーサ法と共通のものである。

21.6.1 モデル化と測定法

定量化ではモデル化が重要であるので，対照しながら違いを述べる（図21.28）。血液を標識する薬剤であるトレーサを用いて灌流を測定する血流解析法において，灌流のモデルを線形システムと仮定する。この線形モデルの応答に相当する組織の時間濃度曲線（time-intensity curve：TIC）$C_i(t)$ は，入力となる動脈入力関数（arterial input function：AIF）に相当する $C_a(t)$，これをインパルス入力としたときの組織固有の TIC に相当するモデル関数 $R_i(t)$ を用いて，$C_i(t)=C_a(t)*R_i(t)$ の関係で表される。式中の * はコンボリューション（畳込み）である（付録A 1.5節）。なお，静脈の $C_v(t)$ からでもモデル化は可能だがボクセルごとの測定が困難なため一般には使用されない。通常，被検体ごとに $C_a(t)$ は 1 か所，$C_i(t)$ はボクセル単位で測定して deconvolution 法などによりボクセルごとに $R_i(t)$ を推定しCBFなどをマップとして求めることになる。$R_i(t)$

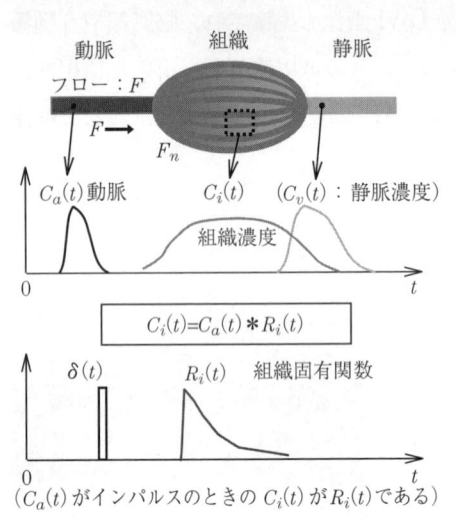

図21.28 トレーサ法における灌流測定のモデル。図には，いくつかの時間濃度曲線を示した

のモデル関数はトレーサの体内における性質に強く依存しており，正常脳組織では血管内から漏れない血管内トレーサ，血管壁から自由に拡散する拡散性トレーサ，およびその中間の性質を有するトレーサに大別される。また，その与え方として，外部から薬剤（造影剤）を注入する場合と体内にある血液そのものを用いる場合がある。

21.6.2 DSC-MRI 法[47),48]

血管造影剤として GRE 法系の磁化率効果に敏感なシーケンスによる Gd 製剤の陰性の造影効果を利用して，ダイナミック撮像を行い，造影剤濃度に比例するとされる緩和速度 R_2^* 画像（$=1/T_2^*$）に変換後[†]，$C_a(t)$ と $C_i(t)$ の両方または $C_i(t)$ のみを解析してCBV，CBF，MTT の絶対値や相対値をボクセルごとに算出しマッピングする方法である。精確な $C_a(t)$ を用いた deconvolution 法を用いない場合は厳密な定量値は得られないが，一方でDSC-MRI は CT のヨード造影剤を用いる方法と比べ，$C_a(t)$ の測定精度が R_2^* と濃度の非

[†] 造影前（base）後のGRE法での信号強度をおのおの S_0, S，造影剤濃度に比例するとされる緩和速度をおのおのの R_{20}^*, R_2^* とすると，R_2^* の変動分，$\Delta R_2^* = R_2^* - R_{20}^* = \ln[S_0/S]/T_E$ で表せる。

線形性などから必ずしも十分とはいえないため絶対値の定量は困難な現状があり，$C_a(t)$を用いない簡便法も依然有用である[49]。しかしながらDSC-MRIは放射線被曝がない，高感度のため造影剤量が20〜30％程度で検査可能という特徴があり，またMRIの特徴であるDWIと合わせて，両者の異常領域の違いを表す拡散/灌流ミスマッチの程度が急性期脳梗塞の治療効果判断の指標として期待されている。図21.29に脳梗塞のDSC-MRI臨床例で$C_a(t)$は用いずに$C_i(t)$のみの解析で得られた3マップを示す。

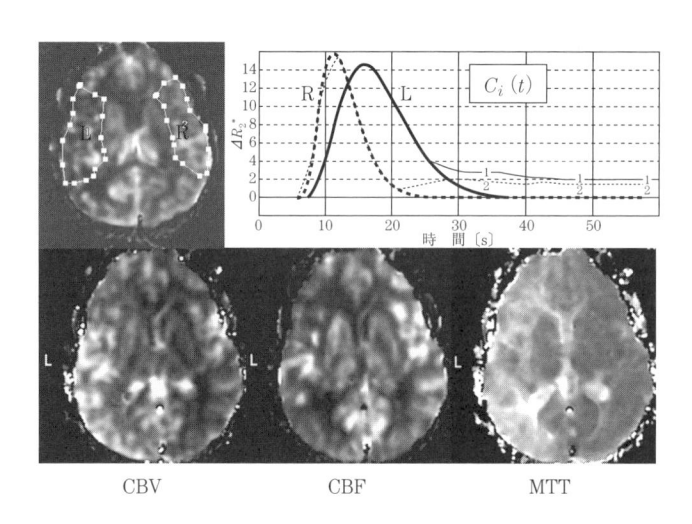

図21.29 DSC法による脳梗塞臨床例。左中大脳動脈の狭窄や閉塞により，MTTでは左側が延長，CBFの低下がみられるがCBVでは血管拡張によりCBF低下を補っているのがわかる。これらの3パラメータにはCBF＝CBV/MTTの関係がある。ここではCBVは$C_i(t)$のカーブ下面積，CBFは最大傾斜，MTTは一次モーメント（重心）としたもので，$C_a(t)$での補正はしておらず厳密な定量値ではないが左右差で判定可能〔老年病研究所提供〕

Gd製剤による灌流測定のうち，脳では血流量が少ないため感度が大きなT_2^*短縮効果を利用した陰性造影剤としての応用が主流であるが，より血流の多い肝などの腹部臓器や心臓では濃度の非線形補正は不可欠になるがT_1短縮効果を利用した陽性造影剤としての応用が多い。

21.6.3　ASL法[50]〜[53]

ASL法は，RF波によりラベルされた血液をいわば造影剤として利用し，造影剤を体外から注入しなくても定量的な血流分布の画像化が可能な，簡便性と非侵襲性に優れた方法である。ASLイメージングには大きく，ラベル用のRF波にパルスを用いるPASL（pulsed ASL）と連続波を用いるCASL（continuous ASL）があり，おのおの$C_a(t)$の形状の違いとなる。PASLが実装の容易さから商用機では多く用いられており，さらにそのおのおのの中でもラベル方法に多数の方法（図21.30）[50]〜[53]が報告されている。一般にASLイメージングではラベルしない場合（control）とラベルありの場合（tag）での各RF波を与えて収集した各画像を減算することにより，静止組織をキャンセルして画像化スラブ内に流入した成分のみを画像化している。ここでcontrolにもRF波を用いる（図21.30(b)(c)）のはRFの励起やMTC効果による静止組織信号をtagと同一にしてキャンセルするためである。水は血管内にとどまる血管内造影剤ではないため定量化においてはCBVやMTTの評

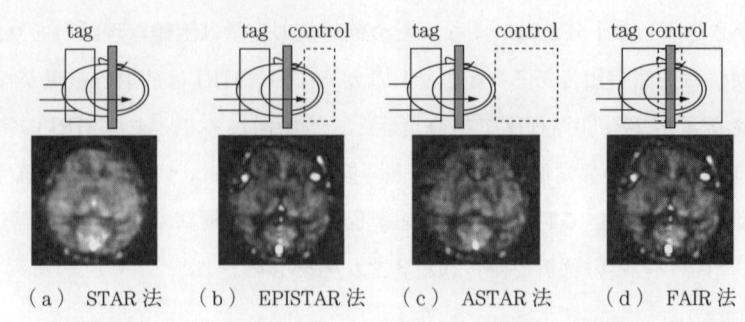

(a) STAR法　(b) EPISTAR法　(c) ASTAR法　(d) FAIR法

図 21.30　代表的な PASL 法の tag（実線）と control（点線）のスラブ配置と ASL 画像例。（a）では control がないため ASL 画像上で MTC 効果がキャンセルされない。他法では control の印加により MTC 効果はキャンセルされ，そのうち（b）と（d）では上方からの静脈が残存するが（c）では消える。この点で定量性に優れる

価は困難で CBF のみが得られるが，その場合，$C_a(t)$ は測定困難なため矩形関数と仮定する場合が多い。ASL ではラベル後の血液の T_1 緩和が秒のオーダであり SNR が厳しいため，T_1 値がより延長する高磁場装置で有利とされる。ラベル方法も，$C_a(t)$ の精度や感度を増大させるべく遅れ時間の短縮を目的とした速度選択パルスを用いる VS-ASL（velocity selective ASL）[52] や，PASL の実現容易性と CASL の高感度の特長を備えた，間欠的に複数の RF 波を印加する pCASL（pseudo continuous ASL）[53] が注目されている。臨床応用では局所的血管をラベルし血流の血管支配をみる（regional perfusion imaging：RPI）も ASL ならではの方法として注目されてきている。しかしながら非造影の ASL は造影法と比べ，現状では特に虚血性の疾患における定量化にはまだまだ課題が多い。

21.7　脳機能イメージング

MR を用いた脳機能イメージング（functional imaging）は，広義には脳の機能を画像化する MRI の手法全般をさす一般用語で灌流イメージング（21.6 節）なども含むと見ることもできるが，特に，脳の活動により生じる局所脳血流の変化を MRI を用いて観測する手法をさすことが多い。この手法は functional MRI（以下，fMRI と記す）と呼ばれ脳科学研究の重要なツールにもなっている。

21.7.1　原理と撮像技術

観測方法としては，Ogawa らにより提案された blood oxygenation level dependent (BOLD) 法[54] が最も一般的である。図 21.31 はその原理を表したものである。脳の活動による局所脳血流量の増加よりも酸素摂取率の変化のほうが小さいため，酸化ヘモグロビンが相対的に増加する。酸化ヘモグロビンは周辺組織と同等の弱い反磁性をもつためその周辺の局所磁場の乱れが小さくなり，T_2^* 強調撮像より得られる MR 信号は，わずか数%であるが増加する。このように fMRI は，血流変化を通して間接的に脳活動を観察する手法で，刺激

に対する応答は秒単位のオーダである。また，上記の T_2^* の変化とあわせてインフロー効果の増大による信号増強現象もある点に注意を要する。

図21.32 は fMRI のスタディのおおまかな流れを例示したものである。被験者がなんらかの課題を行う "task" 状態と休息中の "rest" 状態で多数の画像を取得する。撮像法としては，下記の EPI 法（15.3節）が用いられることが多い。信号変化がわずかで SNR が低いため，t 検定などの統計処理により活性化の指標を算出している。

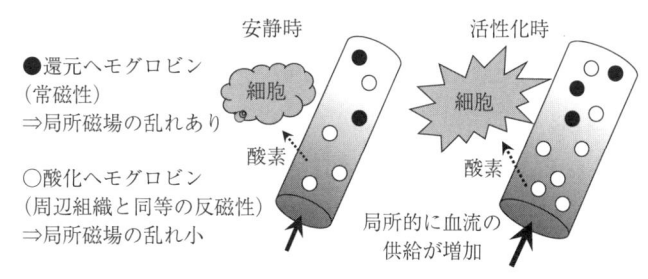

図21.31 BOLD 法の原理

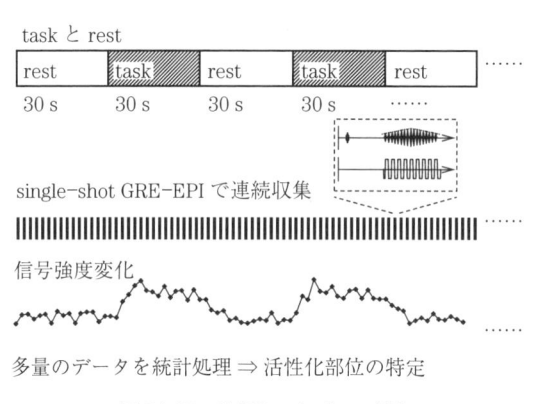

図21.32 fMRI スタディの流れ

標準的な使用パルスシーケンスは T_2^* 強調 single-shot GRE-EPI 法で，従来型 GRE シーケンスよりも fMRI に適した多くの特性をもっている。すなわち，EPI 撮像は単位時間当りの SNR が高く，数10 ms で1画像分のデータ収集を終えるため生理的な動きの影響も受けにくい。さらに，連続撮像が可能で統計処理に適した多数のデータを取得できる。このとき，T_R を1秒程度以上に設定することで，インフロー効果の抑制とマルチスライス撮像による効率のよいボリュームデータ収集が実現できる。このような特性により，図21.32 に示したようなスタディに容易に組み込める。EPI の欠点だった画像ひずみはパラレルイメージングの進歩により大幅に改善されている（20.2節）。また，高磁場装置は SNR が高く T_2^* 効果も大きいため fMRI には有利である。

21.7.2 臨 床 応 用

fMRI の臨床応用としては，脳外科手術前の運動野のマッピングや言語野優位半球の同定，てんかんの焦点の描出などがあり，手法の検討が続けられている。一方，脳科学研究のツールとして重要な役割を担っている。上記のように task を時間的なブロックに分けて与える方法が基本となるが，複数の刺激を組み合わせたブロックデザインにより特定部位の活性化情報を抽出したり，任意のタイミングで task を課す event related fMRI により被験者

のtaskに対する慣れを防ぐなど，さまざまな工夫がなされている．画像の解析には，SPM (statistical parametric mapping) などの専用の解析ソフトウェアが用いられている[55),56)]．**図21.33**にfMRIの臨床応用の一例を示す．T_1強調画像にfMRIで特定した活性化部位を重畳表示している（実際の臨床ではカラー表示が用いられる）．

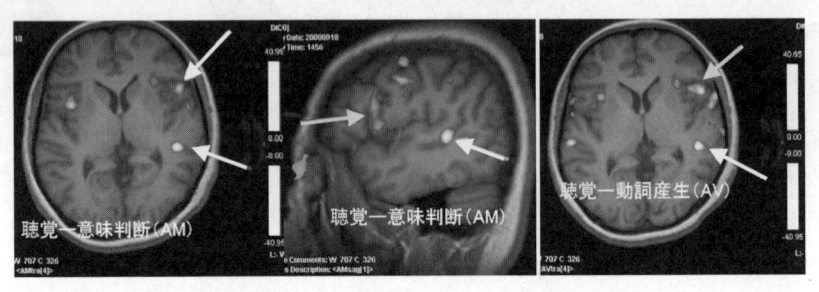

図21.33 fMRIの臨床応用例．脳外術前の言語野優位半球判定のために「名詞意味判断・動詞産生課題」を視覚・聴覚刺激で施行し，前方言語野・後方言語野とも左優位の活動が認められた例である．3T装置を使用〔東北大学病院提供〕

21.8 MRスペクトロスコピーとケミカルシフトイメージング

同じ原子核でも分子構造の違いにより磁気共鳴周波数に差を生じることは12.9節で述べた．ケミカルシフトと呼ばれるこの磁気共鳴周波数の差を利用した技術にMRスペクトロスコピーとケミカルシフトイメージングとがある．

21.8.1 MRスペクトロスコピー

MRスペクトロスコピー（magnetic resonance spectroscopy：MRS）では生体内の生化学的情報を非侵襲的にとらえることができる．対象となる核種は，^1H，^{13}C，^{31}P，^{19}Fなどであるが，NMR感度の高さ，生体内での存在量の大きさおよびMRイメージングと同じハードウェアが使用できるという理由で，臨床用装置では^1H（プロトン）スペクトロスコピーが最も広く利用され，腫瘍の悪性度の評価，虚血性疾患の診断，代謝性疾患の鑑別などに有用と考えられている．MRSの結果は，横軸を基準物質からのケミカルシフト（周波数），縦軸を信号強度としたスペクトルで表す．データ収集法は，信号の発生する領域を選択励起により限定するシングルボクセル法と，MRイメージングの位相エンコードの技術を適用して一度に複数のボクセルよりスペクトルを得るマルチボクセル法とがある．

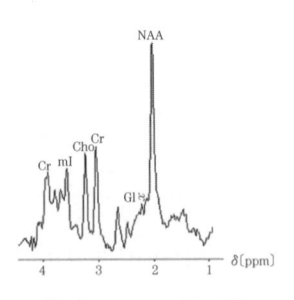

図21.34 ヒト脳の^1Hスペクトル

図21.34は1.5TのMRIを使用してシングルボクセル法により健常人の脳から得られたスペクトルである．ボクセルサイズは2cm角の立方体で，積算回数は64回，$T_E=25$ms，$T_R=2000$msである．

^1Hを対象としたMRSで観測される脳内の代謝物には**表21.5**に示すようなものがあり，

21.8 MRスペクトロスコピーとケミカルシフトイメージング

表 21.5 代表的な代謝物とその生化学的役割

代　謝　物	生化学的役割
N-acetyl aspartate（NAA）	神経細胞内に存在。正常神経細胞密度の指標
glutamine/glutamate（Glx）	興奮性神経伝達物質
creatine/phosphocreatine（Cr）	エネルギー代謝の維持に関係
choline（Cho）	細胞膜の生成と破壊にかかわる
myo-inositiol（mI）	グリア細胞に多く存在。細胞内の浸透圧に関係

水と脂肪のピークの間に分布している。

^{1}H スペクトロスコピーは，脳以外にも，乳腺，前立腺などの領域で腫瘍の存在診断，悪性度診断への応用が期待されている。

21.8.2　ケミカルシフトイメージング

ケミカルシフトの異なる周波数ごとに画像を得ることをケミカルシフトイメージング（chemical shift imaging：CSI）と呼び，通常のイメージングに比べてつぎのような相違がある。すなわち通常のイメージングにおいては，磁気共鳴周波数を空間位置に対応させるための線形な傾斜磁場を与えることで位置情報を付加した信号を得た。つまりこの意味で信号への情報付加は観測者のコントロール下にあったといえる。しかしながらケミカルシフトの周波数差は物理的なものであり，観測中の時間経過の中で必ず影響が出てくる。水と脂肪との境界部分に高輝度部と低輝度部のアーチファクトが現れるのもその例である。逆にその情報を引き出すためには，観測中のなんらかの時間経過（あるいは後に述べる経過時間の差）を利用することになる。

上述の相違点はあるものの，手法としては通常のイメージング同様，以下の3方式が基本となる。

（1）　周波数差を利用してあるスペクトルだけを選択的に励起する方式
（2）　周波数情報から直接ケミカルシフト情報を得る方式
（3）　周波数差による位相差からケミカルシフト情報を得る方式

本稿ではこの方式について基本的なものだけを述べる。

（1）あるスペクトルだけを選択的に励起する方法　　ここでは CHESS（chemical shift selective）法[57]と呼ばれる手法を用いて水画像を得る方法を説明する。図 21.35 はそのパルスシーケンスの例である。まず区間1において脂肪のプロトンのみが共鳴するような周波数成分をもつ励起パルスを印加する。もちろんここでは傾斜磁場は重畳させない。引き続き区間2において傾斜磁場を加えて脂肪のプロトンスピンを十分に位相分散（dephase）させる。これにより脂肪のプロトンからの信号を実質的にゼロにし，続いて通常のイメージング用のシーケンスを実行することにより水画像が得られる。脂肪画像を得るためには，区間1において水のプロトンのみを励起するようにすればよい。本法においてケミカルシフト

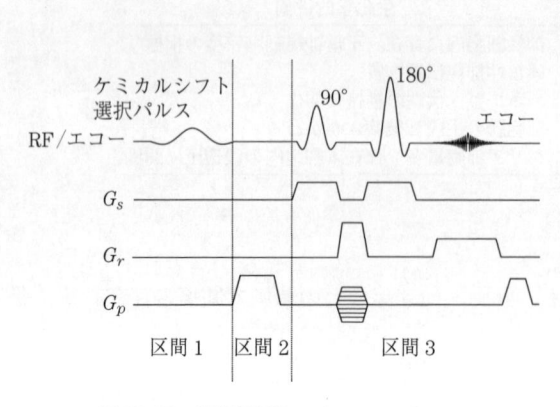

図 21.35 CHESS 法のパルスシーケンス

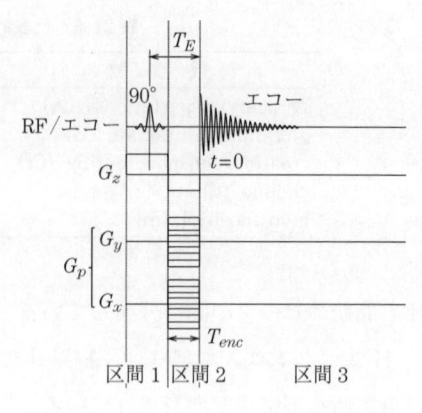

図 21.36 ケミカルシフトを周波数情報から得るケミカルシフトイメージング用パルスシーケンス

選択を確実に行うためには，静磁場が十分均一でなければならない。すなわち，不均一であれば，磁気共鳴周波数の位置依存性が生ずるからである。

（2）ケミカルシフトを周波数情報より直接得る方式 周波数によりケミカルシフト情報を分離することは MRS として古くから行われている。これを画像化するためには，位置情報を付加するための位相エンコード用の傾斜磁場を付加した，**図 21.36** に示すパルスシーケンスを用いる[58]。区間 1 で選択励起されたスピンのうち，位置 (x, y) におけるケミカルシフト δ のスピン密度を $\rho_\delta(x, y)$ と書く。区間 2 ではスピンは $i\gamma(G_x x + G_y y) T_p$ だけ位相エンコードされるので，区間 3 で観測される信号 s は G_x, G_y と時間 t に関する回転座標系における関数として

$$S(G_x, G_y, t) = \iiint \rho_\delta(x, y) e^{-i\gamma(G_x x + G_y y) T_p} e^{-i\gamma \delta B_0 t} dx dy d\delta \tag{21.6}$$

と表せる。式の形からわかるように $S(G_x, G_y, t)$ を三次元フーリエ変換して適当な変数変換を行えば，$\rho_\delta(x, y)$ を求めることができる。

本法はデータ収集時間を十分長くとることができるので，ケミカルシフト分解能もそれに応じてあげられるが，画像再構成マトリクスを N^2 とすると，N^2 回のデータ収集が必要であり，スキャン時間が長くなる。したがって，本方式は，空間分解能を低めにし，ケミカルシフト分解能を十分あげたい場合に用いるのが適当であろう。

（3）位相差からケミカルシフト情報を得る方式 スピンの励起後データ収集に至る時間中にも，ケミカルシフトの周波数差によって位相差がついていく。しかし通常のスピンエコー法（SE 法）では 180°パルスの位相反転作用により 180°パルス前後の位相差が相殺され，エコー生成時には位相差はゼロとなる。そこでいま，**図 21.37** のパルスシーケンスに示すように，180°パルスの位置を $\tau/2$ だけ動かし，180°パルス前後の時間差を τ とした場合を

21.8 MRスペクトロスコピーとケミカルシフトイメージング

考える。このときケミカルシフトを δ とすると，各スピンはエコー生成時に $i\gamma\delta B_0\tau$ だけ位相シフトをもつことになる。

プロトンスペクトルの二つの大きなピークに相当する水と脂肪の画像を得る方法について述べる（Dixon法[59]）。ケミカルシフトの差 $\varDelta\delta$ は約 3.5 ppm であるが，いま $\gamma\varDelta\delta B_0\tau=\pi$（これは 1.5 T では $\tau=2.24$ ms に相当）と設定すると，水と脂肪の位相が反転する。これを画像化すると（水－脂肪）の画像となり，opposed 像と呼ばれる。一方，$\tau=0$ の場合は通常の SE 像すなわち（水＋脂肪）の画像であり，in-phase 像と呼ばれる（**図 21.38**）。この二つの像の和と差から水画像，脂肪画像を得ることができる。

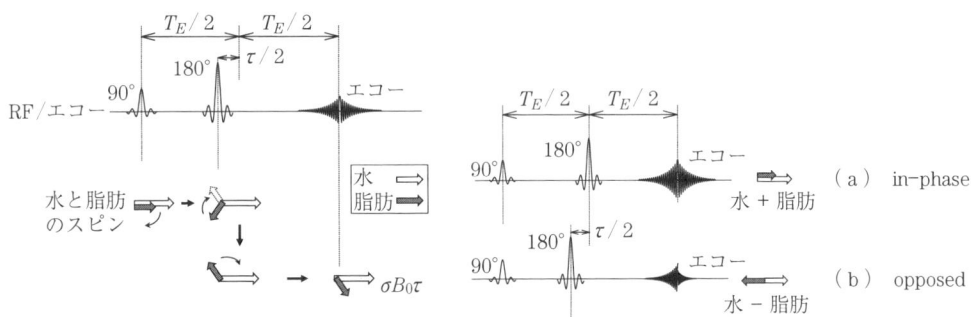

図 21.37 180°パルスの移動を用いたケミカルシフトによる位相エンコード

図 21.38 Dixon法のパルスシーケンス

上述の方法では，静磁場の不均一性とケミカルシフトとを区別することはできないので，静磁場分布の情報を得るために，水と脂肪の位相差が正と負の二つの opposed 像を収集する方法があり 3-point Dixon 法として知られている[60]。また，Dixon 法，3-point Dixon 法では，それぞれ 2 回または 3 回の撮像が必要であるが，これらの画像を 1 回の撮像で得る方法が提案され，撮像効率の向上と撮像間の位置ずれの抑制を実現している[61]。**図 21.39** にパルスシーケンスを示す。スピンエコー S_0 の前後 τ の時刻に傾斜磁場エコー $S_{-\pi}$，S_π を発生させ，$S_{-\pi}$ と S_π との演算により静磁場分布に起因する位相差を得る。この方法を使用して 0.35 T の MR 装置で収集した膝の水画像と脂肪画像とを**図 21.40** に示す。

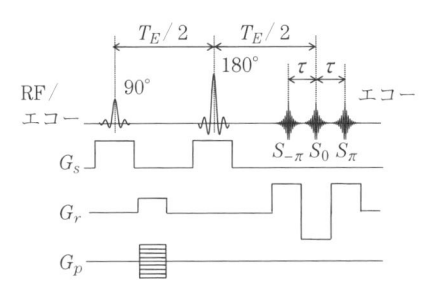

図 21.39 1回の撮像で水脂肪分離画像を得るパルスシーケンス

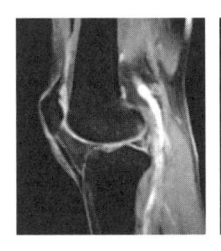

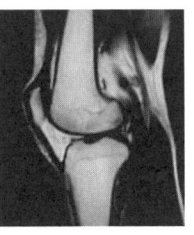

図 21.40 1回の撮像の 3-point Dixon 法による膝の水画像と脂肪画像

（a）水画像　（b）脂肪画像

付　録

A1.　フーリエ変換とコンボリューション

ここでは CT，MRI の撮像原理を理解するうえで必要となるフーリエ変換とコンボリューション理論を概説する[1]～[5]。以下に用いる関数式では単位時間当りの波の数を表す周波数 f〔Hz〕を基準とする。

A1.1　フーリエ級数展開

いま，関数 $h(t)$ を周期 T の周期関数とする。この周期関数は，ディリクレ（Dirichlet）の条件[†1]を満たすとき，その周期 T の逆数である周波数 f（基本周波数）と，その整数倍の周波数を有する sin（正弦）関数と cos（余弦）関数である高調波成分の重ね合せにより以下のように表すことができる。これを周期関数のフーリエ級数展開という。図 A1.1 は $h(t)$ が sin 関数のみで表せる場合を示している。

図 A1.1　フーリエ級数展開
（a）周期関数
（b）フーリエ級数成分

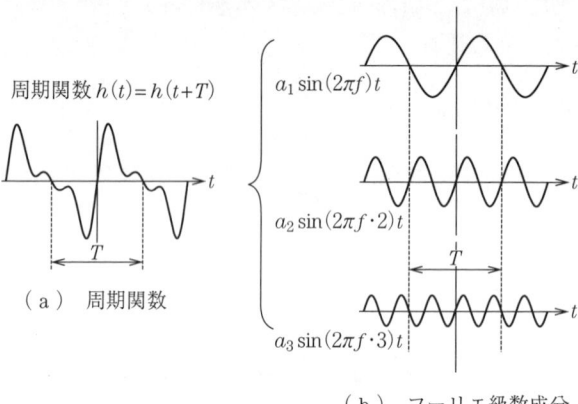

$$h(t) = \frac{a_0}{2} + \sum_{n=1}^{\infty}\{a_n \cos(2\pi fnt) + b_n \sin(2\pi fnt)\} \tag{A1.1}$$

ここで，a_n，b_n をフーリエ係数と呼ぶ。

A1.2　フーリエ係数

式（A1.1）におけるフーリエ係数は以下の公式で与えられる[†2]。

$$a_n = \frac{2}{T}\int_{-T/2}^{T/2} h(t)\cos(2\pi fnt)\,dt, \quad b_n = \frac{2}{T}\int_{-T/2}^{T/2} h(t)\sin(2\pi fnt)\,dt \tag{A1.2}$$

フーリエ係数の計算を簡略化するうえで重要な性質は，関数 $h(t)$ の対称性である。すなわち，cos 関数，sin 関数がそれぞれ偶関数，奇関数であることにある。一例として，本書でよく用いられる矩形波のフーリエ係数を求めてみる。

図 A1.2（a）に示すような矩形波は奇関数であることから上式のそれぞれの被積分関数が奇関数，偶関数となるため，$a_n = 0$，b_n は以下のように簡略計算できる。

$$b_n = \frac{4}{T}\int_0^{T/2}\sin(2\pi fnt)\,dt = \frac{4}{T}\left[-\frac{1}{2\pi fn}\cos(2\pi fnt)\right]_0^{T/2} = \frac{2}{n\pi}(1-\cos n\pi) = \frac{2}{n\pi}(1-(-1)^n)$$

よって，$b_n = 0$（n が偶数），$4/n\pi$（n が奇数）

[†1] 以下の3条件で，工学的な関数はほとんどすべてこれらの条件を満たしている。
（1）有界な一価関数，（2）不連続点の数は有限個，（3）極大・極小の数は有限個

[†2] 数学的な記述を行う場合は，以下のようにフーリエ級数を記述していることが多い。

$$h(x) = \frac{a_0}{2} + \sum_{n=1}^{\infty}\{a_n \cos nx + b_n \sin nx\}$$

ここで，$a_n = \frac{1}{\pi}\int_{-\pi}^{\pi} h(t)\cos nx\,dx, \quad b_n = \frac{1}{\pi}\int_{-\pi}^{\pi} h(t)\sin nx\,dx$

これは，式（A1.1）で $x \to 2\pi ft$ の変数変換を行うことによって理解できる。

したがって，上記の結果を式(A1.1)に代入すると

$$h(t) = \frac{4}{\pi} \sum_{n=奇数}^{\infty} \frac{1}{n} \sin(2\pi f nt) = \frac{4}{\pi}\left(\sin 2\pi ft + \frac{1}{3}\sin 6\pi ft + \frac{1}{5}\sin 10\pi ft + \cdots\right) \quad (A1.3)$$

図A1.2(b)に $n=9$，つまり五つの sin 関数とそのフーリエ級数和近似関数 $h(t)$ を示す。ここで図(c)のように関数の不連続点で級数和近似値が真値に対して大きく飛び出し振動するGibbs現象と呼ばれる現象が見られ，CT，MRIにおけるアーチファクトの原因となることが知られている。

さて，フーリエ変換への準備として式(A1.1)の複素表示を以下に示しておく。これは，オイラーの公式†を用い，整数 n として負の値を取りうることに注意して導出される。

$$h(t) = \sum_{n=-\infty}^{\infty} c_n e^{i2\pi fnt} \quad (A1.4)$$

$$c_n = \frac{1}{T}\int_{-T/2}^{T/2} h(t) e^{-i2\pi fnt} dt \quad (A1.5)$$

（a）矩形波　（b）矩形波のフーリエ級数近似

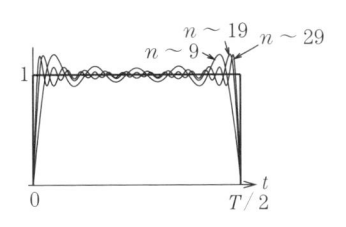

（c）不連続点における Gibbs 現象

図 A1.2　矩形波のフーリエ級数展開

ここで，c_n を複素フーリエ係数と呼ぶ。

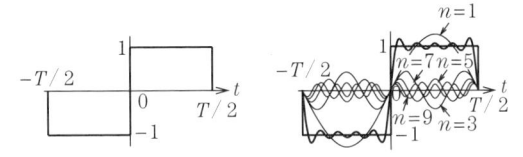

A1.3　フーリエ変換

一般の時間関数は，周期関数が無限の時間をかけて繰り返されるというような考え方でとらえることができる。そこで，式(A1.4)に式(A1.5)を代入し，$f_n = fn$，$\Delta f = 1/T$ として $T \to \infty$ の極限をとると以下のように導ける。

$$\begin{aligned}
h(t) &= \lim_{T\to\infty} \sum_{n=-\infty}^{\infty} \left\{\frac{1}{T}\int_{-T/2}^{T/2} h(t)e^{-i2\pi fnt}dt\right\}e^{i2\pi fnt} \\
&= \lim_{T\to\infty} \sum_{n=-\infty}^{\infty} \Delta f\left\{\int_{-T/2}^{T/2} h(t)e^{-i2\pi fnt}dt\right\}e^{i2\pi fnt} \\
&= \int_{-\infty}^{\infty}\left\{\int_{-\infty}^{\infty} h(t)e^{-i2\pi ft}dt\right\}e^{i2\pi ft}df
\end{aligned} \quad (A1.6)$$

ここで，f_n はとびとびの値だったものが，周期が $T \to \infty$ により周波数が連続になったので f と表したことに留意されたい。

式(A1.6)より { } 内の積分項を $H(f)$ と表記することで以下の二つの式が導かれる。

$$H(f) = \int_{-\infty}^{\infty} h(t) e^{-i2\pi ft} dt \quad (A1.7)$$

$$h(t) = \int_{-\infty}^{\infty} H(f) e^{i2\pi ft} df \quad (A1.8)$$

式(A1.7)において $H(f)$ を $h(t)$ のフーリエ変換（Fourier transform），あるいはフーリエ積分（Fourier integral）と呼ぶ。また，式(A1.8)において $h(t)$ を $H(f)$ のフーリエ逆変換（inverse Fourier transform）と呼ぶ。本書ではおのおのの演算子を $\mathscr{F}$，$\mathscr{F}^{-1}$ と記述する。よって式(A1.7)，(A1.8)は以下のように表せる。

$$H(f) = \mathscr{F}\{h(t)\}, \quad h(t) = \mathscr{F}^{-1}\{H(f)\} \quad (A1.9)$$

もし，$h(t)$ と $H(f)$ が上記の二つの式の関係にある場合，それらの関数をフーリエ変換ペアと呼び，以下の2種類の表記で表すことにする。

---

† オイラーの公式とは，右記のとおり。$\cos\theta = \frac{1}{2}(e^{i\theta} + e^{-i\theta})$，$\sin\theta = \frac{1}{2i}(e^{i\theta} - e^{-i\theta})$

$$h(t) \overset{\mathcal{F}}{\Longleftrightarrow} H(f) \tag{A1.10}$$

一例として本書でよく用いられる図 **A1.3**(a)の矩形関数のフーリエ変換は以下のように計算できる。

$$\begin{aligned}
H(f) &= \int_{-T_0}^{T_0} A e^{-i2\pi ft} dt \\
&= -\frac{A}{i2\pi f} \left[e^{-i2\pi ft} \right]_{-T_0}^{T_0} \\
&= \frac{A}{i2\pi f} (e^{i2\pi fT_0} - e^{-i2\pi fT_0}) \\
&= \frac{A}{i2\pi f} \times 2i \sin(2\pi fT_0) \\
&= 2AT_0 \frac{\sin(2\pi fT_0)}{2\pi fT_0} \\
&= 2AT_0 \operatorname{sinc}(2\pi fT_0)
\end{aligned} \tag{A1.11}$$

ここで，$\operatorname{sinc}(\theta) = \sin\theta/\theta$ で定義される sinc 関数を用いた。図 A1.3(b)に上式を図示する。

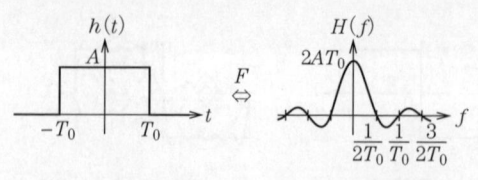

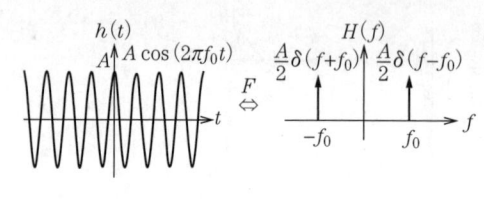

(a) 矩形関数　(b) sinc 関数
(c) 余弦波　(d) デルタ関数

図 **A1.3** sinc 関数とデルタ関数

また，$h(t)$ が周期関数である cos 波（図 A1.3(c)）の場合は以下のように計算できる。

$$H(f) = \int_{-\infty}^{\infty} A\cos(2\pi f_0 t) e^{-i2\pi ft} dt = \int_{-\infty}^{\infty} \frac{A}{2}(e^{-i2\pi f_0 t} + e^{-i2\pi f_0 t}) e^{-i2\pi ft} dt$$
$$= \frac{A}{2} \int_{-\infty}^{\infty} (e^{-i2\pi(f-f_0)t} + e^{-i2\pi(f+f_0)t}) dt = \frac{A}{2}\delta(f-f_0) + \frac{A}{2}\delta(f+f_0) \tag{A1.12}$$

図 A1.3(d)に上式を示す。ここで，$\delta(f)$ をデルタ関数，あるいはインパルス関数と呼び，以下のように定義される。

$$f \neq f_0 \text{ の場合に } \delta(f-f_0) = 0, \text{ および } \int_{-\infty}^{\infty} \delta(f-f_0) df = 1 \tag{A1.13}$$

なお，フーリエ変換において以下のように複数の表現式があることに留意されたい。すなわち，一つの波の周期を1回転 2π として単位時間の波の数を角度で表す角周波数 ω 〔rad/s〕で表現する場合である。角周波数と周波数との関係式 $\omega = 2\pi f$ の変数変換を式(A1.7)，(A1.8)に適用する，すなわち $(2\pi)^{-1} H(f)$ を改めて $H(\omega)$ とすると

$$\left. \begin{aligned} H(\omega) &= \frac{1}{2\pi} \int_{-\infty}^{\infty} h(t) e^{-i\omega t} dt \\ h(t) &= \int_{-\infty}^{\infty} H(\omega) e^{i\omega t} d\omega \end{aligned} \right\} \tag{A1.14}$$

上の関係式はたがいの変換式の対称性を保つように

$$\left. \begin{aligned} H(\omega) &= \frac{1}{\sqrt{2\pi}} \int_{-\infty}^{\infty} h(t) e^{-i\omega t} dt \\ h(t) &= \frac{1}{\sqrt{2\pi}} \int_{-\infty}^{\infty} H(\omega) e^{i\omega t} d\omega \end{aligned} \right\} \tag{A1.15}$$

と表すこともできる。このように適用する物理現象（システム）に応じてフーリエ変換式の積分係数が異なることに留意されたい。

A1.4　フーリエ変換の性質

$x(t)$, $y(t)$, $h(t)$ それぞれのフーリエ変換ペアを $X(f)$, $Y(f)$, $H(f)$ として，フーリエ変換の重要な性質を以下に記しておく。

(1)	線形性	$x(t)+y(t) \overset{\mathcal{F}}{\Longleftrightarrow} X(f)+Y(f)$		(A 1.16)
(2)	対称性	$H(t) \overset{\mathcal{F}}{\Longleftrightarrow} h(-f)$		(A 1.17)
(3)	スケーリング	$h(kt) \overset{\mathcal{F}}{\Longleftrightarrow} \dfrac{1}{\|k\|} H\!\left(\dfrac{f}{k}\right)$	（時間スケーリング）	(A 1.18)
		$\dfrac{1}{\|k\|} h\!\left(\dfrac{t}{k}\right) \overset{\mathcal{F}}{\Longleftrightarrow} H(kf)$	（周波数スケーリング）	(A 1.19)
(4)	シフト	$h(t-t_0) \overset{\mathcal{F}}{\Longleftrightarrow} H(f) e^{-i2\pi f t_0}$	（時間シフト）	(A 1.20)
		$h(t) e^{i2\pi f_0 t} \overset{\mathcal{F}}{\Longleftrightarrow} H(f-f_0)$	（周波数シフト）	(A 1.21)

A1.5　コンボリューション

図 A1.4(a)のように前記のインパルス関数 $\delta(t)$ を線形システムに入力として与えたときに，システムからの出力をインパルス応答 $h(t)$ と呼ぶ。このシステムに連続的な入力 $x(t)$ が与えられると，図 A1.4(b)に示すように $x(t)$ は $t=\tau$ の時点でのインパルスである $x(\tau)\delta(t-\tau)d\tau$ が入力され，その応答として $x(\tau)h(t-\tau)d\tau$ が出力される。したがって，各インパルスの応答の重ね合せによりシステムの出力は以下のように導ける。

$$y(t)=\int_{-\infty}^{\infty} x(\tau) h(t-\tau)\, d\tau$$
$$=x(t) * h(t) \tag{A 1.22}$$

上式の積分をコンボリューション（畳込み，重畳積分）と呼び，＊をコンボリューション演算を表す記号とする。

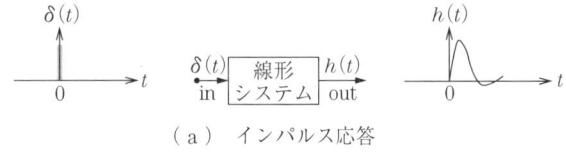

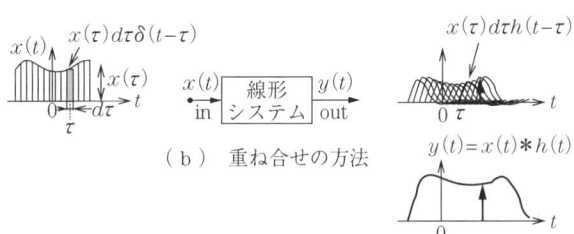

図 A1.4　線形システムとコンボリューション

（a）インパルス応答

（b）重ね合せの方法

さて，式(A 1.22)にフーリエ変換を施し，以下のように変形し

$$Y(f)=\int_{-\infty}^{\infty} y(t) e^{-i2\pi ft} dt = \int_{-\infty}^{\infty}\!\left[\int_{-\infty}^{\infty} x(\tau) h(t-\tau)\, d\tau\right] e^{-i2\pi ft} dt$$
$$=\int_{-\infty}^{\infty} x(\tau)\!\left[\int_{-\infty}^{\infty} h(t-\tau) e^{-i2\pi ft} dt\right] d\tau \tag{A 1.23}$$

さらに [ ] 内の積分は $\sigma=t-\tau$ の変数変換を行うことで以下のように変形できる。

$$\int_{-\infty}^{\infty} h(\sigma) e^{-i2\pi f(\sigma+\tau)} d\sigma = e^{-i2\pi f\tau} \int_{-\infty}^{\infty} h(\sigma) e^{-i2\pi f\sigma} d\sigma = e^{-i2\pi f\tau} H(f) \tag{A 1.24}$$

したがって，式(A 1.23)は

$$Y(f)=\int_{-\infty}^{\infty} x(\tau) e^{-i2\pi f\tau} H(f)\, d\tau = X(f) H(f) \tag{A 1.25}$$

となることから以下のように時間領域のコンボリューションのフーリエ変換は周波数領域の乗算となる。

$$x(t) * h(t) \overset{\mathcal{F}}{\Longleftrightarrow} X(f) H(f) \tag{A 1.26}$$

上記を時間コンボリューションの定理という。この定理はCT再構成の一つであるフィルタ補正逆投影法に利用されており，$H(f)$ をフィルタ関数として使用している。

つぎに，$z(t)=x(t)h(t)$ とおき，そのフーリエ変換を行うと

$$Z(f)=\int_{-\infty}^{\infty}x(t)h(t)e^{-i2\pi ft}dt=\int_{-\infty}^{\infty}\int_{-\infty}^{\infty}X(\lambda)e^{i2\pi\lambda t}d\lambda h(t)e^{-i2\pi ft}dt$$

$$=\int_{-\infty}^{\infty}X(\lambda)\left[\int_{-\infty}^{\infty}h(t)e^{-i2\pi(f-\lambda)t}dt\right]d\lambda \tag{A1.27}$$

ここで，[　] 内の積分は $H(f-\lambda)$ であるので，以下のように変形できる。

$$Z(f)=\int_{-\infty}^{\infty}X(\lambda)H(f-\lambda)d\lambda=X(f)*H(f) \tag{A1.28}$$

したがって，以下のように時間領域の乗算のフーリエ変換は周波数領域のコンボリューションとなる。

$$x(t)h(t)\stackrel{\mathcal{F}}{\Longleftrightarrow}X(f)*H(f) \tag{A1.29}$$

上記を周波数コンボリューションの定理という。

A1.6　離散的フーリエ変換

$h(t)$ をサンプリング間隔 T でサンプリングして得られる離散化データ $h(nT)$ ($n=0,1,\cdots,N-1$) は $h(t)$ とサンプリング関数 $\varDelta_0(t)$ との乗算で表せる。そこで，離散化データのフーリエ変換は，$h(t)$，$\varDelta_0(t)$ のフーリエ変換をそれぞれ図 **A1.5**(a)，(b)に示すように $H(f)$，$\varDelta_0(f)$ として，式 (A1.29) の周波数コンボリューションの定理を用いることによって，$H(f)$ と $\varDelta_0(f)$ のコンボリューションとして図 (c) のように求められる。この図より離散化データのフーリエ変換は周期 $1/T$ の周期関数となることがわかる。この性質はナイキスト定理や MRI 画像における折返しアーチファクトなどを理解するうえで重要である。

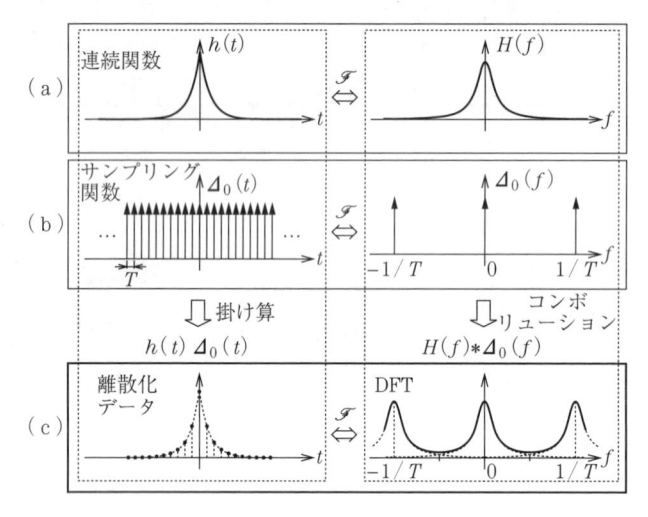

図 **A1.5**　離散的フーリエ変換

以下に，$h(kT)$ の離散的フーリエ変換 (discrete Fourier transform：DFT) の定義式を示す。

$$H\left(\frac{n}{NT}\right)=\sum_{k=0}^{N-1}h(kT)e^{-i2\pi nk/N} \quad (n=0,1,\cdots,N-1) \tag{A1.30}$$

また，離散的フーリエ逆変換 (discrete inverse Fourier transform：DIFT) は以下のように定義される。

$$h(kT)=\frac{1}{N}\sum_{n=0}^{N-1}H\left(\frac{n}{NT}\right)e^{i2\pi nk/N} \quad (k=0,1,\cdots,N-1) \tag{A1.31}$$

A2．三次元表示法

CT，MRI によるマルチスライス画像はボクセル (voxel) で構成される三次元 (以下，3D と記す) 画像データとして扱い，以下のように立体的な表示や任意方向の断面表示を行っている。以下にその 3D 表示法を説明する[6)~8)]。

A2. 三次元表示法

A2.1 三次元表示法の分類

3D表示法には3D画像データの任意断面表示法としてMPR（multiplanar reconstruction）法と，3D画像を二次元面上に立体的に見えるように投影表示するレンダリング（rendering）法の2種類がある。

レンダリング法は臓器の表面を表現するサーフェスレンダリング（surface rendering：SR）法，および3D奥行き情報を活用するボリュームレンダリング（volume rendering：VR）法（広義）の二つに大別される。VR法は3D奥行き情報の活用の違いで細分され，最大値投影（maximum intensity projection：MIP）法と半透明表示法が代表的手法である。ここで，半透明表示法は「狭義のVR法」と呼ばれ，一般的には「VR法」は半透明表示法をさす。

A2.2 MPR法

MPR法は，3D画像データにおいて任意方向の断面（オブリーク断面）が過ぎるボクセル値を補間することによってピクセル値を算出し，法線方向から見た断面を表示するものであり（図A2.1），撮像断面と異なる任意断面を観察することを目的に多用されている表示法である。撮像断面画像のピクセルサイズと同等の細かなスライスピッチで撮像し，等方的（アイソトロピック）にすることで高画質な画像が得られる。

図A2.2は，CTの胸部3D画像からaxial/coronal/sagittalの直交3断面，およびオブリーク断面を表示した例である。

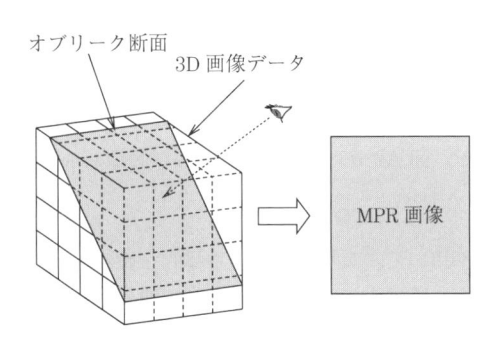

図A2.1 MPR法の原理

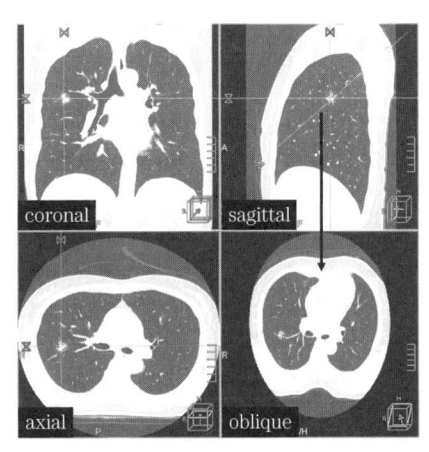

図A2.2 直交3断面MPRとオブリーク断面

A2.3 レイキャスティング法

VR法（広義）の原理はレイキャスティング（ray casting）法と呼ばれる手法である。図A2.3に示すように，3D空間内に仮想スクリーンを置き，仮想スクリーンから求める二次元画像の画素数と同数のレイ（ray）を照射し，おのおののレイが通過する3D画像の各点（ボクセル）の列であるボクセル列の各輝度値を追跡して二次元画像上に対応する画素の値を計算するものである。上記のレイの方向が3D画像を見るときの視線方向，仮想スクリーンが二次元投影面である。

レイキャスティング法はボクセル列の各輝度値をトレースする規則に応じて多様な表示が可能であること

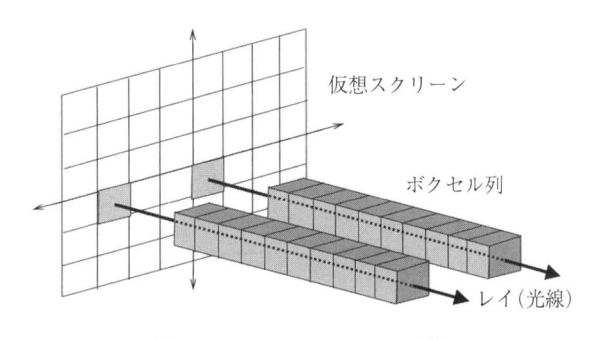

図A2.3 レイキャスティング法

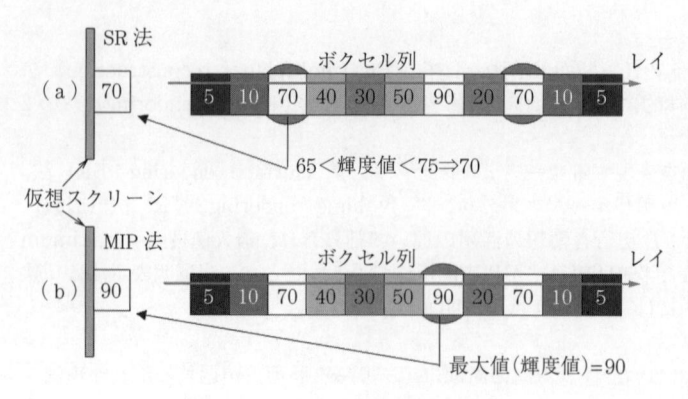

図 A2.4　SR 法と MIP 法の原理図

が利点である。図 A2.4(a) に示すように，例えば臓器の表面を表す輝度値の狭い範囲を決め，仮想スクリーンから見てその範囲になった最初のボクセル値のみを表示する規則とすれば SR 法[†]である表面表示となる。

A2.4　MIP 法

MIP 法は，図 A2.4(b) に示すようにボクセル列の中の最大輝度値で投影画像を構成する手法である。この手法は後述の半透明表示に比較すると処理は簡便であり細かな血管構造などの描出能が低下することがない。一方，奥行き情報がないため物体の前後関係がわかりにくいことと，輝度値の高い臓器が邪魔になるという問題がある。そこで，MIP 法では，目的の臓器を表示するために表示領域を限定して表示することや，物体の前後関係を把握

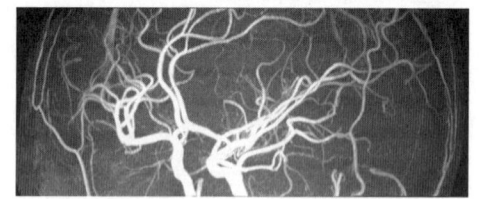

図 A2.5　MIP 法による頭部 MRA 画像

しやすくするために回転表示するのが一般的である。図 A2.5 は，頭部 MRA 3D 画像を MIP 法で表示した例である。

A2.5　半透明表示法

3D 画像情報から前述のレイキャスティング技術を用いて，より写実的で立体的な表示を行うのが半透明表示法である。図 A2.6 にその原理図を示す。この手法はレイがボクセル列をトレースする過程において各ボクセルでレイが反射・減衰・吸収されるという光の物理現象を利用したものである。

A2.5.1　オパシティ

半透明をコントロールする重要な概念がオパシティ (opacity) である。オパシティとは"不透明度"という意味であり，最小値 0，最大値 1 の値をもつ。オパシティが最小値 0 のときに対象ボクセルが完全透明になり投影されない。オパシティはレイキャスティング技術において光の

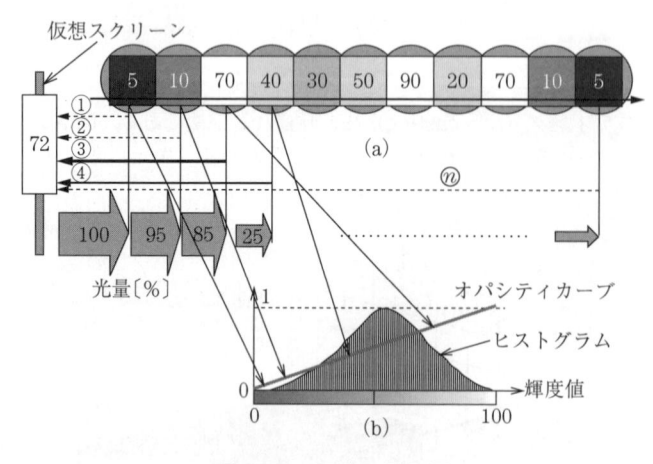

図 A2.6　VR 法の原理図

[†] SR 表示法として閾値により物体の表面を抽出し，その表面形状を多角形で表したうえでポリゴン表示する Marching cube 法と呼ばれる手法がある。

反射率と考えてよい。図 A 2.6(b) に対象となる 3 D 画像の輝度値のヒストグラムと，一例として単一傾斜のオパシティカーブを示す。投影画素値の計算手順は以下のとおりである。

1．最初の光量（100％）が最初のボクセルに入射する。反射率はボクセル値"5"に対応するオパシティ値"0.05"より光の反射率は0.05となり，反射光量①は100％×0.05＝5％となる。したがって，最初の光量は5％だけ減衰し，つぎのボクセルに95％の透過光量が入る。
2．つぎのボクセル値"10"では，その値に対応するオパシティ値"0.1"より光の反射率は0.1となり，反射光量②は95％×0.1≒10％となる。その分の減衰によりつぎのボクセルには85％の透過光量が入る。
3．以下同様にして光の反射・減衰・透過は繰り返し，最後のボクセルからの反射光量まで順次計算し，反射光量①，②，…を加算することで画素値を算出する。

よって，得られた画素値はボクセル列のすべてのボクセル値を利用していることになる。

A2.5.2　Shading（陰影付け）

陰影付けは，VR法やSR法において，物体をより立体的に表示するために行われる。陰影は，まず空間内に光源を設定し，その光による物体表面の明るさ（反射光）を計算して行われる。その計算ではフォン（Phong）モデルと呼ばれる手法が一般的に用いられており，物体表面での明るさを，拡散反射光，鏡面反射光，環境光の三つの反射光で表現している。図A2.7(a)に拡散反射光のみ，図(b)に上記三つの反射光による陰影付けVR画像を示す。この陰影付けVR法をSVR (shaded VR) 法と呼ぶ。

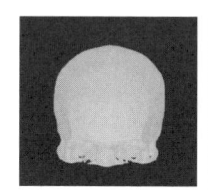

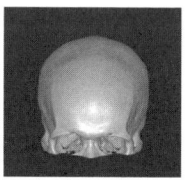

（a）弱い拡散反射光のみの shading　（b）拡散反射・鏡面反射・環境光による shading

図 A2.7　VR法における shading 例

A2.5.3　投影法（平行と透視）

図 A2.8 に示すように，レイキャスティング法におけるレイ（光）の物体への投影法には平行投影法（orthogonal projection）と透視投影法（perspective projection）の2種類がある。通常はレイが平行となる平行投影法が用いられる。物体が管腔構造で長軸方向から投影する場合を考えると，平行投影法では管腔の淵の円形形状しか見えないが，レイが1点から放射状に広がる透視投影では，管の内腔も表示されることになる。図 A2.9 にそれぞれの表示例を示す。透視投影を用いて管腔構造を有する消化管や血管を表示する三次元表示法は仮想的な内視鏡像という意味で virtual endoscopy と呼ばれる。

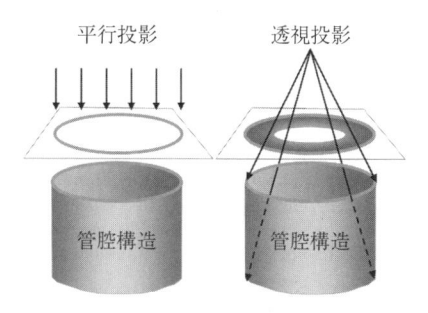

図 A2.8　平行・透視投影の原理

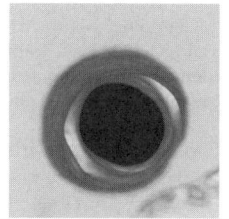

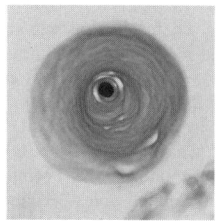

（a）平行投影　（b）透視投影

図 A2.9　平行・透視投影の例

引用・参考文献

第Ⅰ編

1章

1) 電気学会放射波の医療応用と計測技術調査専門委員会：先端放射医療技術と計測，pp. 159-204，コロナ社（2001）
2) G. Hounsfield：Computerized transverse axial scanning (tomography)：Part I. Description of system, Br. J. Radiol., **46**-552, pp. 1016-1022 (1973)
3) G. Hounsfield：Computed Medical Imaging, Nobel Lecture (1979)
4) 牧野純夫：企業存滅のキーワード，日本プランニングセンター（1987）
5) D. Boyd and M. Lipton：Cardiac computed tomography, Proc. IEEE, **71**, pp. 298-308 (1983)
6) 森 一生，齋藤清人，朝比奈清敬：全身用X線CT TCT-900 S，東芝レビュー，**42**(2), pp. 80-82 (1987)
7) 森 一生：高速連続回転CT開発の話―第4世代その他について技術的側面から―，インナービジョン，**23**, (11), pp. 10-13 (2008)
8) W. Kalender et al.：Spiral volumetric CT with single-breathhold technique, continuous transport, and continuous scanner rotation, Radiology, **176**, pp. 181-183 (1990)
9) 木村和衛，古賀佑彦：ヘリカルスキャンの基礎と臨床，医療科学社（1993）
10) 森 一生：ヘリカルCTの開発経緯，価値，今後の展望，循環器専門医，**7**(1), pp. 137-144 (1999)
11) G. Wang and H. Yu：An outlook on X-ray CT research and development, Med. Phys., **35**(3), pp. 1051-1064 (2008)
12) F. Natterer and E. Ritman：Past and Future Directions in X-Ray Computed Tomography (CT), Int. J. Imaging Syst. Technol., **12**(4), pp. 175-187 (2002)
13) 岩井喜典，斎藤雄督，今里悠一：医用画像診断装置―CT, MRIを中心として―，pp. 1-5，コロナ社（1988）
14) W. Kalender：X-ray computed tomography, Phys. Med. Biol., **51**, R 29-R 43 (2006)
15) 平尾芳樹：医療用X線CT技術の系統化調査報告，国立科学博物館（2008）
16) J. Radon：Über die Bestimmung von Funktionen durch ihre Integralwerte längs gewisser Mannigfaltigkeiten, Ber. vor Sächs. Akad. Wiss., **69**, p. 262 (1917)
17) R. Bracewell and A. Riddle：Inversion of fan-beam scans in radio astronomy, Astrophys. J., **150**, pp. 427-34 (1967)
18) A. Cormack：Representation of a function by its line integrals, with some radiological applications, J. Appl. Phys., **34** pp. 2722-2727 (1963)
19) A. Cormack：Early Two-Dimensional Reconstruction and Recent Topics Stemming from IT, Nobel Lecture (1979)
20) S. Takahashi：Study of the technique of the radiographic delineation of the cross section of the body, The Tohoku J. Experimental Medicine, **54**, pp. 269-282 (1951)
21) W. Oldendorf：Isolated flying spot detection of radiodensity discontinuities-displaying the internal structural pattern of a complex object, IRE Trans. Bio-Med. Elect., **BME-8**, pp. 68-72 (1961)
22) D. Kuhl and R. Edwards：Image separation radioisotope scanning, Radiology, **80**, pp. 653-661 (1963)

2章

1) M. Phelps, E. Hoffman and M. Ter-Pogossian：Attenuation Coefficients of Various Body Tissues, Fluids, and Lesions at Photon Energies of 18 to 136 keV, Radiology, **117**, pp. 573-583 (1975)
2) E. MacCullough：Photon attenuation in computed tomography, Med. Phys., **2**(6), pp. 307-320 (1975)
3) T. Newton and D. Potts：Radiology of the skull and brain：Technical Aspects of Computed Tomography, pp. 3904-3917, Mosby (1981)
4) C. Chantler et al.：X-Ray Form Factor, Attenuation and Scattering Tables (version 2.1), National Institute of Standards and Technology (NIST), [Online] Available：http://physics.nist.gov/ffast (2008, April 20)
5) H. Hubbell and M. Seltzer：Tables of X-Ray Mass Attenuation Coefficients and Mass Energy-Absorption Coefficients (version 1.4), National Institute of Standards and Technology (NIST), [Online] Available：http://physics.nist.gov/xaamdi (2008, April 20)
6) R. Brooks：A Quantitative Theory of the Hounsfield Unit and Its Application to Dual Energy Scanning, J. Comput. Assist. Tomogr., **1**(4), pp. 487-493 (1977)

3章

1) 篠原広行，坂口和也，橋本雄幸：Excelによる画像再構成入門，医療科学社（2007）
2) 橋本雄幸，篠原広行：C言語による画像再構成の基礎，医療科学社（2006）
3) 尾川浩一：ECTにおける反復的画像再構成，日本放射線技術学会雑誌，**56**(7), pp. 890-894 (2000)
4) A. Kak and M. Slaney：Principles of Computed Tomographic Imaging, pp. 275-284, SIAM Press (2001)
5) 岩井喜典，斎藤雄督，今里悠一：医用画像診断装置―CT, MRIを中心として―，pp. 45-55，コロナ社（1988）

6) L. Shepp and F. Logan : The Fourier Reconstruction of a Head Section, IEEE Trans. Nucl. Sci., **NS-21**, pp. 21-43 (1974)
7) A. Kak and M. Slaney : Principles of Computed Tomographic Imaging, pp. 56-60, SIAM Press (2001)
8) J. Hsieh : Computed Tomography, pp. 53-56, SPIE Press (2003)
9) 斎藤恒雄：画像処理アルゴリズム，pp. 111-122，近代科学社（1993）
10) A. Kak and M. Slaney : Principles of Computed Tomographic Imaging, pp. 77-86, SIAM Press (2001)
11) G. Zeng : Nonuniform Noise Propagation by Using the Ramp Filter in Fan-Beam Computed Tomography, IEEE Trans. Nucl. Sci., **23**(6) (2004)
12) J. Hsieh : Computed Tomography, pp. 292-297, SPIE Press (2003)
13) J. Hsieh : Nonstationary noise characteristics of the helical scan and its impact on image quality and artifacts, Med. Phys., **24**(9), pp. 1375-1384 (1997)
14) 斎藤恒雄：画像処理アルゴリズム，pp. 138-150，近代科学社（1993）
15) D. Parker : Optimal short scan convolution reconstruction for fanbeam CT, Med. Phys., **9**(2), pp. 254-257 (1982)
16) L. Feldkamp, L. Davis and J. Kress : Practical Cone-beam Algorithm J. Opt. Soc. Am., **1**, pp. 612-619 (1984)
17) A. Kak and M. Slaney : Principles of Computed Tomographic Imaging, pp. 104-107, SIAM Press (2001)
18) S. Bartolac, R. Clackdoyle and F. Noo : A local shift-variant Fourier model and experimental validation of circular cone-beam computed tomography artifacts, Med. Phys., **36**, Issue 2, pp. 500-512 (2009)
19) G. Wang and S. Lee : Overview of cone-beam CT algorithms, http://dolphin.radiology.uiowa.edu/ge/Lib/GePDF/093-ctta-dc.doc (2003)
20) M. Defrise and G. Gullberg : Image Reconstruction, Phys. Med. Biol., **51**, R 139-R 154 (2006)

4 章
1) T. Newton and D. Potts : Radiology of the skull and brain : Technical Aspects of Computed Tomography, pp. 4357-4371, Mosby (1981)
2) 1 章 7)
3) 1 章 6)
4) 1 章 9)
5) W. Ohnesorge et al. : Multi-slice and Dual-source CT in Cardiac Imaging, Second Edition, pp. 41-69, Springer-Verlag Berlin, Heidelberg (2006)
6) 齋藤泰男：256 列検出器を搭載した 4 D-CT の開発，日本放射線技術学会誌，**52**(12)，pp. 1653-1658（2002）
7) M. Endo et al. : Development and performance evaluation of the second model 256-detector row CT, Radiological Physics and Technology, **1**(1), pp. 20-26 (2008)
8) M. Endo et al. : Effects of scattered radiation on image noise in cone beam CT, Med. Phys., **28**, pp. 469-474 (2001)
9) M. Endo et al. : Magnitude and effects of X-ray scatter in a 256-slice CT scanner, Med. Phys., **33**(9), pp. 3359-3368 (2006)
10) K. Engel, C. Herrmann and G. Zeitler : X-ray scattering in single- and dual-source CT, Med. Phys., **35**(1), pp. 318-332 (2008)
11) G. Vogtmeier, R. Dorscheid and K. Engel : Two-dimensional anti-scatter grids for computed tomography detectors, Proc. SPIE, **6913**, 691359 (2008)
12) T. Flohr et al. : First performance evaluation of a dual-source CT (DSCT) system, Eur. Radiol., **16**, pp. 256-268 (2006)
13) Y. Kyriakou and W. Kalender : Intensity distribution and impact of scatter for dual-source CT, Phys. Med. Biol., **52**, pp. 6969-6989 (2007)
14) T. Newton and D. Potts : Radiology of the skull and brain : Technical Aspects of Computed Tomography, pp. 3914-3915, Mosby (1981)
15) M. Torikoshi et al. : Electron density measurement with dual-energy X-ray CT using synchrotron radiation, Phys. Med. Biol., **48**, pp. 673-685 (2003)
16) J. Williamson et al. : On two-parameter models of photon cross sections : Application to dual-energy CT imaging, Med. Phys., **33**(11), pp. 4115-4129 (2006)
17) P. Granton et al. : Implementation of dual- and triple-energy cone-beam micro-CT for postreconstruction material decomposition, Med. Phys., **35**(11), pp. 5032-5042 (2008)

5 章
1) T. Newton and D. Potts : Radiology of the skull and brain : Technical Aspects of Computed Tomography, pp. 4058-4095, Mosby (1981)
2) 4 章 5)
3) P. Schardt et al. : New X-ray tube performance in computed tomography by introducing the rotating envelope tube technology, Med. Phys., **31**(9), pp. 2699-2706 (2004)
4) T. Flohr et al. : Image Reconstruction and Image Quality Evaluation for a 64-Slice CT Scanner with z-Flying Focal Spot, Medical. Physics, **32**, pp. 2536-2547 (2005)

5) I. Mori : Anti-Aliasing Backprojection for Helical MDCT, Med. Phys., **35**(3), pp. 1065-1077 (2008)
6) 百生　敦：X線位相情報による生体イメージング, Med. Imaging Tech., **17**, pp. 18-25 (1999)
7) J. Giersch, D. Niederlöhner and G. Anton : The influence of energy weighting on X-ray imaging quality, Nucl. Instrum. Med. Imaging, **19**, pp. 930-940 (2000)
8) P. Shikhaliev, T. Xu and S. Molloi : Photon counting computed tomography : Concept and initial result, Med. Phys., **32**(2), pp. 427-436 (2005)
9) S. Iwanczyk et al. : Photon Counting Energy Dispersive Detector Arrays for X-Ray Imaging, 2007 IEEE Nuclear Science Symposium Conference Record, pp. 2741-2748 (2007)
10) Ra. Luhta et al. : Back Illuminated Photodiodes for Multislice CT, Proceedings of the SPIE, **5030**, pp. 235-245 (2003)
11) J. Hsieh, O. Grumen and K. King : Recursive correction algorithm for detector decay characteristics in CT, Proceedings of the SPIE, **3977**, pp. 298-305 (2000)
12) T. Newton and D. Potts, : Radiology of the skull and brain : Technical Aspects of Computed Tomography, pp. 4112-4126, Mosby (1981)

6章

1) T. Newton et al. : Radiology of the skull and brain : Technical Aspects of Computed Tomography, pp. 3923-3940, Mosby (1981)
2) G. Glover and R. Eisner : Theoretical resolution of computer tomography systems, J. Comput. Assist. Tomogr., **3**, pp. 85-91 (1979)
3) P. F. Judy : The line spread function and modulation transfer function of a computed tomographic scanner, Med. Phys., **3**(4), pp. 233-236 (1976)
4) I. Mori and Y. Machida : Deriving the modulation transfer function of CT from extremely noisy edge profiles, Radiological Physics and Technology, **2**(1), pp. 22-32 (2009)
5) T. Peters and R. Lewitt : Computed Tomography with Fan Beam Geometry, J. Comput. Assist. Tomogr., **1**, pp. 429-436 (1977)
6) 田中和之：確率モデルによる画像処理技術入門, pp. 25-30, 森北出版 (2006)
7) M. Kijewski and P. Judy : The noise power spectrum of CT images, Phys. Med. Biol., **32**, pp. 565-575 (1987)
8) S. Riederer, N. Pelc and D. Chesler : The Noise Power Spectrum in Computed X-ray Tomography, Phys. Med. Biol., **23**(3), pp. 446-454 (1978)
9) K. Boedeker, V. Cooper and M. McNitt-Gray : Application of the noise power spectrum in modern diagnostic MDCT : Part I. Measurement of noise power spectra and noise equivalent quanta, Phys. Med. Biol., **52**, pp. 4027-4046 (2007)
10) D. Chesler, S. Riederer and N. Pelc : Noise Due to Photon Counting Statistics in Computed X-Ray Tomography, J. Comput. Assist. Tomogr., **1**(1), pp. 64-74 (1977)
11) A. Kak and M. Slaney : Principles of Computed Tomographic Imaging, pp. 190-200, SIAM Press (2001)
12) R. Wagner, D. Brown and M. Pastel : Application of information theory to the assessment of computed tomography, Med. Phys., **6**(2), pp. 83-94 (1979)
13) 3章18)
14) K. Yang et al. : Noise power properties of a cone-beam CT system for breast cancer detection, Med. Phys., **35**(12), pp. 5317-5327 (2008)
15) D. Tward and J. Siewerdsen : Cascaded systems analysis of the 3 D noise transfer characteristics of flat-panel cone-beam CT, Med. Phys., **35**(12), pp. 5510-5529 (2008)
16) K. Boedeker and M. McNitt-Gray : Application of the noise power spectrum in modern diagnostic MDCT : Part II. Noise power spectra and signal to noise ratio, Phys. Med. Biol., **52**, pp. 4047-4061 (2007)
17) D. Loo, K. Doi and C. Metz : A comparison of physical image quality indices and observer performance in the radiographic detection of nylon beads, Phys. Med. Biol., **29**(7), pp. 837-856 (1984)
18) International Commission on Radiation Units and Measurements Report, No. 54, Medical Imaging-the Assessment of Image Quality (ICRU, Bethesda, MD) (1996)
19) S. Richard and J. Siewerdsen : Comparison of model and human observer performance for detection and discrimination tasks using dual-energy X-ray images, Med. Phys., **35**(11), pp. 5043-5053 (2008)
20) A. Polacin and W. Kalender : Measurement of slice sensitivity profiles in spiral CT, Med. Phys., **21**(1), pp. 133-140 (1994)
21) G. Wang and W. Vannier : Optimal pitch in spiral computed tomography, Med. Phys., **24**(10), pp. 1635-1639 (1997)
22) R. Bracewell : The Fourier Transform and its Application, 3 rd. edition, pp. 434-435, McGRAW-HILL (1999)

7章

1) R. Brooks et al. : Aliasing : A Source of Streaks in Computed Tomograms, J. Comput. Assist. Tomogr., **3**, pp. 511-518 (1979)
2) 森　一生ほか：CTにおけるエリアスアーチファクトの緩和, Medical Imaging Technology, **21**(4), pp. 254-264 (2003)

3) M. Joseph : View sampling requirements in fan beam computed tomography, Med. Phys., **7**(6), pp. 692-702 (1980)
4) P. M. Joseph and R. D. Spital : A method for correcting bone induced artifacts in computed tomography scanners, J. Comput. Assist. Tomogr., **2**, pp. 100-108 (1978)
5) 4章10)
6) 4章13)
7) M. Bal and L. Spies : Metal artifact reduction in CT using tissue-class modeling and adaptive prefiltering, Med. Phys., **33**(8), pp. 2852-2859 (2006)
8) W. Kalender, R. Hebele and J. Ebersberger : Reduction of CT artifacts caused by metallic implants, Radiology, **164**, pp. 576-577 (1987)
9) F. Noo, R. Clackdoyle and J. D Pack : A two-step Hilbert transform method for 2 D image reconstruction, Phys. Med. Biol., **49**, pp. 3903-3923 (2004)
10) Hi. Kudo, M. Courdurier, F. Noo and M. Defrise : Tiny *a priori* knowledge solves the interior problem in computed tomography, Phys. Med. Biol., **53**, pp. 2207-2231 (2008)
11) B. Ohnesorge et al. : Efficient correction for CT image artifacts caused by objects extending outside the scan field of view, Med. Phys., **27**, pp. 39-46 (2000)
12) A. Zamyatin and S. Nakanishi : Extension of the reconstruction field of view and truncation correction using sinogram decomposition, Med. Phys., **34**(5), pp. 1593-1604 (2007)
13) J. Hsieh : Adaptive streak artifact reduction in computed tomography resulting from excessive X-ray photon noise, Med. Phys., **25**(11), pp. 2139-2147 (1998)
14) M. Kachelriess, O. Watzke and W. Kalender : Generalized multi-dimensional adaptive filtering for conventional and spiral single-slice, multi-slice, and cone-beam CT, Med. Phys., **28**(4), pp. 475-900 (2001)
15) 森 一生, 風間正博：ストリーク状CTアーチファクトの緩和, Med. Imag. Tech., No. 4, pp. 272-275 (2003)
16) 森 一生：放射線画像診断装置および放射線画像診断装置のデータ処理方法, 特開 2005-253628 (2005)

8章

1) M. Kachelriess and W. Kalender : Presampling, algorithm factors, and noise : Considerations for CT in particular and for medical imaging in general, Med. Phys., **32**(5), pp. 1321-1334 (2005)
2) S. Shaller et al. : Spiral Interpolation Algorithm for Multislice Spiral CT—Part I : Theory, IEEE Trans. Med. Imaging., **19**(9), pp. 822-834 (2000)
3) G. Wang and M. Vannier : Helical CT image noise-analytical results, Med. Phys., **20**, pp. 1635-1640 (1993)
4) H. Hu and Y. Shen : Helical CT reconstruction with longitudinal filtration, Med. Phys., **25**(11), pp. 2130-2133 (1998)
5) P. Rivière : Longitudinal Aliasing in Multislice Helical Computed Tomography : Sampling and Cone-Beam Effects, IEEE Trans. Med. Imaging., **21**(11), pp. 1366-1373 (2002)
6) K. Taguchi and H. Aradate : Algorithm for image reconstruction in multi-slice helical CT, Med. Phys., **25**, pp. 550-560 (1998)
7) K. Taguchi et al. : The cause of the artifact in 4-slice helical computed tomography, Med. Phys., **31**(7), pp. 2033-2037 (2004)
8) M. Silver et al. : Windmill artifact in multi-slice helical CT, Proc. of SPIE, **5032** (2003)
9) H. Hu : Multi-slice helical CT : Scan and reconstruction, Med. Phys., **26**(1) (1999)
10) J. Hsieh : Analytical models for multi-slice helical CT performance parameters, Med. Phys., **30**(2), pp. 169-178 (2003)
11) A. Katsevich : An improved exact filtered backprojection algorithm for spiral computed tomography, Advances in Applied Mathematics, **32**, pp. 681-697 (2004)
12) S. Yen et al. : Longitudinal Sampling and Aliasing in Spiral CT, IEEE Trans. Med. Imaging, **18**(1), pp. 43-58 (1999)
13) P. Rivière and X. Pan : Interlaced interpolation weighting functions for multislice helical computed tomography, Optical Engineering, **42**(12), pp. 3461-3470 (2003)
14) T. Flohr et al. : Image Reconstruction and Image Quality Evaluation for a 64-Slice CT Scanner with z-Flying Focal Spot, Med. Phys., **32**, pp. 2536-2547 (2005)
15) I. Mori : Anti-Aliasing Backprojection for Helical MDCT, Med. Phys., **35**(3), pp. 1065-1077 (2008)
16) J. Hsieh : Computed Tomography, pp. 288-292, SPIE Press (2003)
17) M. Silver : High-helical-pitch, cone-beam computed tomography, Phys. Med. Biol., **43**, pp. 847-855 (1998)
18) M. Silver, K. Taguchi and K. Han : Field-of-view dependent helical pitch in multi-slice CT, Proc. SPIE, **4320**, pp. 839-848 (2001)
19) 町田好男：特願平 7-2512, コンピュータ断層撮影装置 (1995)
20) T. Flohr et al. : Image reconstruction and image quality evaluation for a 16-slice CT scanner, Med. Phys., **30**(5), pp. 832-845 (2003)
21) K. Stierstorfer, T. Flohr and H. Bruder : Segmented multiple plane reconstruction : a novel approximate reconstruction scheme for multi-slice spiral CT, Phys. Med. Biol., **47**, pp. 2571-2581 (2002)

22) J. Hsieh : Nonstationary noise characteristics of the helical scan and its impact on image quality and artifacts, Med. Phys., **24**(9), pp. 1375-1384 (1997)

9章
1) J. Hsieh et al. : Step-and-shoot data acquisition and reconstruction for cardiac X-ray computed tomography, Med. Phys., **33**(11), pp. 4236-4248 (2006)
2) 4章12)

10章
1) 放射線医学総合研究所 監訳 :「放射線の線源と影響」原子放射線の影響に関する国連科学委員会の総会に対する2000年報告書, 実業広報社
2) IEC 60601-2-44 : Particular requirements for the safety of X-ray equipment for computed tomography Part 2-44 (2002)
3) 西谷源展, 山田勝彦, 前越 久 : 放射線計測学, pp. 118-127, オーム社 (2003)
4) 山下康行 : 極めるマルチスライスCT, pp. 56-63, 中外医学社 (2001)
5) 小山修司 : 診断領域X線の線量測定のキーポイント, 日本放射線技術学会雑誌, **56**(7), pp. 909-918 (2000)
6) J. Bauhs et al. : CT dosimetry : comparison of measurement techniques and devices, Radiographics, **28**(1), pp. 245-253 (2008)
7) 小林正尚ほか : X線診断における患者被ばく線量算出プログラムの構築, 日本放射線安全管理学会誌, **2**(2), pp. 51-57 (2003)
8) R. Dixon : Restructuring CT dosimetry—A realistic strategy for the future Requiem for the pencil chamber, Med. Phys., **33**(10), pp. 3973-3976 (2006)
9) J. Boone : The trouble with CTDI 100, Med. Phys., **34**(4), pp. 1364-1371 (2007)
10) ICRP : Managing patient dose in computed tomography, Publication 87, Annals of the ICRP (2000)
11) 医療被ばくガイドライン作成WG : 放射線診療における線量低減目標値 医療被ばくガイドライン2006 X線CT, 日本放射線技師会雑誌, **54**(1), pp. 34-46 (2007)
12) 6章10)
13) 6章12)
14) A. Kak et al. : Principles of Computed Tomographic Imaging, pp. 199-201, SIAM Press (2001)
15) 村松ほか : CT用自動露出機構 (CT-AEC) の性能評価班 最終報告書, 日本放射線技術学会雑誌, **63**(5), pp. 534-545 (2007)
16) 中村仁信 : 放射線診断 (IVRを含む) における被曝, 第6回国際MDCTシンポジウム講演録, pp. 28-32 (2007)
17) 西澤かな枝 : CTにおける被ばくと線量低減, Radiology Frontier, **7**(4), pp. 271-278 (2004)
18) K. Perisinakis, A. Papadakis and J. Damilakis : The effect of X-ray beam quality and geometry on radiation utilization efficiency in multidetector CT imaging, Med. Phys., **36**(4), pp. 1258-1266 (2009)
19) A. Tzedakis, J. Damilakis and K. Perisinakis : Influence of z overscanning on normalized effective doses calculated for pediatric patients undergoing multidetector CT examinations, Med. Phys., **34**(4), pp. 1135-1523 (2007)

第II編

11章
1) E. M. Purcell, H. C. Torrey and R. V. Pound : Resonance Absorption by Nuclear Magnetic Moments in a Solid, Physical Review, **69**, pp. 37-38 (1946)
2) F. Bloch, W. W. Hansen and M. Packard : Nuclear Induction, Physical Review, **69**, p. 127 (1946)
3) C. P. Slichter : 磁気共鳴の原理, pp. 1-59, シュプリンガー・ファラーク東京 (1998)
4) A. Abragam : Principles of Nuclear Magnetism, pp. 1-18, Oxford University Press (1985)
5) R. Damadian : Tumor Detection by Nuclear Magnetic Resonance, Science, **171**, 3976, pp. 1151-1153 (1971)
6) E. L. Hahn : Spin Echoes, Physical Review, **80**(4), pp. 580-594 (1950)
7) H. Y. Carr, E. M. Purcell : Effects of Diffusion on Free Precession in Nuclear Magnetic Resonance Experiments, Physical Review, **94**(3), pp. 630-638 (1954)
8) P. C. Lauterbur : Image Formation by Induced Local Interactions : Examples Employing Nuclear Magnetic Resonance, Nature, **242**, pp. 190-191 (1973)
9) P. Mansfield and P. K. Grannell : NMR 'Diffraction' in Solids ?, J. Phys. C, **6**(22), pp. L 422-L 426 (1973)
10) A. Kumar, D. Welti and R. R. Ernst : NMR Fourier Zeugmatography, J. Magn. Reson., **18**(1), pp. 69-83 (1975)
11) W. A. Edelstein, J. M. S. Hutchison, G. Johnson and T. Redpath : Spin Warp NMR Imaging and Applications to Human Whole-Body Imaging, Phys. Med. Biol., **25**(4), pp. 751-756 (1980)
12) F. W. Wehrli : Fast-Scan Magnetic Resonance — Primciples and Applications, Raven Press (1991)
13) P. Mansfield : Multi-planar Image Formation Using NMR Spin Echoes, J. Phys. C, **10**(3), pp. L 55-L 58 (1977)
14) I. L. Pykett and R. R. Rzedzian : Instant Images of the Body by Magnetic Resonance, Magn. Reson. Med., **5**, pp. 563-571 (1987)

12章

1) 11章3)
2) 11章4)
3) T. C. Farrar and E. D. Becker : Pulse and Fourier Transform NMR, pp. 1-17, Academic Press (1971)
4) E. D. Becker : High Resolution NMR, 2 nd Ed., pp. 9-29, Academic Press (1980)
5) P. G. Morris : Nuclear Magnetic Resonance Imaging in Medicine and Biology, pp. 12-76, Clarendon Press (1986)
6) E. M. Haacke, R. W. Brown, M. R. Thompson and R. Venkatesan : Magnetic Resonance Imaging —Physical Principles and Sequence Design—, John Wiley & Sons (1999)
7) A. D. Elster and J. H. Burdette : Questions and Answers in Magnetic Resonance Imaging, 2 nd Ed., Mosby (2001)
8) 巨瀬勝美：NMRイメージング，共立出版（2004）
9) 荒木 力：決定版MRI完全解説，秀潤社（2008）
10) P. A. Bottomley, T. H. Foster, R. E. Argersinger and L. M. Pfeifer : A Review of Normal Tissue Hydrogen NMR Relaxation Times and Relaxation Mechanisms from 1-100 MHz : Dependence on Tissue Type, NMR Frequency, Temperature, Species, Excision, and Age, Med. Phys., **11**, pp. 425-448 (1984)
11) F. Bloch : Nuclear Induction, Physical Review, **70**, pp. 460-474 (1946)
12) 11章6)
13) 11章7)
14) S. Meiboom and D. Gill : Modified Spin-echo Method for Measuring Nuclear Relaxation Times, Rev. Sci. Instrum., **29**, pp. 688-691 (1958)
15) Z.-P. Liang and P. C. Lauterbur : Principles of Magnetic Resonance Imaging, pp. 120-125, IEEE Press (2000)
16) E. D. Becker : High Resolution NMR, 2 nd Ed., pp. 55-61, Acdemic Press (1980)
17) T. F. Budinger and A. R. Margulis : Medical Magnetic Resonance Imaging and Spectroscopry, pp. 71-80 (1986)
18) S. D. Wolff and R. S. Balaban : Magnetization Transfer Contrast (MTC) and Tissue Water Proton Relaxation in Vivo, Magn. Reson. Med., **10**, pp. 135-144 (1989)
19) R. S. Balaban and T. L. Ceckler : Magnetization Transfer Contrast in Magnetic Resonance Imaging, Magnetic Resonance Quarterly, **8**, pp. 116-137 (1992)

14章

1) 12章6)
2) 12章15)
3) M. A. Bernstein, K. F. King and X. J. Zhou : Handbook of MRI Pulse Sequences, Elsevier Academic Press (2004)
4) R. R. Ernst and W. A. Anderson : Application of Fourier Transform Spectroscopy to Magnetic Resonance, Rev. Sci. Instrum., **37**, pp. 93-102 (1966)

15章

1) 11章12)
2) 14章3)
3) J. Frahm, A. Haase and D. Matthaei : Rapid NMR Imaging of Dynamic Processes Using the FLASH Technique, Magn. Reson. Med., **3**, pp. 321-327 (1986)
4) A. Haase, J. Frahm, D. Matthaei, W. Hanick and K.-D. Merboldt : FLASH Imaging. Rapid NMR Imaging Using Low Flip-Angle Pulses, J. Magn. Reson., **67**, pp. 258-266 (1986)
5) O. Heid : Gradient Echoes, Steady States and the True Fisp Sequence, Syllabus of ISMRM Weekend Educational Course, pp. 440-443 (2002)
6) K. Scheffler and J. Hennig : Is TrueFISP a Gradient-Echo or a Spin-Echo Sequence ?, Magn. Reson. Med., **49**, pp. 395-397 (2003)
7) 12章6)
8) J. Hennig, A. Nauerth and H. Friedburg : RARE Imaging : A Fast Imaging Method for Clinical MR, Magn. Reson. Med., **3**, pp. 823-833 (1986)
9) 11章12)
10) 11章14)
11) D. A. Feinberg, J. D. Hale, J. C. Watts, L. Kaufman and A. Mark : Halving MR Imaging Time by Conjugation : Demonstration at 3.5 kG, Radiology, **161**, pp. 527-531 (1986)

16章

1) 岩井喜典, 斎藤雄督, 今井悠一：医用画像診断装置—CT, MRIを中心として—, pp. 124-157, コロナ社 (1998)
2) 笠井俊文, 土井 司 編：MR撮像技術学（改訂2版）, pp. 30-52, オーム社 (2008)
3) H. R. Hart, P. A. Bottomley, W. A. Edelstein, S. G. Karr, W. M. Leue, O. Mueller, R. W. Redington, J. F. Schenck, L. S. Smith and D. Vatis : Nuclear Magnetic Resonance Imaging : Contrast-to-Noise Ratio as a

Function of Strength of Magnetic Field, AJR, **141**, pp. 1195-1201 (1983)
4) C. K. Kuhl, F. Traber and H. H. Schild : Whole-Body High-Field-Strength (3.0-T) MR Imaging in Clinical Practice, Radiology, **246**, pp. 675-696 (2008)
5) 浦山慎一 : 3 T MR Physics, 日磁医誌, **28**, pp. 231-243 (2008)
6) F. Romeo and D. I. Hoult : Magnet Field Profiling : Analysis and Correcting Coil Design, Magn. Reson. Med., **1**, pp. 44-65 (1984)
7) P. A. Bottomley : A Versatile Magnetic Field Gradient Control System for NMR Imaging, J. Phys. E : Sci. Instrum., **14**, pp. 1081-1087 (1981)
8) R. Turner : A Target Field Approach to Optimal Coil Design, J. Phys. D, **19**, L 147-151 (1986)
9) P. Mansfield and B. Chapman : Active Magnetic Screening of Gradient Coils in NMR Imaging, J. Magn. Reson., **66**, pp. 573-576 (1986)
10) I. Mori, Y. Hamamura and H. Kawamoto : Recent Problems of Electromagnetic Technology in MRI, IEICE Trans. Commun., **E78-B**, pp. 809-817 (1995)
11) E. Fukushima and S. B. W. Roeder : Experimental Pulse NMR —A Nuts and Bolts Approach, pp. 297-424, Addison-Wesley (1981)
12) G. N. Holland and J. R. Macfall : An overview of digital spectrometers for MR imaging, J. Magn. Reson. Imaging, **2**, pp. 241-246 (1992)
13) T. C. Farrar and E. D. Becker : Pulse and Fourier Transform NMR, pp. 37-40, Academic Press (1971)
14) W. G. Clarke : Pulsed Nuclear Resonance Apparatus, Rev. Sci. Instrum., **35**, pp. 316-333 (1964)
15) W. E. Sabin and E. O. Schoenike : Single-Sideband Systems and Circuits, pp. 247-258, McGraw-Hill (1987)
16) A. V. Oppenheim and R. W. Schafer : Discrete-Time Signal Processing, pp. 101-105, Prentice Hall (1989)
17) P. Perez, A. Santos and J. J. Vaquero : Potential use of the undersampling technique in the acquisition of nuclear magnetic resonance signals, MAGMA, **13**, pp. 109-117 (2001)
18) J. Mispelter, M. Lupu and A. Briquet : NMR Probeheads for Biophysical and Biomedical Experiments, Imperial College Press (2006)
19) C. E. Hayes, W. A. Edestein and J. F. Schenck : Radio Frequency Resonators In Magnetic Resonance Imaging, Vol. II, Ed. C. L. Partain et al., pp. 1183-1200, W. B. Saunders Company (1988)
20) A. Sotgiu and J. S. Hyde : High-Order Coils as Transmitters for NMR Imaging, Magn. Reson. Med., **3**, pp. 55-62 (1986)
21) C. E. Hayes, W. A. Edelstein, J. F. Schenck and O. M. Mueller : An Efficient, Highly Homogeneous Radio Frequency Coil for Whole-Body NMR Imaging at 1.5 T, J. Magn. Reson., **63**, pp. 622-628 (1985)
22) D. I. Hoult and R. E. Richards : The Signal-to-Noise Ratio of the Nuclear Magnetic Resonance Experiment, J. Magn. Reson., **24**, pp. 71-85 (1976)
23) D. I. Hoult and P. C. Lauterbur : The Sensitivity of the Zeugmatographic Experiment Involving Human Samples, J. Magn. Reson., **34**, pp. 425-433 (1979)
24) D. G. Gadian and F. N. H. Robinson : Radiofrequency Losses in NMR Experiments on Electrically Conducting Samples, J. Magn. Reson., **34**, pp. 449-455 (1979)
25) C. N. Chen, D. I. Hoult and V. J. Sank : Quadrature Detection Coils — A Further $\sqrt{2}$ Improvement in Sensitivity, J. Magn. Reson., **54**, pp. 324-327 (1983)
26) P. B. Roemer, W. A. Edelstein, C. E. Hayes, S. P. Souza and O. M. Mueller : The NMR Phased Array, Magn. Reson. Med., **16**, pp. 192-225 (1990)

17章

1) F. G. Shellock : Magnetic Resonance Bioeffects, Safety, and Patient Management, pp. 1-47, Lippincott - Raven (1996)
2) IEC 60601-2-33 Edition 3.0 (2010)
3) 渥美和彦, 小谷 誠, 上野照剛 : バイオマグネトロニクス入門, pp. 7-87, オーム社 (1986)
4) 内薗耕二 : 生体の電気現象, pp. 26-28, コロナ社 (1967)
5) 大森豊明 : 電磁気と生体, 日刊工業新聞社 (1987)
6) H. Yamagata, S. Kuhara, Y. Seo, K. Sato, O. Hiwaki and S. Ueno : Evaluation of dB/dt Thresholds for Nerve Stimulation Elicited by Trapezoidal and Sinusoidal Gradient Fields in Echo-Planar Imaging, Book of Abstructs in 10 th Annual Meeting of SMRM, p. 1277 (1991)
7) 16 章 26)

18章

1) National Electrical Manufacturers Association : Determination of Signal-to-Noise Ratio (SNR) in Diagnostic Magnetic Resonance Imaging, NEMA Standard Publication, MS 1-2008
2) Phantom Test Guidance for the ACR MRI Accreditation Program, American College of Radiology
3) 宮地利明 : MRI の画像評価, 日本放射線技術学会雑誌, **58**, pp. 40-48 (2002)
4) 日本放射線技術学会 編 : 臨床放射線技術実験ハンドブック (上巻, 第 8 章), pp. 465-579, 通商産業研究社

(1996)
5) 笠井俊文，土井　司：MR撮像技術学改訂2版（第6章），pp. 182-196，オーム社（2008）
6) 杉村和朗 監訳：標準MRI（第11章），pp. 187-203，オーム社（2004）
7) 今井　広，宮地利明，小倉明夫，土井　司，土橋俊男，町田好男，小林正人，清水幸三，木藤善浩：差分マップ法および連続撮像法によるParallel MRI画像のSNR測定，日本放射線技術学会誌，**64**，pp. 930-936（2008）
8) C. D. Constantinides, E. Atalar and E. R. McVeigh：Signal-to-noise measurements in magnitude images from NMR phased arrays, Magn. Reson. Med., **38**, pp. 852-857 (1997)（Erratum in：Magn Reson Med, **52**, p. 219 (2004)）
9) 宮地利明，今井　広，小倉明夫，土井　司，土橋俊男，町田好男：Parallel MRIにおける画像SNR評価法の問題点，日本放射線技術学会誌，**62**，pp. 145-148（2006）

19章
1) 笠井俊文，土井　司：MR撮像技術学改訂2版（第5章），pp. 147-180，オーム社（2008）
2) レイ．H．ハシェミ（荒木 力 監訳）：MRIの基本 パワーテキスト第2版（第18章），pp. 193-224，メディカルサイエンスインターナショナル（2004）
3) M. A. Bernstein, K. F. King and X. J. Zhou：Handbook of MRI Pulse Sequences, Elsevier Academic Press (2004)

20章
1) K. F. King：Parallel-imaging reconstruction In Handbook of MRI Pulse Sequences, pp. 522-546, Elsevier Academic Press (2004)
2) M. Blaimer, F. Breuer, M. Mueller, R. M. Heidemann, M. A. Griswold and P. M. Jakob：SMASH, SENSE, PILS, GRAPPA, How to Choose the Optimal Method, Top Magn. Reson. Imaging, **15**, pp. 223-236 (2004)
3) J. W. Carlson and T. Minemura：Imaging Time Reduction Through Multiple Coil Data Acquisition and Image Reconstruction, Magn. Reson. Med., **29**, pp. 681-688 (1993)
4) J. B. Ra and C. Y. Rim：Fast imaging using with subencoding data sets from multiple detectors, Magn. Reson. Med., **30**, pp. 142-145 (1993)
5) D. K. Sodickson and W. J. Manning：Simultaneous acquisition of spatial harmonics (SMASH)：Ultra-fast imaging with radiofrequency coil arrays, Magn. Reson. Med., **38**, pp. 591-603 (1997)
6) K. P. Pruessmann, M. Weiger, M. B. Scheidegger and P. Boesiger：SENSE：sensitivity encoding for fast MRI, Magn. Reson. Med., **42**, pp. 952-962 (1999)
7) 今井　広，宮地利明，小倉明夫，土井　司，土橋俊男，町田好男，小林正人，清水幸三，木藤善浩：差分マップ法および連続撮像法によるParallel MRI画像のSNR測定，日本放射線技術学会誌，**64**，pp. 930-936（2008）
8) M. A. Griswold, P. M. Jakob, R. M. Heidemann, M. Nittka, V. Jellus, J. Wang, B. Kiefer and A. Haase：Generalized autocalibrating partially parallel acquisitions (GRAPPA), Magn. Reson. Med., **47**, pp. 1202-1210 (2002)
9) Y. Machida, S. Uchizono and N. Ichinose：Fold-Over Aliasing Artifact Suppression Technique in MR Parallel Imaging：Considerations of Role of FOV in Image Formation Procedure, In Proceedings of the 13 th Annual Meeting of ISMRM, Miami, p. 506 (2005)

21章
1) M. A. Bernstein, K. F. King and X. J. Zhou：Handbook of MRI Pulse Sequences, pp. 148-176, Elsevier Academic Press (2004)
2) 前田正幸，伊藤　哲，山田弘樹，岩崎俊子，石井　靖：静注MRI用造影剤，日獨医報 **39**(2), pp. 169-182 (1994)
3) 笠井俊文，土井　司：MR撮像技術学改訂2版（第4章），pp. 136-145，オーム社（2008）
4) 谷本伸弘：MRI：造影剤の進歩，肝臓，**47**(4), pp. 187-194 (2006)
5) 鈴木宗治，山田一郎：造影剤の歴史と造影検査の進歩（1）非イオン性造影剤の登場と普及，Innervision, **8**(9), pp. 65-70 (1993)
6) 中島寛人ほか：肝細胞癌におけるGd-EOB-DTPAの診断能，SPIOおよびCTAP/CTHAとの診断能の比較，肝胆膵，**48**, pp. 313-318 (2004)
7) H. U. Kauczor et al.：Special Issue：Hyperpolarized Gases in MRI, NMR in Biomedicine, **13**(4), pp. 173-270 (2000)
8) R. R. Rizi：A new direction for polarized carbon-13 MRI. PNAS 106, pp. 5453-5454 (2009)
9) F. Starlberg, A. Ericsson and B. Nordell：MR imaging, flow and motion. Acta radiologica, **33**, pp. 179-200 (1992)
10) 町田好男：MRAと新しい血流診断（第2章），pp. 22-56，朝倉書店（1994）
11) M. Miyazaki and V. Lee：Nonenhanced MR Angiography, Radiology, **248**, pp. 20-43 (2008)
12) 佐藤幸三，久原重英：NMR医学―基礎と臨床―, pp. 181-210, 丸善（1991）
13) P. R. Moran：A flow velocity zeugmatographic interlace for NMR imaging in humans, Magn. Reson. Imaging, **1**, pp. 197-203 (1982)
14) P. J. Keller, B. P. Drayer, E. K. Fram, K. D. Williams, C. L. Dumoulin and S. P. Souza：MR angiography with

two-dimentional acquisition and three-dimensional display, Radiology, **173**, pp. 527-532 (1989)
15) G. A. Laub and W. A. Kaiser : MR angiography with gradient motion refocusing, J. Comput. Assist. Tomogr., **12**, pp. 377-382 (1988)
16) D. D. Blatter, D. L. Parker and R. O. Robison : Cerebral MR angiography with multiple overlapping thin slab acquisition, Radiology, **179**, pp. 805-811 (1991)
17) D. Atkinson, M. Brant-Zawadzki, G. Gillan, D. Purdy and G. Laub : Improved MR angiography : magnetization transfer suppression with variable flip angle excitation and increased resolution, Radiology, **190**, pp. 890-894 (1994)
18) G. B. Pike, B. S. Hu, G. H. Glover and D. R. Enzmann : Magnetization transfer time-of-flight magnetic resonance angiography, Magn. Reson. Med., **25**, pp. 372-379 (1992)
19) C. L. Dumoulin, S. P. Souza, M. F. Walker and W. Wagle : Three-dimensional phase contrast angiography, Magn. Reson. Med., **9**, pp. 139-149 (1989)
20) M. Miyazaki, S. Sugiura, F. Tateishi, H. Wada, Y. Kassai and H. Abe : Non-contrast-enhanced MR angiography using 3D ECG-synchronized half-Fourier fast spin echo, J. Magn. Reson. Imaging, **12**, pp. 776-783 (2000)
21) M. R. Prince : Gadolinium-enhanced MR aortography, Radiology, **191**, pp. 155-164 (1994)
22) K. Y. Ho, T. Leiner, M. W. de Haan, A. G. Kessels, P. J. Kitslaar and J. M. van Engelshoven : Peripheral vascular tree stenoses : evaluation with moving-bed infusion-tracking MR angiography, Radiology, **206**, pp. 683-692 (1998)
23) F. R. Korosec, R. Frayne, T. M. Grist and C. A. Mistretta : Time-resolved contrast-enhanced 3D MR angiography, Magn. Reson. Med., **36**, pp. 345-351 (1996)
24) 町田好男，森　一生，小倉隆英：MR高速撮像とMRアンギオグラフィー，東北大学医学部保健学科紀要，**18**，pp. 1-7 (2009)
25) O. P. Simonetti, J. P. Finn, R. D. White, G. Laub and D. A. Henry : "Black Blood" T 2-weighted Inversion-Recovery MR Imaging of the Heart, Radiology, **199**, pp. 49-57 (1996)
26) Z. A. Fayad, V. Fuster, J. T. Fallon, T. Jayasundera, S. G. Worthley, G. Helft, J. G. Aguinaldo, J. J. Badimon and S. K. Sharma : Noninvasive In Vivo Human Coronary Artery Lumen and Wall Imaging Using Black-Blood Magnetic Resonance Imaging, Circulation, **102**, pp. 506-510 (2000)
27) J. Barkhausen, S. G. Ruehm, M. Goyen, T. Buck, G. Laub and J. F. Debatin : MR Evaluation of Ventricular Function : True Fast Imaging with Steady-State Precession versus Fast Low-Angle Shot Cine MR Imaging : Feasibility Study, Radiology, **219**, pp. 264-269 (2001)
28) P. Kellman and A. E. Arai : Imaging Sequences for First Pass Perfusion — A Review, Journal of Cardiovascular Magnetic Resonance, **9**, pp. 525-537 (2007)
29) R. J. Kim, D. S. Fieno, T. B. Parrish, K. Harris, E. L. Chen, O. Simonetti, J. Bundy, J. P. Finn, F. J. Klocke and R. M. Judd : Relationship of MRI Delayed Contrast Enhancement to Irreversible Injury, Infarct Age, and Contractile Function, Circulation, **100**, pp. 1992-2002 (1999)
30) Y. Wang, S. J. Riederer and R. L. Ehman : Respiratory Motion of the Heart : Kinematics and the Implications for the Spatial Resolution in Coronary Imaging, Magnetic Resonance in Medicine, **33**, pp. 713-719 (1995)
31) O. H. Weber, A. J. Martin and C. B. Higgins : Whole-Heart Steady-State Free Precession Coronary Artery Magnetic Resonance Angiography, Magnetic Resonance in Medicine, **50**, pp. 1223-1228 (2003)
32) S. Plein, T. R. Jones, J. P. Ridgway and M. U. Sivananthan : Three-Dimensional Coronary MR Angiography Performed with Subject-Specific Cardiac Acquisition Windows and Motion-Adapted Respiratory Gating, AJR, **180**, pp. 505-512 (2003)
33) 蜂屋順一，高原太郎，扇　和之：改訂版MRI応用自在，pp. 156-195，メジカルビュー社 (2001)
34) 扇　和之，豊田真規子，横手宏之，小堀賢一，古川　隆：腹部MR hydrography 一撮像のポイントと新しい臨床応用の可能性一，日本医放会誌，**64**，pp. 21-27 (2001)
35) K. Katada : MR imaging of brain surface structures : surface anatomy scanning (SAS), Neuroradiology, **32**, pp. 439-48 (1990)
36) K. Morimoto, M. Shimoi, T. Shirakawa, Y. Aoki, S. Choi, Y. Miyata and K. Hara : Biliary obstruction : evaluation with three-dimensional MR cholangiography, Radiology, **183**, pp. 578-580 (1992)
37) J. Sai and J. Ariyama : MRCP : Early Diagnosis of Pancreatobiliary Diseases, Springer-Verlag (1999)
38) D. Le Bihan, E. Breton, D. Lallemand, P. Grenier, E. Cabanis and M. Laval-Jeantet : MR imaging of intravoxel incoherent motions : application to diffusion and perfusion in neurologic disorders. Radiology, **161**, pp. 401-407 (1986)
39) 青木茂樹，阿部　修，増谷佳孝：新版 これでわかる拡散MRI，秀潤社 (2005)
40) 西村恒彦，山田　恵，伊藤博敏：Diffusion・perfusion 一望千里，メジカルビュー社 (2006)
41) P. J. Bassier and C. Pierpaoli : A simplified method to measure the diffusion tensor from MR images, Magn. Reson. Med., **39**, pp. 928-934 (1998)
42) S. Mori, B. J. Crain, V. P. Chacko and P. C. van Zijl : Three dimensional tracking of axonal projections in the brain by magnetic resonance imaging, Ann. Neurol., **45**, pp. 365-369 (1999)
43) R. J. Ordidge, J. A. Helpern, Z. X. Qing, R. A. Knight and V. Nagesh : Correction of motional artifacts in MR diffusion-weighted images using navigator-echos, Magn. Reson. Imaging, **12**, pp. 455-460 (1994)
44) R. Turner, D. Le Bihan, J. Maier, R. Vavrek, L. K. Hedges and J. Pekar : Echo-planer imaging in intravoxel

incoherent motion, Radiology, **177**, pp. 407-414 (1990)
45) 本章 40)
46) T. E. Conturo and F. Calamante: Special section: ISMRM perfusion workshop invited papers, Jour. Mag. Reson Imag., **22**(6), pp. 692-753 (2005)(Perfusion 特集号)
47) L. ϕstergaard: Principles of Cerebral Perfusion Imaging by Bolus Tracking, J. Magn. Reson. Imaging, **22**(6), pp. 710-717 (2005)
48) A. G. Sorensen and P. Reimer: Cerebral MR perfusion imaging — principles and current applications, Thieme Verlag (2000)
49) T. Kimura and H. Kusahara: Reference-based Maximum Upslope: A CBF quantification Method without using Arterial Input Function in Dynamic Susceptibility Contrast MRI, Magn. Reson. Med. Sci., **8**, pp. 107-120 (2009)
50) T. T. Liu and G. G. Brown: Measurement of cerebral perfusion in arterial spin labeling: Part 1, Methods. J. Int. Neuropsychol., **13**, pp. 517-525 (2007)
51) 木村徳典: Modified STAR using asymmetric inversion slabs (ASTAR) 法による非侵襲血流イメージング, 日磁医誌, **20**, pp. 374-385 (2001)
52) E. C. Wong: Velocity-Selective Arterial Spin Labeling, Magn. Reson. Med., **55**, pp. 1334-1341 (2006)
53) A. C. Silva and S. G. Kim: Pseudo-continuous arterial spin labeling technique for measuring CBF dynamics with high temporal resolution, Magn. Reson. Med., **42**, pp. 425-429 (1999)
54) S. Ogawa, T. M. Lee, A. R. Kay and D. W. Tank: Brain magnetic resonance imaging with contrast dependent on blood oxygenation, Proc. Natl. Acad. Sci. USA, **87**, pp. 9868-9872 (1990)
55) http://www.fil.ion.ucl.ac.uk/spm/
56) 月本 洋, 菊池吉晃, 妹尾淳史, 安保雅博, 渡邉 修, 米本恭三: 脳機能画像解析入門, 医歯薬出版 (2007)
57) J. Frahm, A. Haase, W. Hänicke, D. Matthaei, H. Bomsdorf and T. Helzel: Chemical Shift Selective MR Imaging Using a Whole-Body Magnet, Radiology, **156**, pp. 441-444 (1985)
58) T. R. Brown, B. M. Kincaid and K. Ugurbil: NMR chemical shift imaging in three dimensions, Proc. Natl. Acad. Sci. USA, **79**, pp. 3523-3526 (1982)
59) W. T. Dixon: Simple Proton Spectroscopic Imaging, Radiology, **153**, pp. 189-194 (1984)
60) G. H. Glover and E. Schneider: Three-Point Dixon Technique for True Water/Fat Decomposition with B_0 Inhomogeneity Correction, Magnetic Resonance in Medicine, **18**, pp. 371-383 (1991)
61) W. Zhang, D. Goldhaber and D. Kramer: Separation of Water and Fat MR Images in a Single Scan at .35 T Using "Sandwich" Echoes, Journal of Magnetic Resonance Imaging, **6**, pp. 909-917 (1996)

付録
1) R. N. Bracewell: The Fourier Transform and Its Applications, 3 rd Ed., McGraw-Hill (2000)
2) A. Papoulis: The Fourier Integral and Its Applications (Reissued), McGraw-Hill (1987)
3) E. O. Brigham: The Fast Fourier Transform and Its Applications (Reissued), Prentice Hall (1988)
4) 日野幹雄: スペクトル解析, 朝倉書店 (1979)
5) 小暮陽三: なっとくするフーリエ変換, 講談社 (1999)
6) R. A. Drebin et al.: Volume Rendering: Edited by Arie Kaufman; Volume Visualization, pp. 125-134, IEEE Computer Society Press (1991)
7) 畦元将吾, 平松慶博: 三次元 CT 画像の作成技術. 森山紀之 (編); 実践三次元 CT 診断, pp. 114-123, 医療科学社 (1999)
8) K. H. Hohne et al.: Rendering Tomographic Volume Data; 3 D Imaging in Medicine, pp. 197-215, Springer-Verlag Berlin, Heidelberg (1990)

索引

【あ】

アウトフロー効果 215
アクティブシミング 167
アーチファクト 193
アフタグロー 50
暗電流 49
アンフォールディング処理 206

【い】

位相エンコード 136
位相エンコード傾斜磁場 136
位相検波 173
位相シフト効果 215
位相分散 122
位置決め画像 108
異方性拡散 231
インバージョンリカバリ法 146
インパルス応答 245
インパルス関数 244
インフロー効果 215

【う】

ウェッジフィルタ 46
渦磁場 169
渦電流 169
打切りアーチファクト 195

【え】

永久磁石 163
エイリアシング 174
エイリアスアーチファクト 76
エイリアス成分 76
エコー時間 127
エコープラナーイメージング法 156
エネルギー準位 114
円形コイル 161
円偏波磁場 118

【お】

オートキャリブレーション法 207
オパシティ 248
オーバースキャン 79
オーバースキャンファクタ 109
オーバービーミングファクタ 109
オブリーク断面 142
折返しアーチファクト 194

【か】

解析的再構成法 14
解像特性 191
回転座標系 116
回転磁場 118
回転陽極形X線管 42
拡散強調画像 230
拡散係数 230
拡散テンソルイメージング 231
画質の場所依存 21,100
画像SNR 187
画像再構成 11
画像雑音 64
画像ひずみ 190
画像ボケ 156
カッピング 81
ガドリニウム 213
カーネル 14
下部コリメータ 46
灌流 233
緩和速度 214

【き】

幾何効率 47
基本周波数 242
逆投影 13,25
キャリブレーション 27
共鳴オフセット角 153
局所磁場 122
巨視的磁化 115
金属ピンアーチファクト 84

【く】

空間周波数 137
空間分解能 61
クエンチング 165
クォータオフセット 62
クライオスタット 165
グラディエントエコー法 148
繰返し時間 144
クロス磁場 184
クロストーク 141
クロストークアーチファクト 201

【け】

傾斜磁場 132
傾斜磁場アンプ 170
傾斜磁場強度 132
傾斜磁場コイル 167
傾斜プロファイル励起法 218
傾斜法 70
ケミカルシフト 130
ケミカルシフトアーチファクト 201
ケミカルシフトイメージング 239

【こ】

コイン法 71
高コントラスト分解能 61
交差緩和 131
高周波磁場 118
高周波電力 172
較正検出器 42,47
高速グラディエントエコー法 150
高速スピンエコー法 154
高速スリップリングCT 35
高速連続回転CT 35
高調波成分 242
高電圧発生装置 41
光電効果 6,7
呼吸同期 197
極低温冷凍機 165
ゴースト 156
コーマック 4
コリメーション幅 37,72
コリメータ 32,39,48
コーン角 24,72,95
コーン角アーチファクト 24,95
コーン角問題 24,39,95
コントラスト雑音比 69
コントラストノイズ比 192
コントラスト分解能 192
コーンビーム 23
コーンビーム再構成 23,95
コーンビームCT 38
コンプトン散乱 6
コンベンショナルスキャン 36
コンボリューション 245
コンボリューション関数 14
コンボリューション補正逆投影法 14

【さ】

再構成関数 14,17
再構成の線形成 29
歳差運動 113
再収束 127

再収束傾斜磁場	141	シングルボクセル法	238	単純逆投影法	12
最大値投影	247	神経刺激作用	182		
サイノグラム	11, 23	信号強度	187	【ち】	
雑音パワースペクトル	65	腎性全身性線維症	214	逐次近似法	12
サドルコイル	168, 175	シンチレータ	47	中央断面定理	16
サーフェスレンダリング	247	心電図同期	102	超常磁性	117
差分画像法	188	心電同期法	197	超常磁性酸化鉄	214
三次元逆投影	24, 73, 96	振幅変調波	140	超電導コイル	165
散乱線	83			超電導磁石	163
散乱線アーチファクト	83	【す】		超偏極	115, 215
残留横磁化	150	スキャンダイアグラム	90	直線補間	26
		ステップ&シュートスキャン	36	直交位相検波	173
【し】		スパイラルスキャン	36, 158		
シェーディング	84	スピン	116	【つ】	
磁化移動	131	スピンエコー	127	通常操作モード	181
磁化移動コントラスト	218	スピンエコー法	143		
磁化移動コントラストパルス		スペクトロスコピー	238	【て】	
	212	スライス厚	70, 191	低コントラスト検出能	68
磁化飽和移動法	131	スライス選択傾斜磁場	142	定常状態	144
磁化率	117	スライスプロファイル	191	ディテクタピッチ	38
磁化率アーチファクト	199	スリップリング	35	ディテクタファン	32
時間コンボリューションの		スルーレート	171	デュアルエネルギースキャン	40
定理	245			デルタ関数	244
時間濃度曲線	234	【せ】		展開処理	203
時間分解能	101	セグメント分割型	224	電子ビームスキャン	34
磁気回転比	113	セラミックシンチレータ	49		
磁気緩和	120	全回転方式	31	【と】	
磁気共鳴現象	118	線形システム	245	投影データ	10
磁気共鳴(角)周波数	118	線形偏波磁場	118	透視投影法	249
磁気モーメント	113	線質硬化	8, 81	等方性拡散	230
磁気量子数	114	線質硬化アーチファクト	81	動脈入力関数	234
事前飽和パルス	212	選択励起	139		
実空間法	203	線量利用率	97	【な】	
実験室系	116			ナイキスト定理	246
実効エコー時間	154	【そ】		ナビゲータエコー	227
ジッパーアートファクト	201	双極型傾斜磁場	215		
シネ撮像	223	双極子-双極子相互作用	121	【に】	
磁場作業管理区域	163	送受信切替器	173	二次元逆フーリエ変換	137
脂肪抑制パルス	212	送信アンプ	172	二次元フーリエ変換法	17
シミング	166	送信コイル	175	ニューテート	33
シムコイル	167	ソレノイドコイル	175		
遮光板	47			【ね】	
斜断面法	98	【た】		熱シールド板	169
周期関数	242	帯域幅	134	熱的作用	182
自由水	121	第1世代	30		
周波数エンコード	133	第2世代	31	【の】	
周波数空間	137	第3世代	31	脳機能イメージング	236
周波数コンボリューションの		第4世代	32	脳血液量	233
定理	246	第一水準管理操作モード	181	脳血流量	233
自由誘導減衰	126	第二水準管理操作モード	181	能動遮へい型傾斜磁場コイル	
受信コイル	175	対向データ	22, 89, 90		169
常磁性	117	タイムオブフライト効果	215	ノーラップ法	194
焦点移動	44	タギング	213		
上部コリメータ	45	ターゲット角	44	【は】	
上部スリット	45	縦緩和	120	ハイコントラスト分解能	191
シールド効果	129	ダブルインバージョン		ハウンスフィールド	2
心筋遅延造影	226	リカバリ法	222	パーシャルボリューム効果	198
シングルスライスCT	37	タングステン酸カドミウム	49	パッシブシミング	166

パッチワーク	104	フーリエ積分	243	【ゆ】	
バードケージコイル	175	フーリエ変換	243	有効磁場	117
ハーフ再構成	11,22	フーリエ変換ペア	243	誘電共振効果現象	177
ハーフスキャン	11	プリサチュレーション効果	215	誘発エコー	129
ハーフフーリエ法	158	プリサチュレーション法	197	【よ】	
パラレルイメージング	203	プリスキャン法	204	陽極熱容量	43
パルスシーケンス	143	フリップ角	118	陽極冷却率	43
ハーンエコー	128	プリパレーションパルス	212	横緩和	120
反磁性	117	フローエンコードパルス	215	読出し傾斜磁場	134
半透明表示法	247	プロスペクティブゲーティング	102	【ら】	
【ひ】		プロトン密度強調画像	145	ラジアルスキャン	158
非共鳴点	120	フローボイド	216	ラドンの定理	3
ビーズ法	71	フローリフェーズ	217	ラベリング	213
非線形アーチファクト	79	フローリフェーズ法	197	【り】	
非線形部分体積効果	80	【へ】		離散的逆フーリエ変換	137
ピッチファクタ	38	平均通過時間	233	離散的フーリエ変換	246
ビームピッチ	38	平行投影法	249	リップアーチファクト	208
ビュー	10,144	平行ビーム法	20	リファレンス検出器	42
ビュー数	77	平行ファンビーム近似	24,72	量子化誤差	52
表皮効果	177	ヘリカルアーチファクト	88,95	量子雑音	63
表面コイル	177	ヘリカルスキャン	36,88	量子揺らぎ	63
【ふ】		ヘリカルピッチ	36,37,89	履歴現象	50
ファン角度	20,22	ヘリカル補間	88	リンギング	156
ファンビーム	31	ペンシルビーム	31	リングアーチファクト	47,53,85
ファンビーム直接法	20	【ほ】		リング補正	86
フィルタ関数	17,27	ボウタイフィルタ	46	【れ】	
フィルタ幅	92	補間	25,57	レイ	10
フィルタ補正逆投影法	16	補償用傾斜磁場	134	レイキャスティング	247
風車アーチファクト	95	ボリュームレンダリング	247	レトロスペクティブゲーティング	102
フェザリング	79,105	【ま】		レトロスペクティブ法	225
フェーズドアレイコイル	179	末梢神経刺激	182	レンダリング法	247
フェルドカンプヘリカル法	96	魔法角アーチファクト	202	【ろ】	
フェルドカンプ法	24,39	マルチエコー法	145	漏えい磁場	163
フォトダイオード	48	マルチカバレージ法	218	【数字】	
フォトンカウント	47	マルチスピンエコー	127	0 充てん補間法	159
フォトンノイズ	63	マルチスライス CT	37	180°補間法	89
付加フィルタ	46	マルチスライス法	142	2 D-TOF 法	217
不感帯	47	マルチボクセル法	238	2 線源方式	39
複素共役対称	138	【み】		360°補間法	88
複素フーリエ係数	243	見かけの拡散係数	231	3 D-TOF 法	218
部分体積効果	80	見かけの横緩和時間	123		
部分フーリエ法	158	【め】			
フライングフォーカス	45	メタルピンアーチファクト	84		
ブラックブラッド法	222				
フーリエイメージング法	137				
フーリエ級数展開	242				
フーリエ係数	242				

【A】		ATF	58	BPP 理論	121
ADC	231	【B】		b-value	230
AEC	108	back projection	13	【C】	
aliasing artifact	194	balanced SSFP	154	CdWO$_4$	49
ASL 法	234	Bloch の式	123	centric order 方式	155
ASSR	98	BOLD 法	236	chemical shift	130

CHESS 法	239	gradient spoiling	150	RF spoiling	151		
CNR	69	GRAPPA	208	R/R 方式	31		
CPMG 法	127	**【H】**		**【S】**			
CSI	239	helical scan	36	SAR	183		
CT 値	5	HFI 法	93	SENSE	203		
CT dose index	106	**【I】**		Shepp-Logan 形	16, 18		
CTDI	106	interleaved order	155	shimming	166		
$CTDI_{100}$	107	IVCM	216	sinc 関数	244		
$CTDI_{vol}$	107	IVIM	216	sinogram	11		
$CTDI_w$	107	**【K】**		slew rate	171		
【D】		k 空間	137	slip ring	35		
dark band	153	k 空間トラジェクトリ	157	SMASH	203		
DAS	51	k 空間法	203	SNR	178		
dB/dt	182	**【L】**		SPGR 法	151		
dephasing	122	Larmor の式	113	spin echo	127		
Dixon 法	241	**【M】**		SPIO	214		
DLP	108	magnetization transfer	131	SPM	238		
dose modulation	42	MDCT	37	spoiler gradient	151		
DSC-MRI 法	234	MPG	230	SPR	83		
DTI	231	MPR 法	247	S/R 方式	32		
DWI	230	MR 信号	119	SSFP	152		
【E】		MR スペクトロスコピー	238	SSP	70		
ECG ゲーティング	102	MR ハイドログラフィ	228	stimulated echo	129		
ECG dose modulation	102	MRCP	229	STIR 法	147		
echo time	127	MRS	238	SVR 法	249		
EMI スキャナ	2	MSAD	107	**【T】**			
EPI 法	156	MSCT	37	T_1 強調画像	145		
Ernst 角	149	MTF	56	T_2 強調画像	145		
ESF 法	60	**【N】**		TimeSLIP	220		
ESP	154	NPS	65	T/R 方式	30		
ETL	154	N/R 方式	33	TRACE 画像	232		
【F】		**【O】**		true FISP 法	152		
FA 画像	232	over scan	79	truncation artifact	195		
FBI 法	220	**【P】**		**【V】**			
feathering	79	phase encoding	136	VENC	216		
FID	126	PROPELLAR	158	view	10		
FLAIR 法	147	PSF 法	60	VR 法	247		
FLASH 法	150	**【Q】**		**【W】**			
flip angle	118	QD コイル	179	W 値	54		
fMRI	236	quarter offset	62	**【X】**			
FOV	134	**【R】**		X 線減弱係数	6		
frequency encoding	133	RARE 法	154	X 線光学系	45		
FSE 法	154	ray	10	**【Z】**			
functional imaging	236	reduction factor	203	z フィルタ	92		
【G】		RF シールド	175	z 補間	88		
g ファクタ	206	RF パルス	119	**【ギリシャ文字】**			
Gd-DTPA	214			λ cone	152		
Gd_2O_2S	50						
Gibbs 現象	243						
Gibbs ringing	195						
GMN	217						
gradient moment nulling	198						

―― 編著者略歴 ――

森　一生（もり　いっせい）
1971 年　東北大学工学部通信工学科卒業
1971 年　東京芝浦電気株式会社勤務
　　　　（現 株式会社東芝）
2002 年　東芝医用システムエンジニア
　　　　リング株式会社勤務
2004 年　東北大学教授
2008 年　東北大学大学院教授
2013 年　東北大学名誉教授

町田　好男（まちだ　よしお）
1979 年　東北大学理学部数学科卒業
1981 年　東北大学大学院理学研究科修士
　　　　課程修了（数学専攻）
1981 年　株式会社東芝 医用機器事業部勤務
1992 年　工学博士（筑波大学）
2008 年　東北大学大学院医学系研究科教授
　　　　現在に至る

山形　仁（やまがた　ひとし）
1978 年　東北大学工学部電子工学科卒業
1980 年　東北大学大学院工学研究科修士課程修了
　　　　（情報工学専攻）
1983 年　東北大学大学院工学研究科博士課程修了
　　　　（情報工学専攻）
　　　　工学博士（東北大学）
1983 年　株式会社東芝 医療機器事業部勤務
2003 年　東芝メディカルシステムズ株式会社勤務
2009 年　東芝メディカルシステムズ株式会社技監
2013 年　東芝メディカルシステムズ株式会社フェロー
2018 年　キヤノンメディカルシステムズ株式会社フェロー
　　　　現在に至る

CT と MRI ―― その原理と装置技術 ――
CT & MRI ―― Principles and Technologies

© I. Mori, H. Yamagata, Y. Machida 2010

2010 年 7 月 7 日　初版第 1 刷発行
2019 年 9 月 15 日　初版第 3 刷発行

検印省略

編著者　森　　　一　生
　　　　山　形　　　仁
　　　　町　田　好　男
発行者　株式会社　コロナ社
　　　　代表者　牛来真也
印刷所　壮光舎印刷株式会社
製本所　株式会社　グリーン

112-0011　東京都文京区千石 4-46-10
発行所　株式会社　コロナ社
CORONA PUBLISHING CO., LTD.
Tokyo Japan
振替00140-8-14844・電話(03)3941-3131(代)
ホームページ http://www.coronasha.co.jp

ISBN 978-4-339-07225-9　C3047　Printed in Japan　　　　　（柏原）

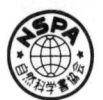

<出版者著作権管理機構 委託出版物>
本書の無断複製は著作権法上での例外を除き禁じられています。複製される場合は、そのつど事前に、出版者著作権管理機構（電話 03-5244-5088, FAX 03-5244-5089, e-mail: info@jcopy.or.jp）の許諾を得てください。

本書のコピー、スキャン、デジタル化等の無断複製・転載は著作権法上での例外を除き禁じられています。購入者以外の第三者による本書の電子データ化及び電子書籍化は、いかなる場合も認めていません。
落丁・乱丁はお取替えいたします。